PERT

IÈNE

ANCE

L'Enfant bien portant *5897*
:: L'Enfant malade :: *52*

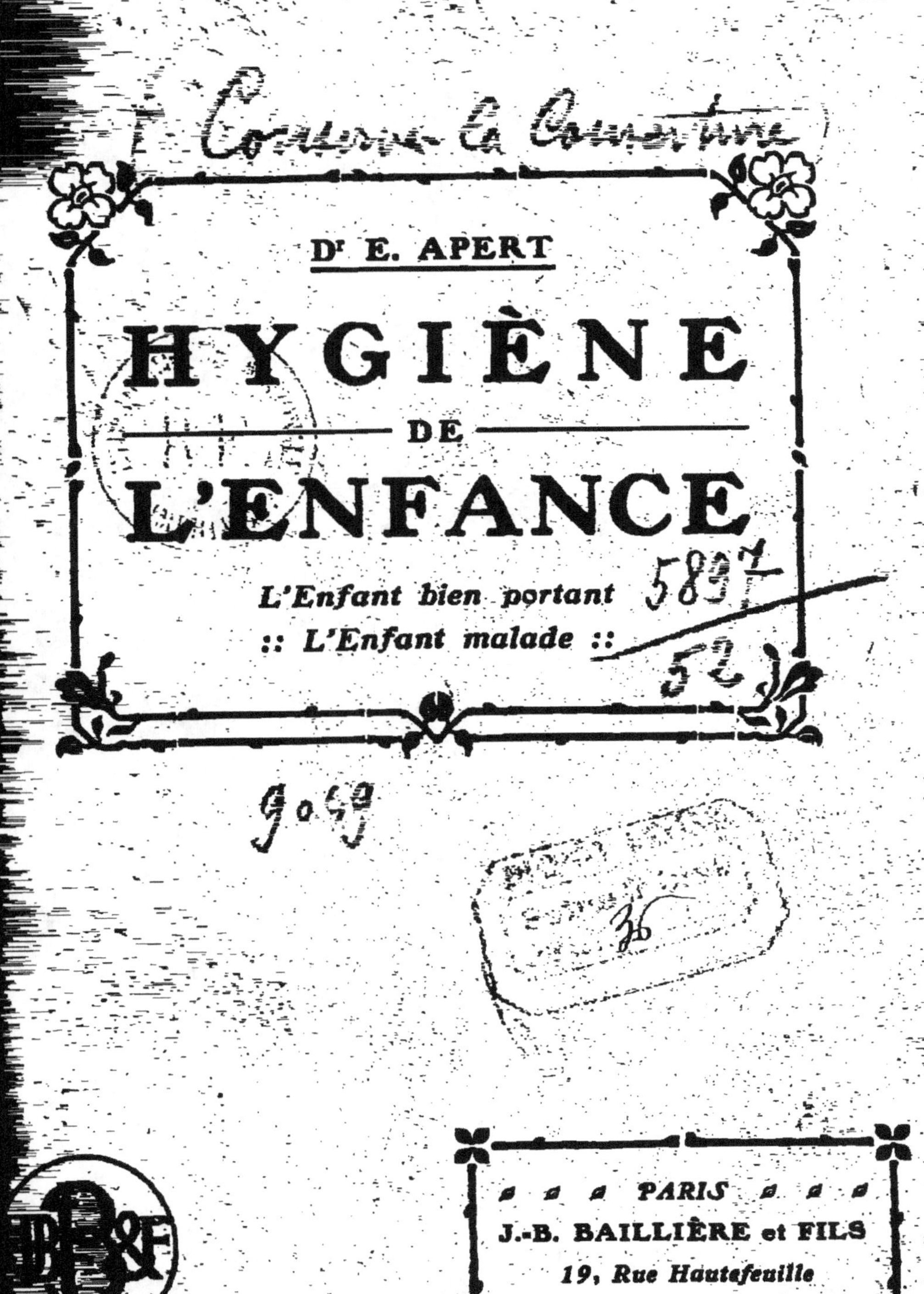

Couvert & Couverture
Dr E. APERT
HYGIÈNE
DE
L'ENFANCE
L'Enfant bien portant
:: L'Enfant malade ::
PARIS
J.-B. BAILLIÈRE et FILS
19, Rue Hautefeuille

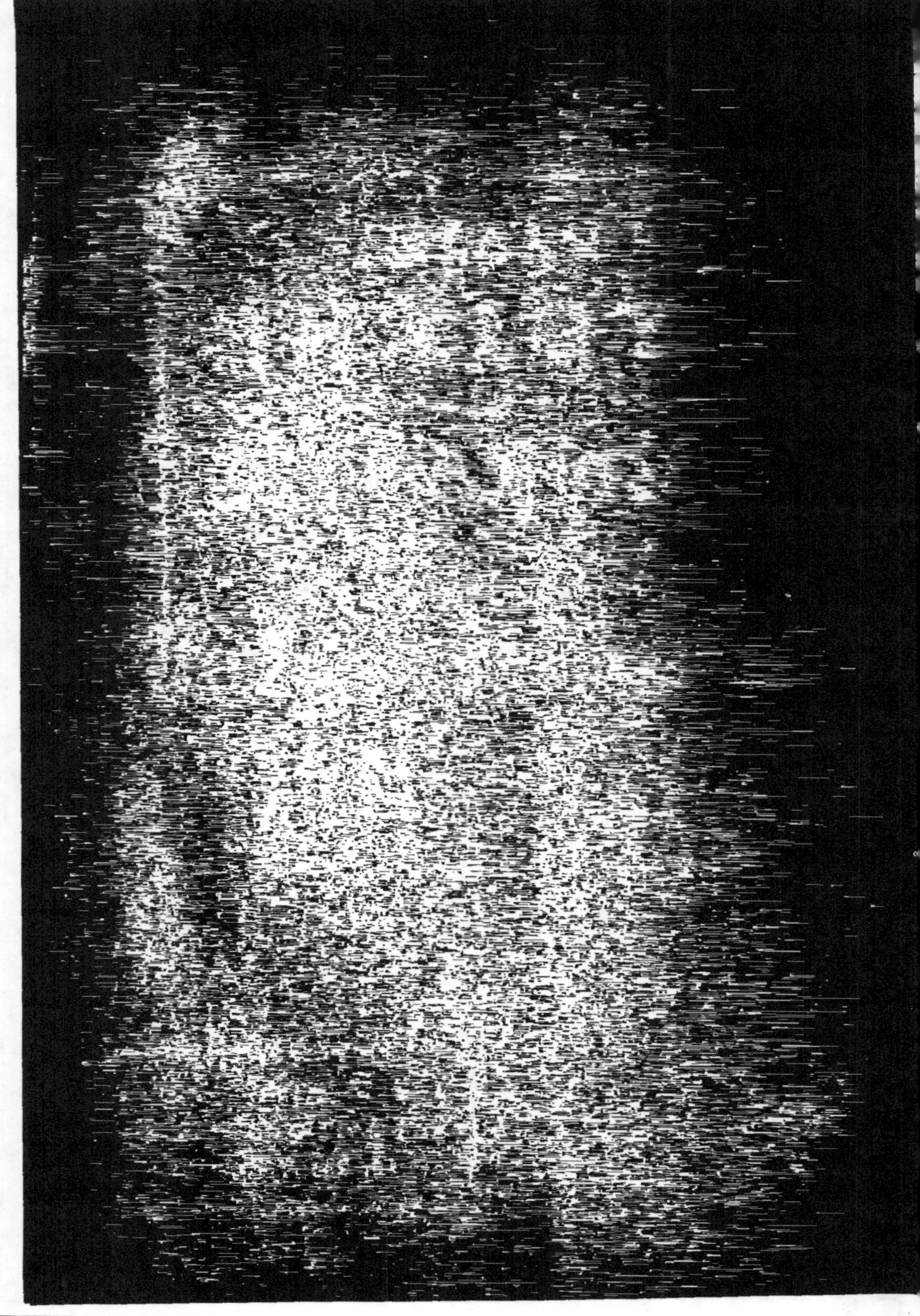

HYGIÈNE

DE

L'ENFANCE

HYGIÈNE

DE

L'ENFANCE

L'ENFANT BIEN PORTANT — L'ENFANT MALADE

PAR

Le Dʳ E. APERT

MÉDECIN DE L'HOPITAL ANDRAL
SECRÉTAIRE GÉNÉRAL DE LA SOCIÉTÉ DE PÉDIATRIE

Avec 81 figures dans le texte

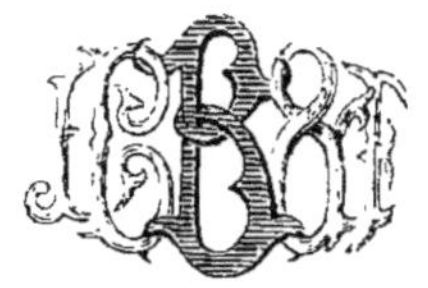

PARIS

LIBRAIRIE J.-B. BAILLIÈRE ET FILS

19, RUE HAUTEFEUILLE, 19

1913

HYGIÈNE
DE L'ENFANCE

PREMIÈRE PARTIE

HYGIÈNE DE L'ENFANT A L'ÉTAT DE SANTÉ

CHAPITRE PREMIER

ANATOMIE ET PHYSIOLOGIE DE L'ENFANT AUX DIFFÉRENTS AGES

PRÉAMBULE

Les règles hygiéniques applicables à l'enfant ne sont pas identiques à celles qui concernent l'adulte. Les causes de cette différence sont faciles à comprendre : l'enfant n'est pas un homme en miniature ; il ne diffère pas de l'adulte uniquement par un moindre poids, une moindre taille, de moindres capacités, de moindres besoins ; son anatomie et sa physiologie présentent au contraire des caractères qui leur sont propres ; il a des facultés et des besoins spéciaux ; ses aptitudes morbides ne sont pas celles de l'adulte ; certaines maladies ne se voient jamais dans l'enfance ; il en est d'autres qui, au contraire, n'existent que chez les enfants. On conçoit donc sans peine que les moyens de conserver un sujet en bonne santé diffèrent selon que ce sujet est enfant ou adulte, et qu'il y a une *hygiène de l'enfance* qui mérite d'être étudiée indépendamment de celle de l'adulte, bien que fondée sur les mêmes bases scientifiques.

On pourrait aller plus loin et dire que *chaque période de l'enfance a son hygiène spéciale*. Au cours de cet ouvrage, nous aurons constamment à distinguer entre le *nouveau-né* (enfant des trois premières semaines), le *nourrisson*, appelé encore *bébé*, ou *petit enfant* (enfant jusqu'à deux ans), le *moyen enfant* (enfant de deux à sept ans), le *grand enfant* ou *écolier* (enfant de sept ans à la puberté), l'*adolescent* (de la puberté à l'achèvement de la croissance). Chacune de ces périodes de l'existence se caractérise par des particularités anatomiques, physiologiques et pathologiques, qui ont pour conséquence des préceptes hygiéniques spéciaux. Avant d'aborder l'étude de ces préceptes, il est nécessaire que nous exposions dans un court chapitre préalable ces particularités, tant en ce qu'elles distinguent l'enfant de l'adulte qu'en ce qu'elles différencient entre eux les enfants des divers âges dans l'un ou l'autre sexe.

CROISSANCE

La différence essentielle entre l'organisme de l'enfant et celui de l'adulte est que le premier est en cours de croissance, et par suite en perpétuelle transformation. Les notions relatives à l'augmentation normale en poids et en taille sont importantes en hygiène infantile et nous devons nous y arrêter un peu.

Croissance en taille.

MESURE DE LA TAILLE. — *Dès que l'enfant sait se tenir debout*, le meilleur moyen de mesurer sa taille est l'emploi de la toise. La grande toise (fig. 1), identique à celle du conseil de revision, encombrante et chère, peut servir dans les écoles et hôpitaux, mais, dans les familles, il suffit d'avoir la petite toise mobile suspendue consistant en une pièce

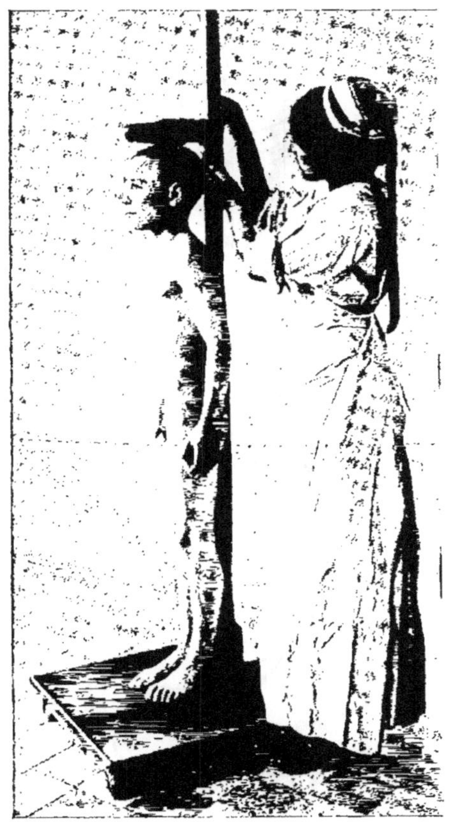

Fig. 1. — Mesure de la taille à la grande toise.

de bois mobile sur un ruban métallique qui se déroule (fig. 2 et 3) ; elle est de prix très minime et peut se ranger dans un tiroir. On peut même se passer de cet instrument si simple, en mesurant l'enfant debout contre un mur, grâce à un registre faisant équerre. L'enfant doit toucher le mur à la fois par ses talons et par son dos ; la tête doit être maintenue droite ; le registre est placé au-dessus de la tête de l'enfant, de façon qu'un des côtés du registre touche le mur par toute sa longueur ; puis le registre est abaissé en

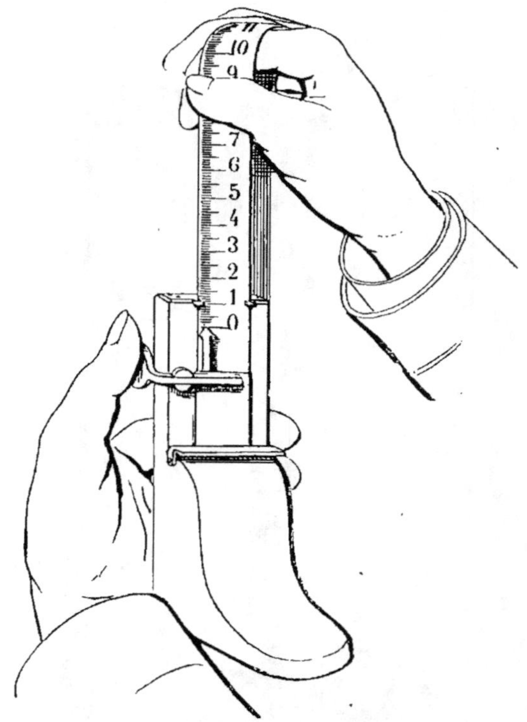

Fig. 2. — Toise mobile Féraud à ruban métallique.

le glissant le long du mur, de façon que le bord inférieur vienne en contact avec la tête sans appuyer. On fait alors partir l'enfant tout en maintenant le registre ; on trace au crayon une marque sur le mur, et on mesure la distance de la marque au sol. Une excellente pratique est de mesurer ainsi l'enfant tous les trois mois le long du même mur, en traçant chaque fois une ligne marquant la taille atteinte. On voit ainsi d'un coup d'œil sur le mur la marche de l'accroissement en taille de l'enfant.

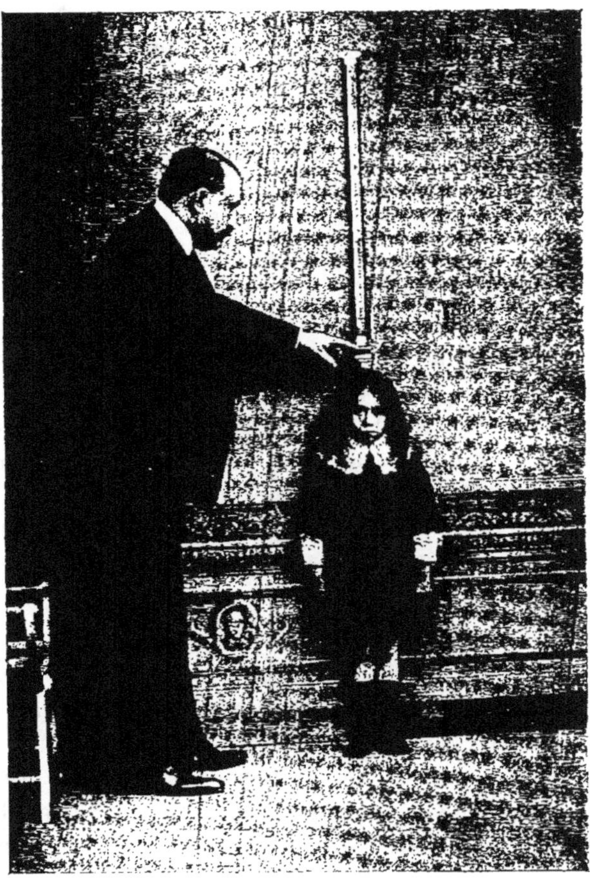

Fig. 3. — Mesure de la taille avec la toise mobile Féraud à ruban métallique.

Pour les enfants de la première année, la taille est prise couchée. L'enfant est placé sur une table, étendu tout de son long ; on a soin de maintenir complètement étendus les membres inférieurs, que l'enfant a toujours tendance à fléchir. On place un gros livre au contact de la plante des pieds. Du côté de la tête, on agit avec un registre qu'on déplace horizontalement le long de la table, comme plus haut lorsqu'on le déplaçait verticalement le long du mur. La distance entre le livre et le registre mesure la taille de l'enfant.

TAILLE SELON L'AGE ET LE SEXE. — La *taille* de l'enfant est en moyenne de 0^m,50 à la naissance, de 0^m,60 à six mois, de 0^m,70 à douze mois, de 0^m,74 à dix-huit mois, de 0^m,78 à vingt-quatre mois ; cela fait une augmentation de 20 centimètres pour la première année, de 8 centimètres pour la seconde ; dans la seconde enfance, de deux à sept ans, l'augmentation annuelle est d'environ 7 centimètres ; elle diminue un peu dans la grande enfance, et de sept à treize ans pour les garçons, de sept à douze ans pour les filles, elle tombe à 5, puis à 4 centimètres ; cette période est comme un temps d'arrêt et de recueillement qui précède la poussée pubertaire.

A la puberté, l'organisme croît rapidement en taille comme en poids. L'augmentation annuelle en hauteur atteint 7 et 8 centimètres.

En somme, dans toute l'enfance, garçons et filles croissent à peu près parallèlement, les garçons maintenant la légère avance qui existe déjà à la naissance ; la poussée pubertaire se produisant de façon plus précoce dans le sexe féminin, les fillettes de douze, treize, quatorze ans sont plus grandes de quelques centimètres que les garçons du même âge. Ultérieurement ceux-ci rattrapent et bientôt dépassent les filles.

Dès l'âge de seize ans, l'augmentation redevient minime chez la fille, 1 ou 2 centimètres, et cesse tout à fait à vingt ans. Elle dure plusieurs années de plus chez le garçon et ne cesse complètement qu'à vingt-deux ou même vingt-cinq ans. C'est surtout à cette prolongation de la poussée pubertaire que tient la supériorité de taille du sexe masculin : 1^m,68 contre 1^m,55, taille moyenne de la Française.

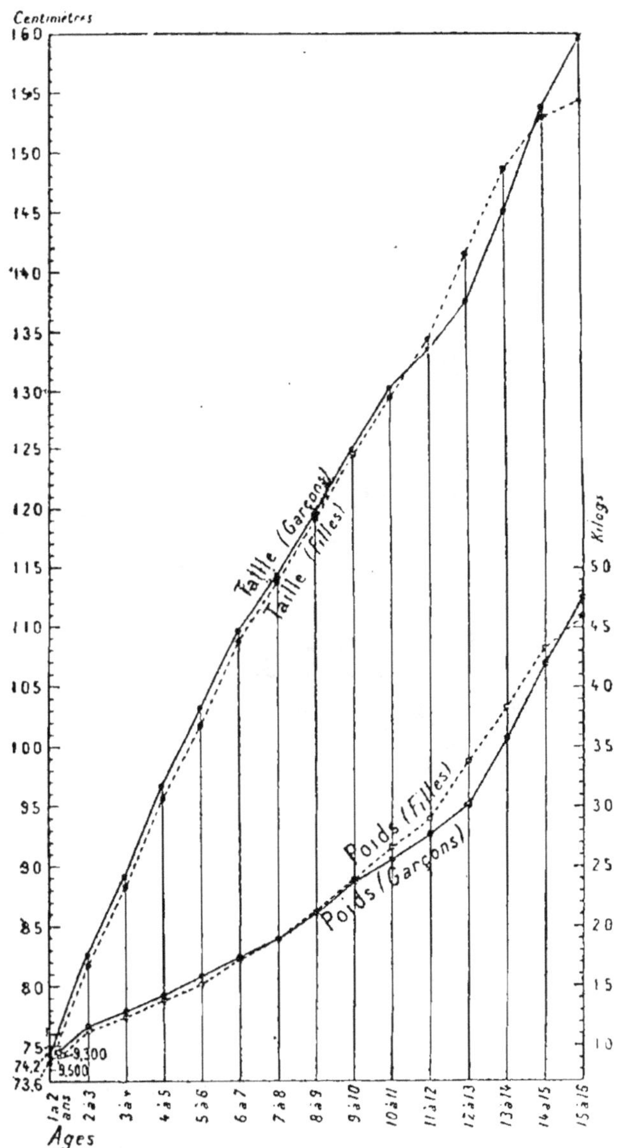

Fig. 4. — Courbe de la taille et du poids de un à seize ans, d'après
4 400 mensurations faites par MM. Variot et Chaumet dans les
écoles et crèches de la Ville de Paris.

La figure 4 traduit graphiquement cette progression de poids, et les chiffres relatifs à chaque âge se trouvent au tableau de la page 13.

Croissance en poids.

MESURE DU POIDS. — Le poids du *nouveau-né* se prend au moyen de balances dites *pèse-bébé*, dont un des plateaux

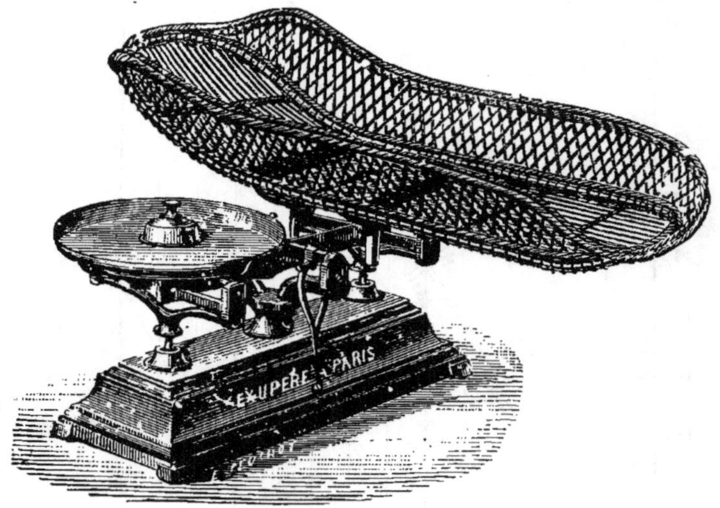

Fig. 5. — Pèse-bébé d'Exupère.

a été remplacé par une corbeille (fig. 5). L'usage de ces balances est commode tant que l'enfant est petit et s'agite peu. Les gros enfants très remuants sont, à partir de six à huit mois, plus difficiles à peser ainsi, car il faut faire vite sous peine de les voir se jeter hors du panier, et leur agitation imprime au fléau de la balance des mouvements constants.

Le modèle de balance imaginé par M. Wallich, où la corbeille est remplacée par un filet suspendu (fig. 6), supprime ces inconvénients. Quant aux pèse-bébé à ressort (pèse-bébé de Bouchut, de Sutils), ils ne sont pas suffisamment sensibles.

Dans les premières semaines, il est nécessaire de prendre journellement le poids de l'enfant nu. On commence par mettre dans le plateau le poids approximatif tel qu'on le connaît par la pesée précédente. Puis on place l'enfant dans le panier, soit nu, si la température de la pièce

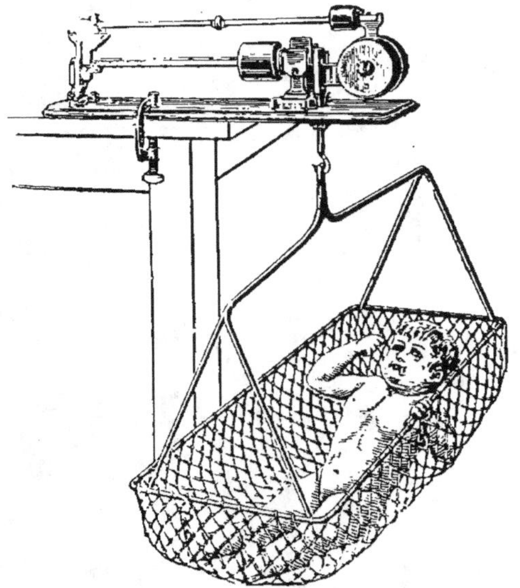

Fig. 6. — Pèse-bébé de Wallich.

est suffisante, soit enveloppé d'une couverture dont on fait plus tard la tare. On a ainsi peu à tâtonner, et la pesée se fait très vite.

Il est souvent utile aussi de peser l'enfant avant et après la tétée, pour voir combien il a pris de lait. Il n'y a pas besoin de le démailloter pour cela, puisque c'est seulement la différence de poids qui importe.

Au delà de la première année, l'enfant est pesé sur la balance qui sert pour les adultes (fig. 7). On en fait des modèles peu encombrants pour appartements.

Poids selon l'âge et le sexe. — Le *poids* de l'enfant nouveau-né varie dans de larges mesures, les poids extrêmes étant 1 500 grammes et 8 kilogrammes ; la moyenne est 3^{kg},250, un peu plus élevée pour les garçons, un peu moindre pour les filles.

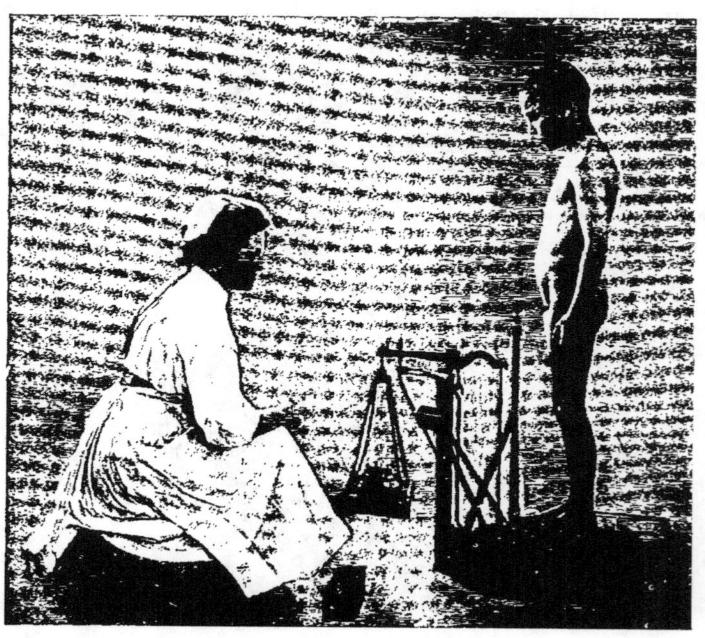

Fig. 7. — Mesure du poids (grand enfant).

En général, l'enfant perd pendant les premiers jours quelques centaines de grammes répondant à l'élimination du méconium et à la perte d'eau et de gaz par l'urine et par la perspiration pulmonaire et cutanée ; l'alimentation ne devient suffisante pour contrebalancer, et au delà, ces pertes, qu'au bout de deux à trois jours ; alors l'enfant augmente d'une trentaine de grammes par jour, et au bout de huit jours environ a rattrapé son poids de naissance (fig. 8).

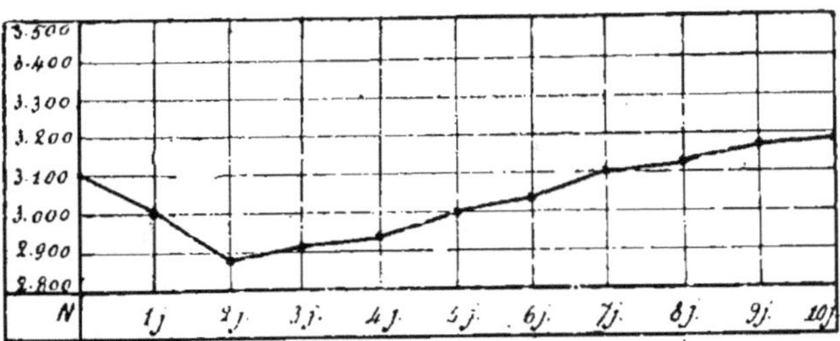

Fig. 8. — Exemple des variations de poids d'un enfant normal, né à terme, pendant les dix premiers jours.

Ultérieurement (fig. 9), l'accroissement moyen journalier

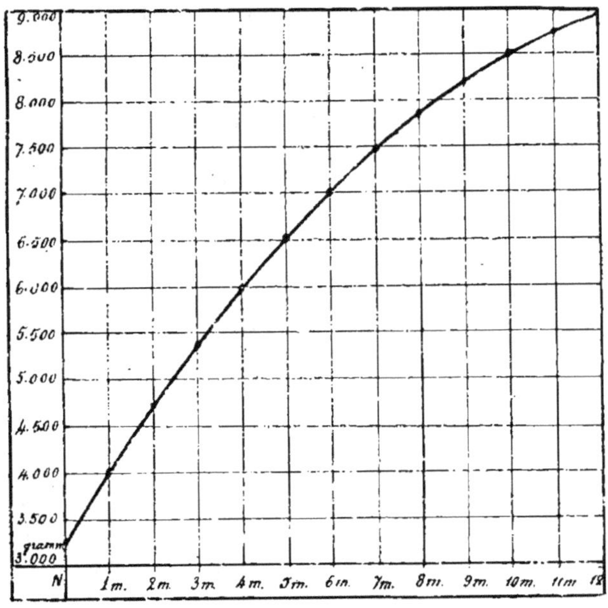

Fig. 9. — Courbe de l'accroissement en poids pendant les douze premiers mois.

est de 25 grammes dans les premiers mois, puis il tombe à 20 grammes dans le second trimestre, à 15 dans le troisième, à 10 dans le quatrième, à 5 dans la deuxième année.

L'enfant double son poids de naissance au cours du cinquième mois, il le triple à un an, il le quadruple peu après deux ans.

L'accroissement annuel, qui est d'environ 6 kilogrammes dans la première année, de 2 kilogrammes dans la seconde, tombe à 1 500 grammes dans le seconde enfance (de deux à sept ans), remonte à 2 kilogrammes de sept ans à la puberté. La poussée pubertaire se traduit par des augmentations de poids considérables, 5 à 6 kilogrammes par an. Comme elle est plus précoce chez les filles, on voit, à partir de dix ans, les filles prendre de l'avance en poids sur les enfants du même âge. Ce n'est qu'à treize ans que le garçon commence une poussée analogue et gagne du terrain ; à seize ans, il prend définitivement la tête en continuant à augmenter notablement jusqu'à vingt-cinq ans, tandis que la jeune fille ralentit beaucoup sa croissance, si bien que définitivement la femme pèse une douzaine de kilogrammes de moins que l'homme (66 kilogrammes pour l'homme, 55 kilogrammes pour la femme) (Voy. la fig. 4, p. 7, et le tableau ci-contre).

Morphologie générale. — Proportions du corps. — La croissance ne se fait pas uniformément dans toutes les parties du corps. L'enfant nouveau-né a une morphologie toute différente de celle de l'adulte ; le volume de la tête, la forme cylindrique du tronc, le peu de longueur des membres en sont les principales caractéristiques (fig. 11). La morphologie se transforme au cours du développement, par ce fait que le tronc et les membres croissent beaucoup plus que la tête ; dans la seconde enfance et aux approches de la puberté, l'accroissement se fait surtout par l'allongement des membres. C'est vers treize ans chez les garçons, vers onze ans chez les filles que les membres sont le plus longs, et que le tronc, région qui abrite les organes essentiels, est le plus petit relativement. Cette conformation

AGE.	TAILLE.	POIDS.	PÉRIMÈTRE thoracique (1).	PÉRIMÈTRE cranien (2).	SURFACE du corps (3).
	c.m.	kil.	c.m.	c.m.	c.q.
Naissance.	50	3,25	33	34,4	2 250
1 an	70	9,5	40	43,0	4 500
2 ans	78	11,5	43	46,6	5 250
3 —	85	13	50	48,0	6 250
4 —	92	14,5	53	49,1	7 100
5 —	99	16,1	54	49,7	7 700
6 —	106	18	55,1	50,0	8 350
7 —	112	19,5	56,5	50,8	8 900
8 —	117	21,5	57,5	51,3	9 500
9 —	122	23,4	58	51,4	10 150
10 —	127	25,3	60	51,7	11 000
11 —	132	27,5	61,8	52,0	11 900
12 —	136	30,4	63	52,5	12 750
13 —	140	35,8	65,8	53,2	13 600
14 —	145	39,6	71,6	53,4	14 500
15 —	153	45	76,4	53,6	15 700
16 —	160	50	79,2	53,9	16 900
17 —	164	55	83,3	54,2	18 000
18 —	165	57,7	87,4	54,3	18 900
19 —	166	60,3	88,3	54,4	19 500
20 —	167	62,5	89,2	54,6	19 800
25 —	168	66	90	55,0	20 000

(1) On prend ce périmètre (fig. 12) avec un ruban métrique horizontalement placé immédiatement au-dessous des aisselles, les bras tombant naturellement le long du corps, le sujet étant dans la position debout, sauf quand il s'agit d'enfants du premier âge qu'un aide maintient assis.

(2) On prend ce périmètre avec un ruban métrique passant en avant, immédiatement au-dessus des sourcils, en arrière sur le point le plus reculé de l'occiput, de telle façon que la partie postérieure du ruban métrique ne puisse être élevée ou abaissée sans se relâcher.

(3) La surface du corps est pratiquement très ardue à mesurer. On obtient des chiffres très rapprochés de la vérité par l'emploi d'une des formules suivantes :

$$S = \frac{3}{4} T (P + p) \quad \text{ou} \quad S = 2T (D + d).$$

T, représentant la taille; P, le périmètre thoracique; p, le périmètre cranien; D, le diamètre céphalique antéro-postérieur maximum; d, le diamètre bi-acromial.

Quant au volume, il est, en centimètres cubes, peu supérieur au poids en grammes. Cette approximation est d'autant plus approchée que l'enfant est plus jeune, la densité étant alors très peu supérieure à celle de l'eau.

est d'autant plus à remarquer que la circonférence du tronc (fig. 10) passe également à cette époque par un

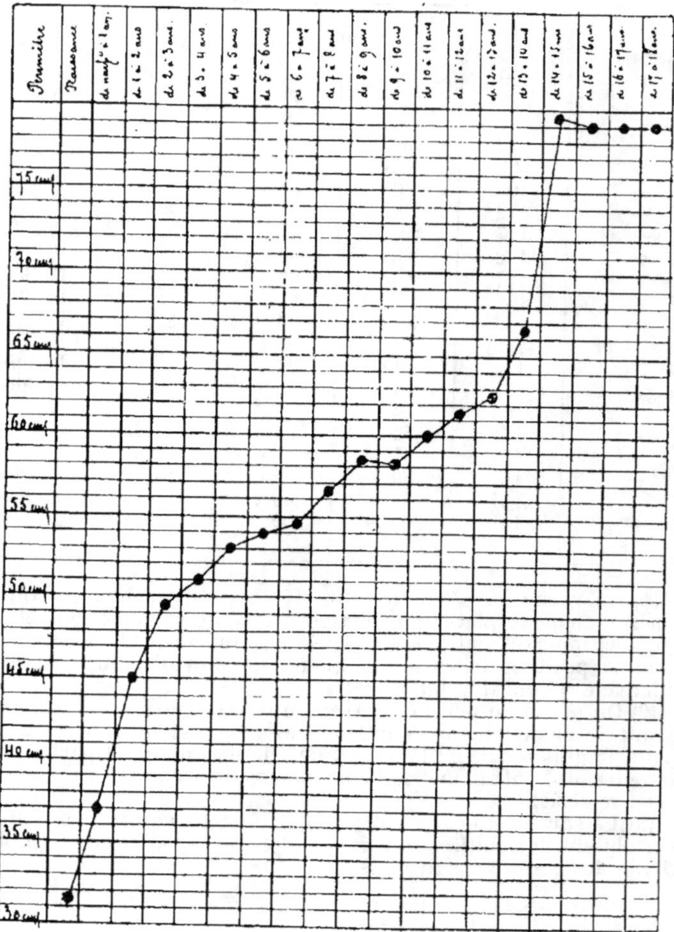

Fig. 10. — Périmètre thoracique chez l'enfant (Cruchet et Sérigé).

minimum relatif. A cette époque, le grand garçon, mince et élancé, faible et peu musclé, avec son torse étroit porté par de longues jambes, passe par un *âge ingrat* qui est en même temps un âge périlleux, parce que le cœur, les poumons, les organes digestifs sont insuffisamment développés relativement à la taille. Il faut éviter à ce moment à l'enfant les fatigues, les préoccupations, et lui donner le plus possible du repos, du grand air, des exercices méthodiquement réglés et très modérés. Ultérieurement, quand la poussée puber-

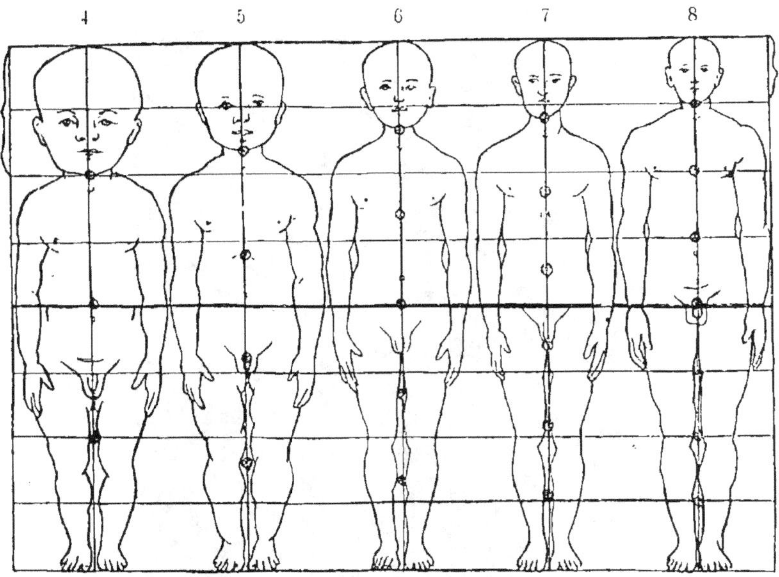

Fig. 11. — Proportions relatives des différents segments du corps aux différents âges (d'après Stratz) (les chiffres de la partie supérieure indiquent combien de fois la tête est contenue dans la taille).

taire s'est accusée et suit normalement son cours, l'état languissant et l'appétit nonchalant et capricieux de la période prépubertaire font place à la voracité, à la suractivité physique et intellectuelle, et il n'y a qu'avantage à laisser l'adolescent dépenser ses forces exubérantes en exercices sportifs; ils ne nuiront pas aux travaux intellectuels qui peuvent sans inconvénients, à cette période, devenir aussi intenses que l'exige la préparation aux carrières qui s'ouvrent au choix du jeune homme. Ceci

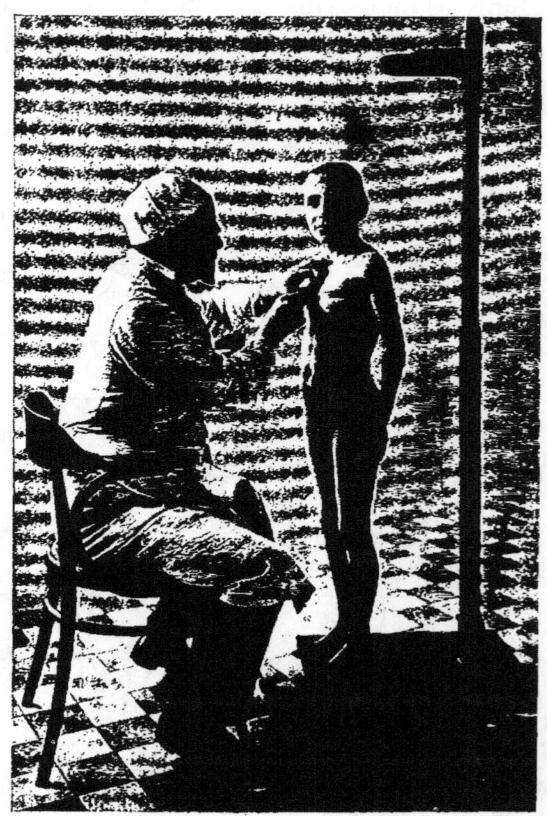

Fig. 12. — Mesure du périmètre thoracique.

s'applique, cela va sans dire, uniquement aux sujets normaux et bien portants.

TEMPÉRATURE

L'enfant naît avec une température rectale qui ne diffère de celle de la mère que par un ou deux dixièmes en plus. Il se refroidit très vite. Sa température tombe dans les premières heures d'un, deux ou même trois degrés et resterait basse quelque temps si l'on n'avait soin d'entourer l'enfant de langes de laine, de le couvrir de couvertures de laine, et au besoin de l'entourer de boules d'eau chaude si la température de la pièce n'est pas suffisamment élevée (Voy. *Habillement, Couchage*).

L'abaissement de température est d'autant plus marqué et d'autant plus prolongé que l'enfant est plus petit et plus faible. Le prématuré le présente plus intense que l'enfant né à terme. Prématuré et nouveau-né se comportent un peu comme des animaux à sang froid. La thermogenèse est atténuée, et le mécanisme auto-régulateur de la température fonctionne incomplètement.

En revanche, comme les animaux à sang froid, le nouveau-né et surtout le prématuré supportent des abaissements de température incompatibles avec la vie pour les adultes. J'ai vu des prématurés amenés l'hiver à la Maternité vivants encore avec 25º de température rectale ; j'en ai vu survivre bien qu'ayant eu 30º.

Dès le second jour, chez le nouveau-né normal bien couvert, la température rectale du matin doit être remontée à 36º ; elle se maintient au-dessous de 36º,5 dans la première semaine et n'atteint 37º-37º,4 que vers le premier mois. Elle se maintient ensuite à ces chiffres.

Mis à nu dans une chambre à température basse, le nouveau-né se refroidit d'autant plus vite qu'il est plus jeune ; ce n'est que peu à peu, dans le courant des premiers mois, que la thermogenèse et la thermo-régulation se développent suffisamment pour assurer le maintien de la température rectale indépendamment des variations extérieures, pourvu que celles-ci ne soient pas trop considérables.

Gaujoux a étudié sur un grand nombre de nourrissons les variations de la température selon les différentes heures de la journée. Vers quatre heures du matin, la température rectale est à 36°,6 : elle s'élève de quatre heures à dix heures du matin jusqu'à 37° ; elle se maintient à ce taux jusqu'à une heure de l'après-midi, puis s'élève lentement jusqu'à sept heures du soir, où elle atteint 37°,2, tombe ensuite régulièrement et assez brusquement à 36°,5 vers dix heures du soir et reste à ce minimum jusque vers quatre heures du matin.

Chez les enfants plus grands, la courbe nycthémérale est à peu près analogue : minimum à 36°,7 de dix heures du soir à deux heures du matin, ascension lente de deux heures à neuf heures du matin, plateau aux environs de 37°,4 de neuf heures du matin à cinq heures du soir, descente progressive de cinq heures à dix heures du soir.

Une heure après le repas, la température est plus élevée de 0°,2 environ qu'au moment du repas.

POULS

Le pouls de l'enfant nouveau-né bat 120 à 140 fois à la minute ; il est du reste instable ; la fréquence varie beaucoup d'un moment à l'autre, et les irrégularités, les inégalités sont fréquentes sous l'influence de la moindre excitation ou même sans cause. Il semble que le mécanisme régulateur des battements du cœur est dans les premiers jours aussi imparfait que celui de la température.

Le nombre des battements tombe à 100-120 vers un an, 90 à 110 de un à cinq ans, 80 à 100 de cinq ans à huit ans, 70 à 90 de huit à quinze ans, 60 à 80 au-dessus de quinze ans. Pendant le sommeil, le pouls tombe au premier de ces chiffres ; il s'élève facilement au second pendant la veille, surtout à la suite d'émotion ou de mouvement, et pendant les périodes de digestion.

RESPIRATION

. Le jeune enfant, à l'état de veille, respire très irrégulièrement. C'est toujours un nouveau sujet de surprise, pour le médecin qui approche de son oreille le thorax d'un nouveau-né pour l'ausculter, de voir combien il faut souvent attendre un temps prolongé pour percevoir la première inspiration. L'enfant, surpris par le déplacement qu'on lui a imprimé pour le soulever, reste une, deux, trois minutes parfois sans respirer. C'est là encore une analogie avec les animaux à sang froid, qui peuvent suspendre très longtemps leurs mouvements respiratoires. Plus tard, l'émotion de l'enfant se manifeste par une respiration précipitée.

. Pour apprécier la fréquence de la respiration dans le jeune âge, c'est donc uniquement les résultats obtenus pendant le sommeil qu'on peut envisager. Le nouveau-né respire 40 fois à la minute ; ce chiffre tombe à 35 à six mois, à 30 de un à trois ans, à 25 vers dix ans, à 20 vers quatorze ans, à 16 à partir de seize ans. Il y a un mouvement respiratoire pour 3 à 4 battements cardiaques.

La fréquence plus grande de la respiration s'explique par l'activité plus grande des échanges chez l'enfant. A poids égal, l'enfant mange et boit infiniment plus que l'adulte et produit deux fois plus d'acide carbonique.

URINES

Le nouveau-né urine très peu dans les *premiers jours*, ce qui tient à l'insuffisance de l'alimentation et aux pertes de liquides par la perspiration cutanée et pulmonaire. Ce n'est guère qu'au bout de cinq à six jours que s'établit le régime régulier, qui consiste, pendant toute la *période de l'allaitement*, en ce que l'enfant urine un quart d'heure à une demi-heure après la tétée, soit six à dix fois par vingt-quatre heures ; la quantité à chaque miction varie de 20 grammes chez l'enfant des premiers mois à 75 grammes vers un an, soit 200 à 450 grammes par vingt-quatre heures. La quantité d'urine émise égale environ les deux tiers de la quantité de lait ingéré. Le volume des urines est, relativement au poids du corps, quatre fois plus grand que chez l'adulte, ce qui tient en bonne partie à ce que l'alimentation est entièrement liquide et à ce que l'enfant absorbe relativement à son poids beaucoup plus que l'adulte.

Dans la *seconde enfance*, les mictions tombent à cinq ou six par jour. Dès l'âge de deux ans, l'enfant doit cesser d'uriner la nuit ; l'enfant qui pisse au lit au delà de deux ans et demi à trois ans est atteint d'un état morbide (Voy. *Mictions nocturnes involontaires*).

La *densité* de l'urine, de 1 010 dans les premiers jours, tombe à 1 005 le cinquième jour, 1 003 dans le cours du premier mois, et se maintient entre 1 004 et 1 006 tant que dure l'allaitement au sein. L'usage du lait de vache augmente la densité d'un ou deux points. Avec les aliments pâteux, la densité de l'urine remonte à 1 010 et 1 015 et se maintient aux environs de ce dernier chiffre dans toute l'enfance. La *coloration*, très atténuée chez l'enfant des premiers mois, fonce à mesure que la densité augmente.

L'*acidité* urinaire est nulle chez le nouveau-né, à peine sensible chez le nourrisson au sein, et ne commence à être bien marquée que lorsque l'alimentation se rapproche de celle de l'adulte.

L'urine a dans l'enfance la même *composition qualitative* que chez l'adulte, mais les quantités de chaque élément sont différentes.

L'*acide urique* est en quantité très minime pendant toute la période de l'allaitement.

Les *chlorures* sont rares, ce qui tient d'abord à ce que l'alimentation lactée est pauvre en chlorures, ensuite à ce que l'organisme de l'enfant fixe environ $0^{gr},10$ de chlorures par jour pour les besoins de la croissance. Il semble, du reste, que les reins du nourrisson ne soient pas faits pour éliminer les chlorures ; si on fournit au nourrisson une alimentation riche en chlorures, les chlorures s'accumulent dans l'organisme et provoquent un œdème considérable par fixation d'eau. C'est pourquoi il faut se garder de saler à plus de 1 ou 2 grammes par litre les bouillons de légumes avec lesquels on nourrit les athrepsiques ; la quantité de 5 grammes par litre indiquée par beaucoup d'auteurs est beaucoup trop forte.

Les *phosphates* sont en rapport avec l'alimentation et plus abondants chez les enfants nourris au lait de vache, qui est plus riche en phosphates.

Les tableaux suivants, que nous avons établis avec les chiffres donnés par divers auteurs, résument du reste ces variations. Ils ont trait à des enfants au régime normal, c'est-à-dire nourris au sein par leur mère dans le premier semestre, au régime lacto-farineux à un an, au régime varié habituel ultérieurement. Chez les enfants nourris au lait de vache au lieu du sein, les éliminations d'urée, d'acide phosphorique et de chlore sont plus élevées, en raison de la richesse plus grande de ce lait en caséine, en phosphates et en chlorures. Les phosphates sont trois ou quatre fois plus abondants que chez l'enfant au sein, et l'urée et les chlorures environ deux fois plus abondants. Dans l'un et l'autre genre d'allaitement, l'acide urique reste bas, car le lait, quelle que soit l'espèce qui le fournisse, ne contient ni nucléines ni purines. Il y a toutefois chez le nouveau-né une élimination abondante d'acide urique, au point que l'urate acide de soude forme des concrétions dans les tubes urinifères. Cette élimination est attribuée à la destruction active des éléments anatomiques et des éléments du sang dans les quarante-huit heures qui suivent la naissance.

Élimination urinaire de l'enfant en vingt-quatre heures et par kilogramme de poids.

	POIDS du corps.	QUANTITÉ.	URÉE.	ACIDE phosphorique.	ACIDE urique.	CHLORURES en NaCl.
	gr.	gr.	gr.	gr.	gr.	gr.
1er jour..	3 250	8-12	0,07			
2e —	3 125	12-30	0,08			
3e —	3 000	20-40	0,25			
4e —	3 025	25-50	0,18		0,030	
5e —	3 100	50-70	0,18		0,025	
6e —	3 175	70-80	0,20		0,025	
7e —	3 250	70-80	0,22		0,015	
8e —	3 300	70-80	0,24		0,012	
9e —	3 330	70-80	0,25		0,010	
10e —	3 360	70-80	0,26	0,014	0,010	
I mois..	4 000	70-80	0,30	0,013	0,007	0,07
II —	4 700	70-80	0,30	0,0125	0,007	0,07
III —	5 300	75-85	0,30	0,0125	0,007	0.07
IV —	5 900	75-85	0,30	0,0125	0,007	0,07
V —	6 500	80-90	0,30	0,0125	0,007	0,07
VI —	7 000	80-90	0,30	0,0125	0,007	0,07
	kil.					
1 an.....	9 000	70-80	0,40	0,03	0,008	0,25
2 ans....	10,7	60-70	0,90	0,07	0,010	0,31
3 —	12,8	50-60	1	0,075	0,011	0,31
4 —	13,8	50-60	1,02	0,073	0,011	0,31
5 —	15	45-50	0,96	0,071	0,011	0,32
6 —	16,7	42-47	0,89	0,068	0,011	0,32
7 —	18,3	40-45	0,82	0,065	0,011	0,32
8 —	20,1	38-44	0,75	0,061	0,012	0,32
9 —	22,2	36-42	0,68	0,056	0,012	0,33
10 —	24,7	35-40	0.63	0,053	0,011	0,34
11 —	26,6	33-37	0,60	0,050	0,011	0,35
12 —	29	30-36	0,57	0,050	0,010	0,36
13 —	33	28-33	0,52	0,048	0,010	0,36
14 —	39	25-30	0,48	0,046	0,010	0,30
15 —	45	22-26	0,45	0,045	0,010	0,27
Adulte....	65	18-20	0,40	0,035	0,009	0,17

*Élimination urinaire de l'enfant en vingt-quatre heures
en chiffres absolus.*

	DENSITÉ.	QUANTITÉ.	URÉE.	ACIDE phos-phorique.	ACIDE urique.
		c.m.c.	gr.	gr.	gr.
1er jour..	1 010	20 à 40	0,25		
2e —	1 019	40 à 100	0,25		0,91
3e —	1 009	50 à 125	0,75		0,80
4e —	1 005	100 à 150	0,60		0.80
5e —	1 006	150 à 200	0,60		0,50
6e —	1 005	200 à 250	0,65		0,40
7e —	1 005	200 à 250	0,70		0,36
8e —	1 004	200 à 250	0,80		0,33
9e —	1 003	200 à 250	0,80		0,33
10e —	1 003	200 à 250	0,85	0,05	0,33
I mois..	1 005	250 à 300	1,2	0,05	0,28
II —	1 005	300 à 350	1,5	0,05	0,33
III —	1 005	350 à 400	1,6	0,05	0,37
IV —	1 005	400 à 450	1,8	0,06	0,41
V —	1 005	450 à 500	1,9	0,07	0,45
VI —	1 006	500 à 550	2	0,09	0,49
1 an.....	1 008	650 à 700	4	0,27	0,72
2 ans....	1 012	660 à 725	10	0,71	1,07
3 —	1 013	670 à 750	13	0,96	1,41
4 —	1 013	700 à 775	14	1	1,51
5 —	1 014	730 à 800	15	1,06	1,65
6 —	1 014	765 à 825	16	1,11	1,84
7 —	1 015	800 à 850	17	1,15	2,01
8 —	1 015	825 à 875	18	1,22	2,41
9 —	1 015	850 à 900	19	1,24	2,66
10 —	1 015	925 à 975	19	1,31	2,72
11 —	1 015	950 à 1 000	19	1,38	2,90
12 —	1 016	975 à 1 025	20	1,45	2,93
13 —	1 016	1 000 à 1 050	20	1,59	3,33
14 —	1 016	1 025 à 1 075	20	1,79	3,90
15 —	1 018	1 050 à 1 110	20	2,02	4,50
Adulte....	1 020	1 100 à 1 200	21	2,28	5,85

On remarquera dans ces tableaux :

1º La petitesse extrême des éliminations *dans les deux ou trois premiers jours* (ce qui est en rapport avec l'absence presque complète d'alimentation). L'acide urique est seul abondant, nous avons dit pourquoi.

2º L'abondance des éliminations aqueuses dans la *période d'allaitement* (ce qui est en rapport avec l'alimentation liquide), et au contraire l'exiguïté des éliminations d'urée, de phosphates et surtout d'acide urique, formé dans cette période uniquement d'acide urique endogène, puisque le lait ne contient pas de nucléines.

3º *Ultérieurement*, la diminution des éliminations aqueuses et l'augmentation des éliminations en urée, acide urique et sels (dès que l'alimentation devient surtout solide). Le maximum des éliminations s'observe dans la seconde enfance, si on les rapporte au kilogramme de poids, ce qui tient à ce que l'activité nutritive est plus grande à cet âge qu'ultérieurement, l'alimentation plus forte relativement au poids du corps, et la surface du corps plus grande relativement au volume et au poids.

SELLES

La première selle de l'enfant est formée de *méconium*, liquide épais, inodore, d'une couleur brune tirant sur le noir et le vert foncé, ressemblant à de la mélasse comme couleur et comme consistance ; il est formé par l'accumulation dans le gros intestin, pendant le dernier mois de la vie fœtale, des sécrétions du foie (bile) et de la paroi intestinale (mucus), et des desquamations de l'intestin.

La première évacuation de méconium peut avoir lieu pendant l'expulsion même du fœtus, ou même avant l'expulsion. Mais cela ne se voit que dans les accouchements prolongés, quand la circulation fœtale est entravée et que l'enfant souffre. Quand l'enfant est né dans de bonnes conditions, l'évacuation du méconium commence quelques heures après la naissance par une selle qui se renouvelle trois ou quatre fois par vingt-quatre heures pendant trois ou quatre jours. Puis les garde-robes se modifient ; elles deviennent jaune d'or, semblables à des œufs brouillés, et sont formées de bile et d'éléments provenant de l'alimentation lactée (acides gras, savons, et plus rarement grains de caséine). Le nourrisson bien portant a une, deux ou trois selles par jour dans les deux ou trois premiers mois, puis une au moins ou deux au plus. Une seule suffit, pourvu qu'elle soit molle. Le poids journalier de garde-robes est de 15 grammes le premier mois, 20 le second, 25 le troisième, 30 à 40 ultérieurement. Les selles normales du nourrisson au sein sont franchement acides au papier de tournesol.

Les selles normales, avons-nous dit, sont jaune d'or. Il est néanmoins fréquent, en faisant le change d'un nourrisson même très bien portant, de trouver des selles mélangées ou plus souvent encore auréolées de vert franc, vert-épinard. Il n'y a là rien qui doive inquiéter. Cette coloration vert franc des selles, bien différente du vert grisâtre, du vert-oseille qui caractérise les selles de la diarrhée verte, est due uniquement à la transformation spontanée à l'air de la bilirubine, matière colorante jaune de la bile, en biliverdine, résultat de l'oxydation de la bilirubine par l'oxygène de l'air. En général, de telles selles ont été émises jaunes et n'ont verdi qu'ultérieurement. Toutefois, on peut voir les selles colorées en vert par la biliverdine déjà à l'émission ; certains enfants les émettent ainsi pendant toute la période d'allaitement sans qu'on sache pourquoi ; du moment qu'elles sont vert franc, et non vert-oseille, du moment qu'elles sont pâteuses et non liquides, qu'elles ne sont pas mélangées de mousse ni de glaires, qu'elles ne sont pas fétides, mais ont seulement l'odeur aigrelette qui est celle des selles de nourrisson au sein, il n'y a aucunement à s'inquiéter.

Quand l'enfant est nourri au lait de vache, les selles sont plus volumineuses, plus fermes, plus pâles ; elles forment un boudin blanc jaunâtre dans lequel on voit souvent des grumeaux blanchâtres formés de caséine, mais surtout d'acides gras et de savons. Elles sont alcalines au papier de tournesol. La constipation est habituelle. Il est rare qu'il y ait plus d'une selle par jour.

Les selles changent de caractère quand l'alimentation cesse d'être uniquement lactée. Avec les farineux, elles sont déjà plus brunes, plus odorantes, mais aussi habituellement plus molles, plus fréquentes qu'avec le régime intégral au lait de vache. Quand l'enfant commence à manger des œufs et de la viande, les selles prennent l'aspect et l'odeur de celles de l'adulte.

CHAPITRE II

ALIMENTATION

RÉGIME ALIMENTAIRE DANS LA PREMIÈRE ENFANCE

Les soins et précautions relatifs à l'alimentation sont, dans la première enfance, de beaucoup ceux qui doivent être observés avec le plus de rigueur. La grande mortalité des enfants du premier âge est due à deux terribles maladies, la gastro-entérite aiguë ou choléra infantile, et la gastro-entérite chronique ou athrepsie, toutes deux conséquences le plus souvent d'erreurs ou d'écarts dans l'alimentation donnée à l'enfant.

La mortalité effrayante que donnaient ces deux maladies dans la classe la plus ignorante de la population a notablement diminué en France, et spécialement à Paris, depuis que des médecins dévoués, avec l'aide de généreux bienfaiteurs et de femmes de bien, ont fondé des institutions pour l'éducation des mères, pour l'encouragement à l'allaitement au sein, pour la distribution du bon lait aux femmes dont le sein est insuffisant ou tari.

Les statistiques de mortalité montrent que ces consultations de nourrissons, ces gouttes de lait, ces pouponnières, ces crèches modèles, ces écoles des mères, ces instituts de puériculture ont sauvé, rien qu'à Paris, des vies d'enfants qui se chiffrent par milliers. Rien ne démontre mieux de quelle importance est pour l'enfant du premier âge l'alimentation rationnellement réglée.

On oppose à cette nécessité ce fait que, dans les campagnes, les enfants s'élèvent et deviennent parfois magnifiques sans qu'aucune de ces précautions soit prise, ou encore ce fait qu'autrefois la race n'était pas moins belle, alors que l'élevage des enfants ne faisait l'objet d'aucune réglementation. Mais autrefois les enfants mouraient beaucoup plus qu'à présent, et seuls les plus robustes subsistaient ; quant aux campagnes, il n'est nullement démontré que la mortalité infantile y soit moindre qu'à la ville.

Ce qui est vrai, c'est que certains enfants poussent magnifiquement, même en dehors de toute réglementation. Ils supportent merveilleusement, et les tétées trop fréquentes, et la suralimentation. Mais cela ne se voit que chez les enfants nés robustes, exempts de toute tare héréditaire, dont les parents ne sont ni dyspeptiques, ni arthritiques, ni nerveux, ni affaiblis ; encore faut-il dire que ce n'est guère que la suralimentation au sein qui est ainsi bien supportée ; encore faut-il ajouter qu'elle peut être bien supportée des mois, puisqu'à un moment donné, sans qu'on sache pourquoi, l'intolérance peut survenir, d'autant plus grave qu'elle s'est fait plus longtemps attendre. Il faut donc conclure que, malgré quelques exemples contraires, il est toujours prudent, même pour les enfants paraissant les plus robustes, d'établir une réglementation des tétées.

Cette réglementation comporte des règles différentes, selon que l'enfant est élevé au sein (*allaitement naturel*) ou selon qu'il est élevé au biberon, soit totalement (*allaitement artificiel*), soit avec adjonction du sein (*allaitement mixte*).

ALLAITEMENT NATUREL

ALLAITEMENT AU SEIN DE LA MÈRE

Raisons qui doivent faire préférer l'allaitement maternel. — En général, le lait de la mère est celui qui convient le mieux à l'enfant. D'autre part, la période de l'allaitement est précieuse pour la mère, par le repos qu'elle procure aux ovaires et à la matrice, le fonctionnement des seins ayant pour corollaire la suspension des règles.

Il y a donc intérêt, tant pour la santé de la femme que pour la santé de l'enfant, à le faire nourrir par sa mère.

Beaucoup de femmes de la classe aisée craignent que l'allaitement les fatigue ; elles y voient une charge, une gêne et prennent une nourrice. En général elles s'aperçoivent qu'il est beaucoup moins fatigant et moins gênant d'allaiter soi-même que d'avoir la préoccupation de surveiller constamment une nourrice. Après les ennuis d'une première nourriture mercenaire, beaucoup, au second enfant, n'ont pas besoin d'être conseillées pour se décider à le nourrir elles-mêmes. La déformation du corps par l'allaitement est une légende. Une femme soigneuse de son corps et s'habillant bien ne perd aucune de ses qualités plastiques par l'allaitement, tandis qu'au contraire les femmes ignorantes et qu'un travail dur oblige à se négliger, sont rapidement déformées, même sans nourrir, même restées vierges. Il ne faut pas, par la plastique peu engageante des nourrices mercenaires qui ont souvent beaucoup peiné, juger de celle de la femme du monde qui a nourri ses enfants.

Hygiène de la mère pendant l'allaitement. — La femme qui nourrit ne doit pas s'astreindre à une nourriture spéciale, ni à un genre de vie spécial. Non seulement elle peut, mais elle doit continuer ses habitudes antérieures. Il y a seulement quelques écueils à éviter. Il faudra supprimer de l'alimentation les mets aromatisés ou épicés, susceptibles de donner au lait une odeur ou un goût qui peuvent dégoûter l'enfant : asperges, céleri, artichaut, ail, liqueurs, ainsi que certaines substances qui s'éliminent par le lait, en particulier l'alcool. L'appétit et la soif sont en général accrus chez les nourrices, et d'autant plus qu'elles ont à fournir une quantité de lait plus grande à un nourrrisson plus fort. Les rations pourront donc être un peu plus fortes que d'habitude. On pourra même laisser faire vers quatre heures un léger repas supplémentaire comportant infusion chaude, pain et beurre. La bière est souvent recommandée aux nourrices comme boisson plus nourrissante, ce qui est vrai. Mais il ne faut pas croire qu'elle ait une bien grande supériorité sur les autres boissons ; on ne la conseillera que si la mère la prend sans répugnance, et il sera bon de conseiller les bières non fermentées, dépourvues d'alcool. De même les farineux et les plats sucrés sont utiles, mais il serait mauvais d'en abuser, ou de se forcer à les manger s'ils déplaisent. En somme, alimentation habituelle, seulement un peu plus abondante et un peu plus arrosée. La nature de l'alimentation ne semble pas avoir d'influence sur la composition massive du lait ; la quantité de caséine, beurre, sucre et sels n'est pas influencée par un excès de ces substances dans l'alimentation. En revanche, les troubles digestifs de la nourrice amènent rapidement des modifications du lait que l'analyse chimique ne révèle pas, mais qui se traduisent immédiatement par le malaise du nourrisson, les cris, l'insomnie, les modifications des selles qui deviennent plus liquides et tendent à la coloration verdâtre. Aussi l'alimentation la meilleure pour la mère nourrice est celle à laquelle elle est habituée et qu'elle digère bien.

La sécrétion lactée est également mal influencée par la fatigue, les veilles prolongées, les émotions. En un mot, une mère qui nourrit devra observer plus strictement qu'en temps ordinaire les règles habituelles d'une bonne hygiène.

Réglementation de l'allaitement au sein. — La réglementation proprement dite de l'allaitement porte : 1º sur le nombre et l'espacement des tétées ; 2º sur la quantité de lait à donner à chaque tétée.

***Nombre et espacement des tétées**.* — Le lait de femme est digéré plus vite que le lait de vache. Néanmoins, deux heures sont nécessaires pour la digestion d'une tétée, même d'une petite tétée telle que les font les enfants des premiers mois. On donnera donc le sein toutes les deux heures et demie dans le jour. Des tétées plus rares ne suffiraient pas à obtenir une ration journalière suffisante ; la sécrétion lactée est du reste mieux sollicitée par des tétées fréquentes, surtout dans les premiers mois. Chez les femmes ayant peu de lait, on peut même abaisser l'intervalle des tétées à deux heures, ce qui en fera faire une de plus.

Pendant la nuit, on donnera le sein le moins possible, pour laisser reposer à la fois la mère et l'estomac de l'enfant. Si deux tétées nocturnes peuvent être nécessaires durant le premier mois, surtout s'il s'agit d'un enfant faible, une seule tétée vers trois heures du matin suffit ensuite. On attend cette heure pour donner le sein, même si l'enfant crie auparavant. Avec un peu de fermeté pendant quelques jours, l'enfant prend l'habitude de ne pas se réveiller avant l'heure fixée. Ultérieurement, vers deux, trois ou quatre mois selon la force de l'enfant, on recule peu à peu la tétée de nuit de la façon suivante : si l'enfant une nuit ne se réveille qu'à trois heures un quart ou après, on continue les nuits suivantes à lui refuser le sein avant trois heures un quart ; on gagne ainsi de quart d'heure en quart d'heure jusqu'à amener l'enfant à ne se réveiller qu'assez tard pour qu'on puisse arriver, en espaçant momentanément un peu les premières tétées du jour, à supprimer définitivement la tétée de nuit.

A mesure que l'enfant grandit et grossit et que les tétées deviennent plus fortes, on pourra espacer un peu plus les tétées du jour et les donner toutes les trois heures à partir du sixième ou du septième mois, de façon à en restreindre le chiffre total de neuf au début, à huit dès le deuxième mois, à sept vers cinq ou six mois, à six ultérieurement.

***Quelle quantité de lait l'enfant doit-il prendre
à chaque tétée ?*** — La quantité de lait prise par l'enfant
par tétée est très variable. Quand le sein est fécond et que
l'enfant tire bien, il peut en quelques minutes prendre
50 ou 100 grammes ; dans les circonstances inverses, il peut

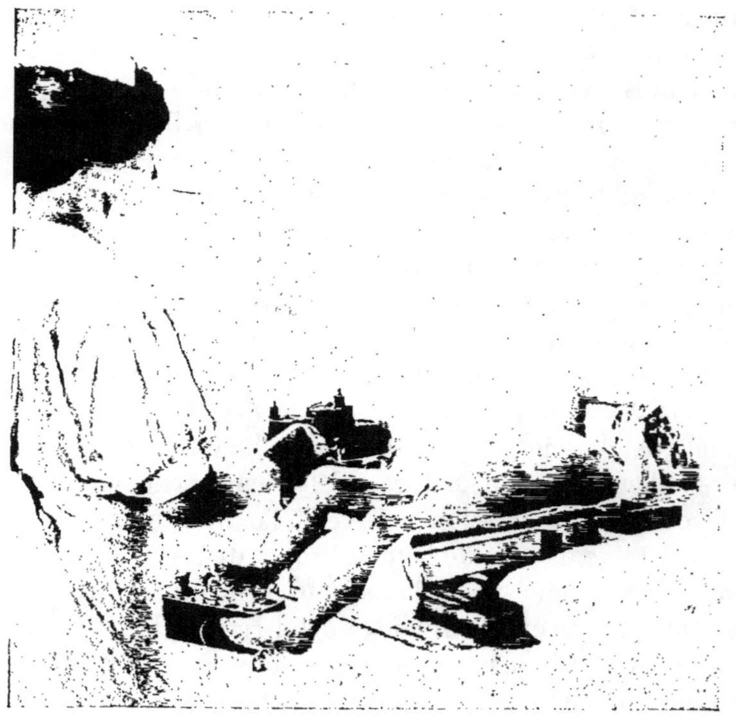

Fig. 13. — Mesure du poids (nourrisson).

passer quinze à vingt minutes au sein, en n'ayant pris que
des quantités minimes. La durée d'une tétée n'est donc pas
un critérium de son importance. On se rend mieux compte
de celle-ci en écoutant le bruit de la déglutition du lait, ce
qui se fait en approchant l'oreille de la tête de l'enfant
pendant qu'il tète ; chaque bruit de déglutition répond à
l'ingurgitation d'une gorgée de lait. Ce critérium est encore

infidèle ; la balance donne seule un renseignement exact. On emploie pour cela une balance dite balance pèse-bébés, dont un des plateaux est remplacé par une corbeille où on met l'enfant (fig. 13). Avant de mettre l'enfant au sein, on le pèse, sans qu'il soit besoin de le démailloter. On laisse les poids sur le plateau de la balance. Après la tétée, on remet l'enfant dans la corbeille. La somme des poids qu'il faut ajouter pour rétablir l'équilibre indique le poids de lait absorbé par l'enfant.

Dans les jours qui suivent la naissance, l'enfant fait de très petites tétées, en rapport avec le peu de lait sécrété par la mère et le peu de capacité de son propre estomac (Voy. plus loin : *Difficultés du début de l'allaitement*). Dans la seconde moitié du premier mois, il prend une cinquantaine de grammes par tétée. Les chiffres augmentent ensuite peu à peu, et cela d'autant plus que le nombre des tétées diminue en même temps, si bien que le chiffre de 100 grammes par tétée peut être atteint vers cinq mois. Finalement, vers neuf mois, l'enfant prend jusqu'à 150 et 180 grammes.

Il n'est aucunement nécessaire de peser toutes les tétées d'un enfant au sein en bon état de santé. Toutefois il est bon, une ou deux fois par semaine, de vérifier les quantités prises et de peser une tétée du matin et une tétée du soir. C'est le matin qu'on constate en général les tétées surabondantes, le soir, les tétées insuffisantes. Aussi faut-il souvent faire les tétées plus courtes le matin, plus longues le soir.

On donnera un seul sein à chaque tétée ; toutefois, si un seul sein ne fournissait pas une quantité suffisante, on pourrait compléter un peu avec l'autre sein. C'est ce qu'on est souvent obligé de faire à la dernière tétée du soir.

Les quantités de lait qu'un enfant doit prendre en vingt-quatre heures ne peuvent être fixées d'une façon absolue. Tel enfant de même poids, de même âge, de même taille que tel autre, augmente régulièrement de poids avec une quantité de lait avec laquelle ce dernier maigrit. Aussi les divers préceptes formulés à ce sujet doivent être considérés comme des règles approximatives, auxquelles il serait mauvais de vouloir à toute force se conformer strictement en toutes circonstances.

La règle formulée par Maurel, « un enfant doit prendre en lait le dixième de son poids », doit être regardée comme un minimum au-dessous duquel on ne peut descendre, et qui suffit à certains enfants pour augmenter régulièrement. La règle du septième du poids admise par Variot donne un chiffre qui se rapproche plus de la quantité nécessaire aux tout jeunes enfants, mais qui est trop fort pour les grands enfants. J'ai adopté une formule qui tient compte de cette différence, tout en continuant à prendre le poids pour base : « La quantité journalière de lait convenant à un enfant est en moyenne le dixième de son poids, plus 200 grammes. » Mais je m'empresse d'ajouter que c'est là une moyenne ; si un enfant augmente régulièrement de poids avec une quantité moindre, il faut se garder d'augmenter sa ration tant que l'augmentation régulière persiste.

La bonne pratique dans ce cas est de suivre le poids de l'enfant par des pesées régulières ; tant qu'il augmente suffisamment, sa ration est suffisante, et il serait inutile et même nuisible de l'augmenter. Autrement dit, les quantités fixées dans la règle énoncée plus haut représentent seulement une moyenne utile à connaître pour fixer approximativement la ration à fournir à un enfant qu'on voit pour la première fois.

Il ne faut pas non plus s'acharner à obtenir des tétées uniformes. Forcément l'enfant prend beaucoup à certaines tétées, où il tire avidement un sein bien plein. C'est ce qui arrive surtout le matin. Certains enfants se règlent du reste d'eux-mêmes et s'endorment dès qu'ils ont pris assez.

D'autres, voraces, doivent être retirés du sein. Il serait fastidieux de peser l'enfant avant et après toutes les tétées ; la mère arrive facilement à se rendre compte sans pesée de l'importance suffisante de la tétée. Il faudra cependant recourir de temps en temps à la balance comme vérification. La balance deviendra indispensable dès qu'il y aura quelque irrégularité de la courbe de poids ou quelque soupçon d'insuffisance du lait.

Tableau de l'alimentation d'un enfant au sein.

MOIS.	INTERVALLES des tétées.	NOMBRE DES TÉTÉES.		HEURES DES TÉTÉES.	QUANTITÉ par tétée.	QUANTITÉ journalière.
		Nuit.	Jour.		gr.	gr.
1er et 2e.	2h 1/2	1	8	7h, 9h 1 2, 12h, 2h 1 2, 5h, 7h 1/2, 10h. 3h.	50 à 75	450 à 600
3e et 4e..	2h 1/2	0	7	7h, 9h 1 2, 12h, 2h 1/2, 5h, 7h 1/2, 10h.	75 à 120	600 à 800
5e et 6e..	2h 1 2	0	7	7h, 9h 1/2, 12h, 2h 1 2, 5h, 7h 1 2, 10h.	120 à 150	800 à 900
7e, 8e, 9e.	3 h.	0	6	7h, 10h, 1h, 4h, 7h, 10h.	150 à 180	900 à 1 000

Ces données représentent seulement des moyennes et doivent être modifiées pour certains enfants selon leur robustesse, leur faculté digestive, leur pouvoir assimilatif, et leurs aptitudes particulières.

Incidents de l'allaitement au sein. — *Difficultés du début de l'allaitement.* — Dès les premières heures qui suivent l'accouchement, la pression du bout du sein fait sourdre quelques gouttes de liquide aqueux à peine opalescent, qui est le colostrum ; ce liquide augmente en quantité les jours suivants, mais ce n'est que vers le quatrième jour chez les primipares, vers le deuxième ou troisième jour chez les multipares que se fait la montée laiteuse et que s'établit la sécrétion lactée véritable. Sans attendre cette sécrétion, on mettra l'enfant au sein quand douze à dix-huit heures se seront écoulées depuis l'accouchement.

Quelques enfants font d'emblée les mouvements instinctifs de succion dès que le mamelon est introduit dans
leur bouche ; mais beaucoup d'autres ont besoin d'une véritable éducation pour les premières tétées.

Pour ces premières tétées, comme la nouvelle accouchée

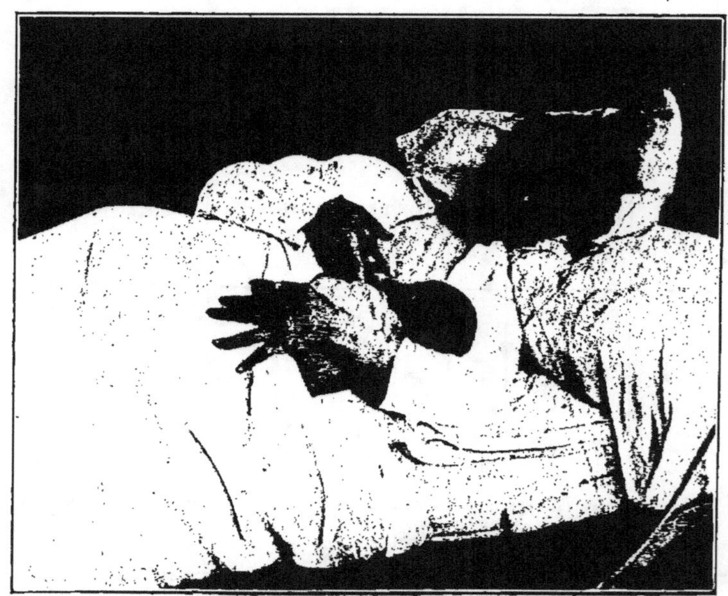

Fig. 14. — Façon d'allaiter l'enfant, la mère étant couchée.

ne peut encore s'asseoir (fig. 15), elle se contentera d'incliner le torse du côté du sein qu'elle doit donner (fig. 14).
La garde placera l'enfant à côté et dans le bras de la
mère, et au moment où l'enfant ouvrira la bouche, elle la
lui appliquera sur le mamelon, dont elle aura pris soin de
faire sourdre quelques gouttes de colostrum par pression
du bout du sein. Il est souvent nécessaire de recommencer
cette manœuvre à plusieurs reprises pour que l'enfant se
décide à faire quelques mouvements de succion. On l'excite

à les recommencer en lui chatouillant un peu la commissure
buccale, ou en le secouant légèrement s'il fait mine de
s'endormir au sein. La durée de ces premières tétées doit

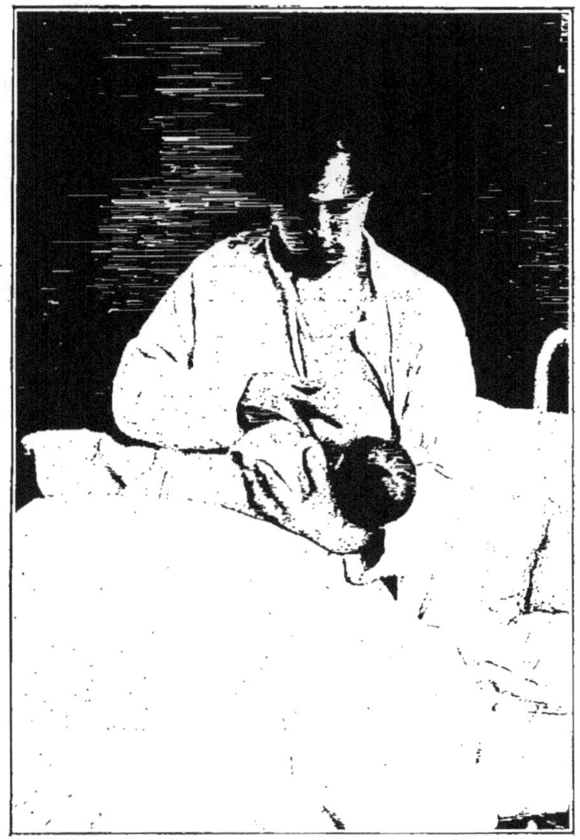

Fig. 15. — Façon d'allaiter l'enfant, la mère étant assise.

du reste être très courte, trois à quatre minutes, et il faut
soigneusement laver le mamelon après la tétée avec de
la ouate hydrophile trempée dans l'eau bouillie, puis avec
de l'alcool à 60°, puis l'assécher avec de la ouate sèche.

L'enfant sera mis toutes les quatre heures à l'un et l'autre
sein, jusqu'à ce que la montée du lait s'établisse.

Parfois, surtout chez les primipares, la sécrétion lactée est tardive et insuffisante. Si, au troisième ou au quatrième jour, la mère ne fournit pas, en mettant l'enfant au sein toutes les trois heures, au moins 15 grammes de lait à chaque tétée ; si, au quatrième jour, l'enfant, qui a perdu notablement du poids après sa naissance par suite de l'élimination du méconium et de l'urine, ne commence pas à augmenter de poids, il sera indiqué de compléter les tétées, surtout si l'enfant est né petit et peu robuste ; dans les maternités, des nourrices fournissent momentanément quelques cuillerées à café de lait pour les nouveaunés, en attendant que leurs mères les nourrissent exclusivement. Dans l'usage courant, quand la mère doit nourrir, on n'a pas ainsi une nourrice sous la main ; à Paris, il est facile de se procurer du lait d'ânesse ; comme il s'agit d'une très petite quantité et d'une durée de quelques jours seulement, le prix élevé de ce lait n'est pas un obstacle ; on complétera donc les tétées avec une ou deux cuillerées à café de lait d'ânesse, qu'on fera tiédir légèrement avant de le donner ; comme les maisons qui font ce commerce le livrent fraîchement et proprement recueilli, point n'est besoin de le stériliser, ce qui le rendrait moins digestif pour le nouveau-né ; à défaut de lait de femme, d'ânesse, ou de jument, il faudra recourir au lait de vache coupé de moitié eau, le tout stérilisé comme pour l'allaitement au biberon (Voy. ce chapitre). Mais il faudra avoir soin de ne le donner qu'après avoir mis l'enfant aux seins ; c'est seulement après avoir constaté l'insuffisance de ceux-ci qu'il faut donner la ration supplémentaire ; les succions favorisent la sécrétion lactée. Au bout de huit jours au plus, la mère donne du lait suffisamment pour qu'on puisse supprimer ces allocations supplémentaires. Dans les cas très exceptionnels où il n'en serait pas ainsi, il faudrait renoncer à l'allaitement maternel, même mixte, car le lait, s'il est si insuffisant au huitième jour, disparaîtrait certainement bientôt tout à fait.

Malformation du mamelon. — Certaines femmes ont un mamelon peu saillant; il faut, dans ce cas, former le mamelon par des manipulations légères au cours de la grossesse, suivies de lotions à l'alcool à 60°. On le rend ainsi un peu plus saillant. Si l'enfant arrive à le saisir dans les premiers jours de l'allaitement, au bout de peu de temps, le mamelon se développera grâce aux succions, et les difficultés du début disparaîtront.

Les mêmes manœuvres ont moins de succès quand le mamelon est rentrant, ou *ombiliqué*. Si toutefois on arrive à le faire sortir par la pression du bout de sein, on peut espérer un bon résultat.

Dans ce cas et dans le précédent, si l'enfant n'arrive pas à saisir le bout de sein, on applique sur celui-ci une téterelle (fig. 16) par l'intermédiaire de laquelle l'enfant aspire le lait. Au bout de quelque temps, quand la sécrétion est bien établie, quand les aspirations

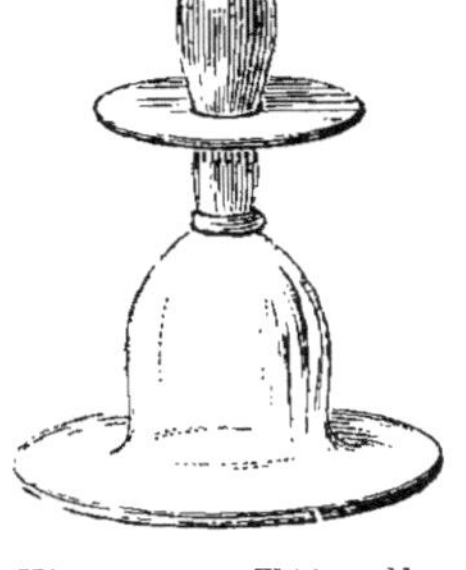

Fig. 16. — Téterelle.

répétées ont facilité l'érection du mamelon, quand l'enfant est plus vigoureux et plus habitué à téter, on peut se passer de la téterelle.

Quand l'ombilication est profonde et fixe, c'est-à-dire quand les malaxations n'arrivent pas à faire sortir le mamelon, il vaut mieux renoncer à l'allaitement maternel, qui resterait constamment des plus pénibles et aboutirait sans doute à des lésions du mamelon, à des lymphangites, à des abcès du sein.

Gerçures du mamelon. — Les gerçures du mamelon sont un des incidents les plus ennuyeux de l'allaitement au sein, surtout quand elles surviennent dans les premiers jours de l'allaitement, et c'est là leur époque d'apparition la plus habituelle. Elles se voient surtout chez les primipares. Pour prévenir leur apparition, il est bon, dans les derniers temps de la grossesse, de laver fréquemment le mamelon à l'alcool à 60°, puis de le sécher très complètement avec de la ouate hydrophile sèche. Une fois l'allaitement en cours, la plus grande propreté des mamelons est nécessaire. Après chaque tétée, il faut laver le mamelon à l'eau bouillie, avec un tampon d'ouate hydrophile trempé dans cette eau, afin d'enlever tout le reste de lait, qui, en se concrétant et en fermentant, irriterait le mamelon et prédisposerait aux gerçures, après avoir lavé à l'eau, laver à l'alcool à 90°, puis bien sécher avec de la ouate hydrophile sèche, comme nous l'avons dit.

Si, malgré cela, le mamelon reste rouge et sensible dans l'intervalle des tétées, le saupoudrer après le lavage de poudre de sous-nitrate de bismuth, qu'on enlèvera soigneusement par lavage à l'eau bouillie, avant de donner la tétée suivante. Avoir soin de bien sécher le mamelon avant d'appliquer la poudre, car c'est la persistance de l'humidité qui est la grande cause des gerçures.

Les gerçures débutent par de la rougeur excoriative dans les sillons qui séparent les petites masses épidermiques dont est formée la peau du mamelon. Dès leur apparition, la pression et la succion du bout du sein deviennent douloureuses, si bien que la mère redoute l'approche de l'enfant. Les tétées sont difficiles, écourtées; le lait monte moins abondamment. Si la gerçure creuse profondément, elle devient la *crevasse*, qui divise profondément le mamelon, ou qui l'encercle à la base ; la crevasse peut saigner pendant la tétée, l'enfant déglutit le sang et peut avoir des garde-robes sanglantes, qu'il importe de savoir rapporter à leur origine réelle ; la crevasse peut causer une douleur telle que l'allaitement n'est plus possible sans les précautions que nous allons indiquer ; elles consistent tout d'abord à éviter au mamelon le contact des lèvres de l'enfant grâce à l'interposition d'une téterelle (fig. 16), puis à faire, sitôt après la tétée, le lavage à grande eau tiède du mamelon, bien sécher, et appliquer le collutoire suivant :

Orthoforme.................. . 5 grammes.
Éther....... .... Q. S. pour dissoudre.
Glycérine .... Q. S. p. 30 grammes.

L'orthoforme est à la fois cicatrisant, anesthésiant et antiseptique.

Ou encore, on applique sur le mamelon, dans l'intervalle des tétées, une compresse de gaze imbibée de glycérine boratée :

Glycérine.................... .... 90 grammes.
Borate de soude................. 10   —

Dans les crevasses profondes et rebelles, on emploie les attouchements iodés de la façon suivante : anesthésier d'abord le mamelon, en appliquant sur lui un tampon imbibé de solution de cocaïne à 10 p. 100 ; attendre deux minutes que l'anesthésie se soit établie, puis toucher toute l'étendue de la crevasse avec un pinceau imbibé de teinture d'iode, en ayant soin de bien déplisser le mamelon pour découvrir les petites crevasses parfois multiples.

Lymphangites, galactophorites, abcès du sein. — Les mamelons sont parfois le point de départ d'inflammations ; on les observe surtout dans les dix à quinze premiers jours ; les femmes ayant des gerçures et des crevasses y sont plus particulièrement exposées.

Tantôt l'inflammation s'étend en surface, dans le réseau lymphatique sous-cutané. C'est la *lymphangite du sein* qui se manifeste par un frisson, de la fièvre, de la douleur du sein et des traînées rouges, qui, du mamelon, se rendent à la périphérie du sein, vers l'aisselle, la clavicule ou le sternum.

Tantôt l'inflammation pénètre en profondeur dans la glande, en suivant les canaux galactophores : c'est la *galactophorite* ; la glande est chaude, dure, douloureuse dans un ou plusieurs de ses lobes, et la pression sur ce lobe fait sourdre du mamelon un lait qui n'est plus bleuâtre, mais jaunâtre, parce qu'il est mélangé de pus. La température s'élève à 38º,5-39º,5.

L'*abcès* se manifeste par une tuméfaction douloureuse d'un segment de la mamelle, avec de la fièvre, des frissons. La tuméfaction s'accroît rapidement et se ramollit en son centre.

Toute inflammation d'un sein doit faire cesser l'allaitement par ce sein; on le continuera par l'autre sein, dont la sécrétion se développera en général suffisamment pour fournir aux besoins de l'enfant. Au besoin on donnerait l'allaitement mixte.

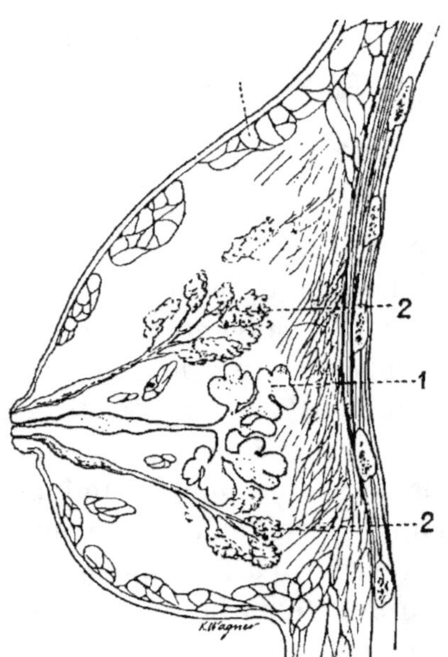

Fig. 17. — Galactophorite; schéma de l'envahissement isolé d'un des lobes: 1, lobe malade; 2, lobes sains (Ombredanne).

Du côté malade, on évacuera le lait par compression; en cas de *galactophorite*, on commencera par comprimer le lobe malade, de façon à en expulser complètement le liquide purulent; il faut faire cette compression doucement, mais patiemment, en comprimant successivement dans plusieurs directions et de la périphérie vers le mamelon, de manière à bien assurer l'issue du pus. Qu'il s'agisse de *lymphangite*, de *galactophorite*, ou d'*abcès*, on appliquera en permanence sur le sein un pansement humide avec plusieurs épaisseurs de compresses de gaz imbibées d'eau bouillie, recouvertes d'un taffetas gommé chiffon et d'une couche d'ouate hydrophile. Si l'abcès se collecte, l'incision et le drainage s'imposent le plus tôt possible.

On ne remettra l'enfant au sein malade que plusieurs jours après la guérison complète. Celle-ci peut être obtenue en quatre à huit jours pour la galactophorite et la lymphangite. L'abcès du sein est bien plus long à guérir. Souvent un abcès est suivi d'abcès secondaires plus ou moins rapprochés du premier.

Quand les lésions inflammatoires frappent les deux seins à la fois, il faut renoncer à l'allaitement maternel.

Maladies intercurrentes. — Tout état morbide de la nourrice retentit sur la qualité et parfois aussi sur la quantité de son lait. Il suffit que la mère ait une fièvre légère pour que le nourrisson baisse un peu de poids, ou présente quelques selles de mauvais aspect. Aussi devra-t-on cesser l'allaitement si la mère vient à être atteinte d'une maladie appelée à avoir quelque durée, telle qu'une fièvre typhoïde, une pneumonie, une pleurésie ; si la maladie doit avoir une période fébrile de courte durée, grippe, rhumatisme, érysipèle, rougeole, scarlatine même, et si elle survient quand l'enfant n'a encore que quelques mois, on peut en général continuer l'allaitement ; l'enfant sera écarté de sa mère et ne lui sera apporté qu'au moment des tétées ; le sein sera lavé au sublimé à 1 p. 4 000, puis à l'eau bouillie ; pendant la période fébrile de la maladie, le nourrisson recevra certes un lait défectueux, mais cette pratique aura l'avantage de permettre la continuation de l'allaitement ultérieurement ; sinon il y aurait grande chance que la malade perde son lait ; elle serait du reste exposée à des engorgements laiteux et à des abcès ; on sait du reste que les nourrissons prennent rarement les maladies contagieuses aiguës de leur mère ; il est probable que le lait leur fournit des substances vaccinantes. Toutefois, si le nourrisson est faible, pour peu que la maladie de la mère ait quelque gravité, il pourrait être prudent de donner une nourrice à l'enfant. De même, si l'enfant atteint sept à huit mois, il pourrait être indiqué de le sevrer prématurément. La conduite à tenir varie selon les circonstances, et dans chaque cas le médecin pèsera le pour et le contre pour prendre une décision.

ALLAITEMENT PAR UNE NOURRICE MERCENAIRE

Il existe deux sortes de nourrices mercenaires : 1º les *nourrices sur lieu*, c'est-à-dire logées à demeure dans la famille de l'enfant ; 2º les *nourrices à distance*, c'est-à-dire qui emportent chez elles l'enfant qui leur est confié.

1º **Nourrices sur lieu**. — A Paris et dans quelques grandes villes existent des bureaux de placement pour nourrices sur lieux. Ces bureaux recrutent leurs nourrices dans les campagnes, et surtout dans certains pays où l'industrie nourricière est la grande ressource. Certains cantons du Morvan fournissent Paris de nourrices mariées ; les districts miniers des départements du Nord et du Pas-de-Calais envoient à Paris de nombreuses filles-mères. Les unes et les autres viennent à Paris avec leurs enfants; des « meneuses » ramènent l'enfant au pays une fois la mère placée, et une parente, une voisine se charge de lui.

Inutile de dire que ces voyages en chemin de fer des nouveau-nés leur réussissent mal, mais il est nécessaire, pour arrêter une nourrice, de connaître l'état de son enfant.

Le *choix d'une nourrice* ne laisse pas d'être assez délicat. Bien souvent les bonnes nourrices manquent dans les bureaux, parce qu'elles sont enlevées dès leur arrivée, et on présente au médecin des femmes qui, pour une raison ou pour une autre, ne donnent qu'incomplète satisfaction.

Dans les cas où il n'y a pas urgence, il faudra savoir attendre vingt-quatre ou quarante-huit heures l'arrivée de nouvelles venues, fût-ce en donnant momentanément du lait de vache à l'enfant. Il est très exceptionnel de trouver la nourrice idéale. Aussi il ne faudra pas s'acharner à trouver réalisés tous les desiderata que nous allons énumérer, mais en tenir compte seulement pour fixer le choix entre plusieurs candidates ; les seules choses qu'il faut exiger d'une façon intransigeante, c'est que la nourrice ait du bon lait et qu'elle soit exempte de toute tare pathologique.

Les *tares* les plus à craindre sont la *syphilis* et la *tuberculose*. L'examen du médecin doit d'abord chercher à dépister ces maladies : il faut rejeter impitoyablement les nourrices qui en ont la moindre trace.

On procédera à l'*examen de la nourrice* de la manière suivante : tout d'abord on interrogera un peu la nourrice, et on lui demandera son livret. A Paris, nulle nourrice ne peut se placer avant d'avoir présenté à la Préfecture de police son « livret » contenant son état civil et celui de son enfant, certifiés par le maire du lieu d'origine. La Préfecture ne vise le livret qu'après examen de la nourrice par le médecin de la Préfecture qui refuse le visa à toute femme suspecte de maladie contagieuse. Cet examen ne dispense aucunement le médecin de la famille de faire à son tour un examen complet, mais il exigera tout d'abord de voir le *livret* ; outre le visa, il y relèvera des renseignements utiles sur l'âge de la nourrice, celui de l'enfant, le lieu d'origine, le lieu de l'accouchement, les dates des précédents accouchements et des précédentes nourritures s'il y a lieu. Les multipares sont en moyenne meilleures nourrices que les primipares et ont du lait plus longtemps ; la durée des nourritures précédentes est une garantie ; mais il faut savoir que les maires des petites communes délivrent trop facilement des certificats de complaisance ; de même les *certificats* provenant de patrons précédents n'ont de valeur que lorsqu'ils peuvent être vérifiés, et il n'y a à tenir aucun compte de ceux qui sont présentés et dont on prétend le signataire décédé, parti à l'étranger ou disparu.

On examinera ensuite la nourrice elle-même. On se fera présenter les *seins*. En général, la nourrice a eu soin de les garder gorgés de lait ; on pourra faire mettre au sein l'enfant de la nourrice pour voir le volume de la tétée ; si les seins viennent d'être vidés, on pourra néanmoins se rendre compte de leur valeur. Les seins les plus volumineux ne sont pas les meilleurs; les meilleurs sont ceux qui, au lieu d'avoir une consistance uniforme due à la graisse, présentent à la palpation de nombreux petits nodules durs dus aux lobules de la glande ; c'est surtout à la périphérie du sein, le long du bord supérieur et vers l'aisselle, qu'on trouve ces nodules. Il faut que le mamelon soit bien saillant. Il faut qu'il ne présente aucune trace de *fissure* ni d'*érythème*. En pressant la base du mamelon, on doit faire jaillir facilement plusieurs jets de lait. On en peut recueillir dans un verre ou une cuiller, pour faire l'*examen du lait* macroscopiquement ou même microscopiquement. Le lait de femme est plus aqueux et plus bleuâtre que le lait de vache. Au microscope, on doit voir de nombreux petits globules de beurre (fig, 18). Il ne doit pas y avoir trace de cellules de colostrum, et on ne doit pas y trouver la réaction colostrale (p. 52).

En général, on n'a pas le loisir de procéder à une analyse chimique du lait. Si on y procédait, elle ne serait valable que si le lait était recueilli selon les règles nécessaires (Voy. p. 52). Étant données les variations considérables de la *composition chimique du lait*, il ne faut se baser sur elle seule pour rejeter une nourrice que si les quantités de beurre, de caséine et de sels s'écartent sensiblement de la moyenne et dépassent en plus ou en moins les limites données page 56.

Il faut compléter l'examen en auscultant le *cœur* et les *poumons*, et spécialement les sommets de ceux-ci, pour rechercher la *tuberculose* ; il faut explorer les *régions gan-*

glionnaires, aisselle, aines et cou, pour vérifier l'absence de gros ganglions, rechercher sur la peau les *cicatrices* qui peuvent révéler d'anciennes lésions osseuses tuberculeuses, et les *pigmentations* que peuvent laisser les syphilides ; il faut enfin explorer la *bouche* pour vérifier l'absence de plaques muqueuses, de grosses amygdales, d'ulcérations. Il sera bon de vérifier par l'*analyse d'urine* l'absence d'albumine et de sucre.

Les nourrices brunes, à aréoles pigmentées, sont en général préférables aux blondes, plus lymphatiques, et surtout aux rousses, dont l'odeur est désagréable. On recherchera surtout les femmes dont l'aspect général est floride, et qui semblent gaies et avenantes ; il faut préférer les fraîches couleurs à la graisse, et ne pas attacher trop d'importance à la stature ni au poids ; les nourrices maigres, mais musclées, sont supérieures aux grosses et grasses.

Il ne faut pas oublier que beaucoup de nouvelles arrivées sont fatiguées par des couches récentes, par le voyage, par les nuits passées en chemin de fer ou au dortoir commun du bureau de nourrices où les enfants piaillent, et il faut savoir distinguer et préférer, quand on n'a pas grand choix, la nourrice momentanément fatiguée à celle qui est pâle ou triste du fait d'un tempérament défectueux et d'un état de santé habituel.

Enfin il faut faire un examen non moins approfondi de l'*enfant de la nourrice*. Le bon état de l'enfant est le meilleur critérium de la valeur du lait de la mère. Il faut toutefois se méfier des substitutions possibles d'enfants. Il ne faut pas se contenter de constater le bon aspect général de l'enfant, sa bonne mine, sa gaieté, son embonpoint. Il faut regarder attentivement les *orifices*, narines, lèvres et spécialement commissures, anus. C'est là que se manifestent les localisations syphilitiques. Un anus rouge, irrité, indiquerait des selles mal digérées, irritantes, ce qui ne prouverait pas en faveur du lait de la nourrice. De même, il faut visiter les plis graisseux cutanés, le pli rétro-auriculaire, les pourtours des oreilles, pour s'assurer que l'enfant n'a pas d'eczéma, souvent en relation avec un lait de la mère trop riche en graisse ou en caséine.

Quand l'examen de la nourrice et de son enfant n'a pas révélé une tare rédhibitoire, mais un ensemble satisfaisant, on arrête la nourrice et on la fait immédiatement entrer en fonctions. Il est bon de demander qu'on sursoie de vingt-quatre heures ou de quarante-huit heures au voyage de retour de l'enfant de la nourrice. Ce n'est qu'au bout de ce temps qu'on verra si la quantité de lait fourni se maintient suffisante. Il est en effet fréquent qu'une nourrice nouvellement placée ait un lait insuffisant, surtout s'il s'agit d'une primipare, ou simplement d'une première nourriture. La fatigue du voyage, l'ahurissement dû à toutes ces choses nouvelles, Paris, le bureau, le dortoir, l'examen à la Préfecture, les interrogatoires soupçonneux des parents de l'enfant et du médecin lui-même, les pesées qu'on fait de l'enfant avant et après chaque tétée, la crainte elle-même de ne pas plaire et de ne pas fournir du lait suffisamment, la séparation brusque d'avec son enfant, enfin l'insuffisance d'énergie des succions faites par le nouveau nourrisson, généralement un nouveau-né, plus petit, plus faible et encore inhabile à la succion, toutes ces causes impressionnent défavorablement la sécrétion lactée et souvent l'entravent. Une femme qui suffisait largement chez elle à un enfant de deux ou trois mois ne suffit plus à un nouveau-né.

Heureusement cette *baisse de lait* est en général passagère, et le lait ne tarde pas à revenir pour peu que les parents et l'entourage encouragent la nourrice par de bonnes paroles et ne s'affolent pas de la diminution momentanée du lait. Pour éviter ces ennuis, qui aboutissent trop souvent à des changements multiples de nourrices en peu de jours, le mieux serait que les parents gardent quelques semaines l'enfant de la nourrice avec elle, quitte à lui donner un supplément de lait au biberon. On met d'abord le nouveau-né au sein, puis l'enfant de la nourrice vide ce qui reste au sein, et par ses fortes succions entretient la sécrétion lactée. La satisfaction qu'a la mère de garder quelque temps son enfant a le meilleur effet sur son lait. Cette façon de faire a donc de grands avantages. Elle devient indispensable quand il s'agit de fournir une nourrice à des prématurés, à des malingres, à des enfants incapables de succion, comme ceux qui sont atteints de bec-de-lièvre. Elle est pratiquée depuis très longtemps dans les crèches des hôpitaux parisiens et, sur une plus grande échelle, à la Maternité, où elle donne les meilleurs résultats.

Malheureusement cette pratique n'est pas toujours du goût des parents, qui craignent que la nourrice, conservant son enfant, s'attache moins à son nourrisson, ou même prive celui-ci de lait au profit de son enfant. Ces craintes sont en général vaines. On garde toujours du reste la facilité de faire reconduire l'enfant au pays quand le nouveauné est bien habitué à la nourrice, et celle-ci à son nouveau genre de vie.

Hygiène de la nourrice mercenaire. — Tout ce que nous avons dit relativement à la mère nourrice s'applique à la nourrice mercenaire. Pas plus que la première, celle-ci ne doit changer son genre de vie, ni son régime alimentaire. Il faut donc, autant que possible, rapprocher celui-ci de celui qu'avait la nourrice avant son placement.

Malheureusement, on a à lutter contre la gourmandise de celle-ci et contre ses préjugés ; tous concourent, en général, à l'amener à abuser de la viande, du vin et de la bière qu'elle considère comme fortifiants. De l'abus de ces mets résultent des troubles dyspeptiques ou nerveux qui sont susceptibles de retentir sur l'abondance ou la qualité du lait. Si la nourrice est suffisamment intelligente, on pourra arriver à lui faire comprendre son erreur ; bien souvent on sera réduit à user d'autorité et à instituer une surveillance pour empêcher la nourrice de se gorger mal à propos.

Il est souvent nécessaire aussi de veiller à la propreté de la nourrice et de lui faire prendre des bains fréquents.

La réglementation des tétées est la même que dans l'allaitement maternel. Il faudra veiller à ce que la nourrice, dans les meilleures intentions du monde, ne multiplie pas les tétées. Il importe de prendre garde que la nourrice ne prenne jamais l'enfant avec elle dans son lit. Il n'y a pas d'année qu'on ne signale des cas de nourrisson étouffé involontairement par sa nourrice : elle a pris l'enfant au milieu de la nuit pour lui donner à téter ; elle s'est endormie en le laissant au sein, couché à côté d'elle, et en se retournant involontairement, pendant son sommeil, elle l'a étouffé. Il faut donc exiger que, pour donner le sein la nuit, la nourrice soit assise sur le lit, ou mieux encore quitte le lit et se mette sur une chaise.

2° **Nourrices à distance**. — Les nourrices à distance donnent des résultats déplorables. Tout vaut mieux que d'éloigner l'enfant de sa mère, et la nourriture au biberon par ou près de la mère donne des résultats très supérieurs à la nourrice à distance, même au sein, on peut même dire surtout au sein. Petit, élève de Pinard, a réuni dans sa thèse (1898) les chiffres suivants tristement éloquents :

Mortalité chez les nourrices à distance au sein	71,5 p.	100
Mortalité chez les nourrices à distance au biberon	63	—
Mortalité chez la mère au biberon	32	—
Mortalité chez la mère au sein	15	—

Envoyer un enfant chez une nourrice à distance est presque un infanticide. Et pourtant cette pratique néfaste est encore presque obligatoire dans certaines conditions sociales, pour les domestiques que les maîtres n'autorisent pas à garder chez eux leur enfant, pour les mères abandonnées, obligées de se placer pour gagner leur vie et celle de l'enfant. Elle est déjà moins obligatoire pour les ménages d'employés et d'ouvriers pour qui le gain de la femme constitue un salaire indispensable. Si quelque combinaison permet à la mère de garder son enfant près d'elle, ne fût-ce que la nuit, cela vaut mieux que la nourrice à distance. La multiplication des crèches, des pouponnières, des garderies, et le concours des sociétés d'aide maternelle, permettra souvent un arrangement, qui, bien qu'inférieur à l'élevage au sein par la mère, vaudra cependant mieux que confier l'enfant à une nourrice loin de toute surveillance (sur les crèches, pouponnières, garderies, voy. le chapitre d'*Hygiène sociale infantile*).

LAIT DE FEMME

Examen au microscope. — Une goutte de lait portée sous le microscope avec un grossissement de 300 à 400 diamètres (fig. 18) montre un grand nombre de petites sphères réfringentes, à contour net et brillant. Ce sont les *globules gras* du lait. On ne doit pas voir, en cours d'allaitement, d'autres éléments figurés dans le lait.

Dans les premiers jours qui suivent l'allaitement, on constate toutefois, à côté de globules gras de volume très variable, de grosses cellules contenant ou non des granulations graisseuses de divers volumes. Après fixation par l'alcool-éther et coloration, on voit dans ces cellules un noyau et un protoplasma finement granuleux. Ces cellules sont les cellules du colostrum (fig. 19). On voit aussi à cette même période des leucocytes à noyau polymorphe. Cellules colostrales et leucocytes diminuent rapidement de nombre et disparaissent au plus tard vers le dixième ou même le douzième jour. La réapparition ultérieure de cellules colostrales est l'indice d'un trouble de sécrétion ou d'une sécrétion qui se tarit. La réapparition de leucocytes annonce une suppuration des canaux galactophores, une galactophorite (Voy. p. 42).

Réaction colostrale. — Tandis que le lait de vache *cru* donne avec l'eau gaïacolée à 1 p. 100 préparée à chaud un mélange qui rougit par addition de quelques gouttes d'eau oxygénée (Voy. p. 69), le lait de femme ne doit pas

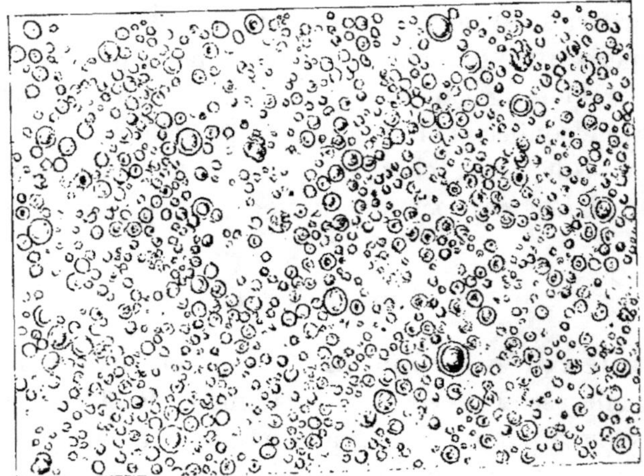

Fig. 18. — Lait de femme.

Les globules graisseux sont d'inégale grosseur, mais de répartition complètement uniforme ; il n'y a aucun corpuscule colostral.

donner cette réaction. On l'observe cependant normalement dans les jours qui suivent l'accouchement, tant que le lait a le caractère colostral ; elle disparaît six à dix jours et parfois douze jours après l'accouchement. Lorsqu'elle reparaît en cours de lactation, c'est qu'il existe un trouble de sécrétion; c'est donc un mauvais indice. Toutes les fois qu'un sein n'est plus tété et sécrète insuffisamment, la réaction rouge au gaïacol oxygéné apparaît. Elle est constante quand le lait reprend l'état colostral constatable au microscope.

Analyse du lait de femme. — L'analyse chimique

courante du lait de femme n'y révèle ni la présence ou
l'absence des ferments utiles, ni la présence ou l'absence
des toxines nuisibles. Ces substances sont cependant celles
qui ont le plus d'influence sur le nourrisson, en sorte qu'on
a pu dire avec raison que les renseignements les plus impor-
tants sur la qualité d'un lait sont ceux que l'analyse chimique ne révèle pas.

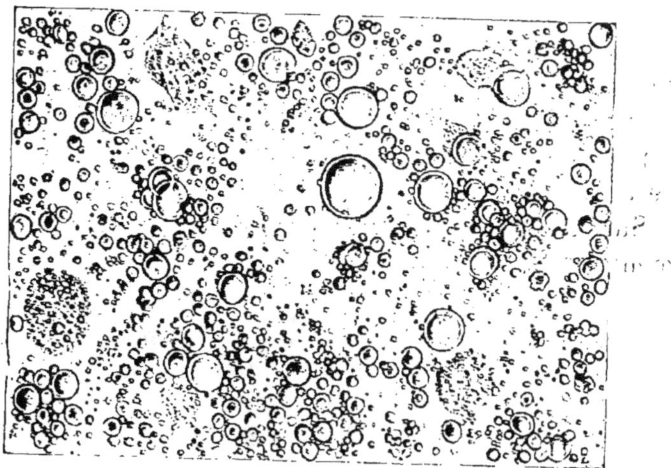

Fig. 19. — Colostrum.

Les globules graisseux sont de répartition très inégale ; ils s'agglu-
tinent en amas, et leurs différences de grosseur sont énormes ; les
corpuscules de colostrum apparaissent comme des taches gris clair
en partie couvertes de fines granulations graisseuses.

Néanmoins, il est des cas de dyspepsie du nourrisson qui
coïncident avec une teneur anormale du lait soit en caséine,
soit surtout en beurre, quelquefois en sels. Il faut toutefois
n'attacher d'importance qu'aux variations qui s'écartent
beaucoup de la normale, car la composition centésimale
du lait varie avec les individus, chez un même individu
avec l'âge du lait, et même avec le moment de la journée
et le début ou la fin de la tétée.

Le lait du début de la tétée est plus riche en caséine et

moins en beurre que celui de la fin ; cette différence est, en général, du simple au double. Le lait du matin est plus riche en beurre que le lait du soir.

Pour ces raisons, quand on veut recueillir du lait de femme en vue de l'analyse, il importe de ne pas envoyer un échantillon quelconque, mais un mélange de divers échantillons pris dans des circonstances variées. On a adopté en général la manière de faire suivante : récolter les 20 premiers centimètres cubes (une cuiller à soupe), de la première tétée du matin, y ajouter 20 centimètres cubes recueillis au cours de la tétée au milieu de la journée, y joindre encore 20 centimètres cubes recueillis vers la fin de la tétée du soir.

Sur ces 60 centimètres cubes, l'analyse des différents éléments se fait comme sur le lait de vache (Voy. plus loin).

Le chiffre le plus intéressant à connaître est celui du beurre ; mais c'est aussi celui qui, donné par analyse isolée, est le moins sûr. On l'a vu varier de 1 à 3 d'un jour à l'autre, pour du lait recueilli deux jours consécutifs chez une même nourrice, à la même heure, dans les mêmes conditions. Aussi l'*analyse en série*, répétée plusieurs jours de suite, est beaucoup plus instructive qu'une analyse isolée. Mais l'analyse chimique est trop longue pour que de telles analyses en série soient applicables à la pratique courante.

La mesure par la *centrifugation* est beaucoup plus rapide et permet une approximation de 1 gramme de beurre par litre, largement suffisante dans la pratique. L'appareil nommé *lactocrite* se compose d'une centrifugeuse électrique donnant une vitesse constante de 3 000 tours à la minute, munie de quatre tubes de verre de 10 centimètres cubes portant des graduations qui répondent au dixième de centimètre cube. Après cinq minutes de centrifugation, les globules gras forment à la surface du tube une couche nettement limitée ; chaque dixième de centimètre cube de cette couche graisseuse répond à $4^{gr},44$ de beurre d'après

Planchu et Rendu. On peut employer de la même façon la centrifugeuse habituelle de laboratoire, à condition que la centrifugeuse donne un nombre de tours suffisant, et après avoir procédé à des comparaisons avec les procédés chimiques pour vérifier à quelle quantité de beurre répond le dixième de centimètre cube de graisse.

ALLAITEMENT ANIMAL

GÉNÉRALITÉS

L'allaitement animal est un pis-aller qui ne doit remplacer l'allaitement naturel que si la mère ne peut ni allaiter elle-même, ni se faire suppléer par une nourrice.

L'infériorité de l'allaitement animal tient à plusieurs causes : 1° au lait lui-même ; la composition physique et chimique des laits animaux, appropriée aux besoins des jeunes de l'espèce correspondante, l'est mal aux besoins du jeune enfant; 2° à la difficulté (sauf dans les cas exceptionnels où l'allaitement direct au pis est possible) d'administrer ce lait non altéré, aseptique et à la température voulue, difficulté accrue par la durée du transport du lait de la campagne à la ville, et par la nécessité de l'administrer dans des récipients ou *biberons* permettant à l'enfant d'absorber le lait par succion comme au sein de la mère.

Les laits animaux; comparaison avec le lait de femme. — La différence la plus grossière, mais non la plus importante, entre les laits animaux et le lait de femme, est la différence dans les proportions relatives des principales substances qui les composent ; l'analyse chimique permet de faire ces dosages facilement et avec une précision très suffisante, même si l'on s'en tient aux procédés les plus simples et les plus pratiques.

Cette *composition chimique grossière* varie beaucoup d'une espèce animale à l'autre. Elle varie également dans chaque espèce selon l'individu, l'âge du lait, le jour, le moment de la journée, le mode d'alimentation et de stabulation. Même en éliminant les cas extrêmes et les sujets pathologiques, ces variations sont assez étendues, comme on peut le voir dans le tableau suivant, où nous ne faisons figurer que les espèces le plus souvent appelées à fournir du lait aux jeunes enfants :

	Femme.	Vache.	Chèvre.	Anesse.
Caséine.........	10 à 20	20 à 50	25 à 60	10 à 20
Lactose.........	55 à 70	50 à 60	40 à 50	50 à 65
Beurre.........	25 à 60	30 à 80	40 à 90	10 à 40
Sels	1 à 4	4 à 8	5 à 10	3 à 7
Densité à 15°..	1030 à 1032	1032 à 1033	1034 à 1035	1032 à 1033

On voit que le lait d'ânesse est celui dont la composition chimique est le plus voisine du lait de femme. Le lait de vache et surtout le lait de chèvre sont beaucoup plus riches en caséine, en beurre et en sels, moins riches au contraire en lactose.

Ces différences de composition chimique grossière sont à considérer. Il est toutefois de plus en plus évident, à mesure que nos connaissances progressent, qu'elles ont un rôle relativement minime au regard de différences plus profondes que l'analyse chimique courante ne suffit pas à déceler, et que seules des études biologiques délicates permettent de soupçonner. Je veux parler : 1° des *ferments solubles du lait* ; 2° des *différences qualitatives entre les diverses substances organiques constitutives du lait.*

Parlons d'abord de celles-ci.

La *lactose* semble identique à elle-même, quelle que soit l'espèce animale dont elle provient. Le *beurre* est déjà un peu différent qualitativement d'une espèce à l'autre. On sait qu'il est composé, au point de vue chimique, d'un mélange de substances grasses : palmitine (qui en forme la plus grande partie), oléine, stéarine, avec de petites quantités d'acides volatils : caprylique, caproïque, caprique et butyrique. Le lait de femme contient plus d'oléine que le lait de vache et moins d'acides volatils. Mais il semble qu'il n'y ait guère qu'une question de plus ou de moins. Il n'en est plus de même en ce qui concerne les *matières albuminoïdes* : non seulement le lait de femme contient, à côté de la caséine, une plus grande proportion et une plus grande variété d'autres matières albuminoïdes que le lait de vache, mais surtout la caséine, comme les albuminoïdes en général, diffère qualitativement d'une espèce à l'autre. Toute albumine étrangère, introduite dans le milieu intérieur, est éliminée après avoir provoqué des réactions de défense. La caséine de vache ne peut être utilisée par l'organisme du nourrisson qu'après dislocation complète et reconstitution de sa molécule à l'état d'albumine humaine. Le travail digestif à effectuer est vraisemblablement beaucoup plus pénible que vis-à-vis d'une albumine d'origine humaine, comme la caséine du lait de femme.

Passons au rôle des *ferments solubles.*

Le lait frais des diverses espèces contient de nombreux ferments solubles ; nous ne savons pas les isoler, mais nous reconnaissons leur présence par les effets qu'ils produisent sur les substances appropriées, et nous pouvons, jusqu'à un certain point, les doser, en mesurant les effets produits. Certains de ces ferments varient avec l'espèce qui a fourni le lait. C'est ainsi que le lait de femme saccharifie l'amidon, ce que l'on attribue à la présence d'un ferment amylolytique ou amylase ; le lait de vache n'a pas la même propriété ; inversement, le lait de vache contient un ferment oxydant, qui fait défaut dans le lait de femme (sauf à la période colostrale). Il existe aussi, dans les laits frais, un ferment dédoublant les graisses (lipase), un ferment coagulant la fibrine, etc. Tous ces ferments, selon la règle générale, sont détruits par une température de 80°. C'est dire qu'ils disparaissent dans la stérilisation du lait, fût-ce par simple ébullition ; nouvelle raison de préférer l'allaitement naturel à l'allaitement au biberon.

ALLAITEMENT AU PIS (CHÈVRE ET ANESSE)

Le meilleur mode d'administration du lait animal serait de mettre l'enfant directement au pis de la bête. Cette façon de faire ne peut guère se réaliser qu'à la campagne et pour la chèvre ou l'ânesse. La richesse extrême en caséine du lait de *chèvre* le rend indigeste pour les nouveau-nés petits ou délicats. Mais, s'il s'agit d'un nouveau-né robuste, ou d'un enfant de quelques mois, le procédé peut être recommandable. Il faudra choisir de préférence une chèvre blanche, jeune, ayant mis bas depuis peu. Les variétés blanches des races de chèvres ont moins d'odeur, et la surabondance de leur lait en caséine est atténuée. On a même réalisé par sélection un type de chèvres alpines blanches dont le lait a une composition sensiblement voisine du lait de femme, et qui sont douces et peu odorantes.

On pourra, avec plus d'avantage encore, utiliser des *ânesses* de race naine, les ânesses de forte taille ayant le pis trop volumineux et difficile à prendre pour l'enfant. Le lait d'ânesse est assez rapproché du lait de femme pour que ce mode d'allaitement animal vaille presque l'allaitement humain.

La *réglementation des tétées* sera la même que dans l'allaitement naturel, sauf que la richesse du lait permet d'espacer un peu plus les tétées, et de les faire un peu moins abondantes. Avant chaque tétée, le pis de l'animal sera savonné puis lavé à l'eau bouillie ; puis on fera jaillir quelques jets de lait, qu'on rejettera ; ces premiers jets balaient les microbes qui ont pu d'une tétée à l'autre remonter dans l'embouchure des canaux galactophores. Quand l'enfant a pris la quantité de lait nécessaire, il faut compléter la traite en vidant complètement la mamelle, sans quoi le lait ne tarderait pas à se tarir. Ces traites fréquentes ont du reste l'avantage de rendre le lait plus aqueux, plus proche en composition du lait de femme.

Je n'insiste pas davantage sur l'allaitement au pis animal ; malgré sa supériorité sur l'allaitement au biberon, les circonstances en restreignent l'emploi à des cas exceptionnels.

ALLAITEMENT ARTIFICIEL (LAIT DE VACHE)

Choix des vaches laitières. — Dans bien des cas, on sera obligé de faire usage de lait de vache sans connaître les vaches dont il provient. A la campagne, il peut arriver le contraire. Il est en tout cas utile de connaître les conditions que doivent remplir les vaches destinées à fournir du lait pour nourrissons. Voici les plus importantes :

La vache laitière doit naturellement être exempte de toute tare morbide. Elle devra avoir subi à ce point de vue l'examen d'un vétérinaire, qui vérifiera l'absence de *fièvre aphteuse*, de *cow-pox*, de *mammite* et de *tuberculose*. Pour établir l'absence de tuberculose, le vétérinaire éprouvera l'animal à la tuberculine, soit par *l'injection sous-cutanée de tuberculine*, soit par l'*intradermo-réaction*. Celle-ci se pratique dans la peau plus vive et dépourvue de poils qui entoure l'anus ; on injecte dans le derme de cette région quelques gouttes de *tuberculine* diluée au millième. Si la réaction est positive, on constate, au bout de vingt-quatre heures, une petite tumeur dure au point d'injection; cette tuméfaction disparaît vingt-quatre heures après. Il faut savoir que cette réaction ne se produit pas quand l'animal a subi, dans les jours qui précèdent, une injection sous-cutanée de tuberculine. Certains marchands de bestiaux peu consciencieux emploient ce moyen pour vendre leurs vaches tuberculeuses sans risquer que la maladie soit décelée par l'intradermo-réaction. Si on a un doute à ce point de vue, il faudra préférer, à l'intradermo-réaction, l'injection sous-cutanée de tuberculine, laquelle provoque, chez l'animal tuberculeux, une élévation de température, parfois passagère, dans les vingt-quatre heures qui suivent. Cette méthode, plus sûre que l'intradermo-réaction, est plus ennuyeuse à employer, puisqu'elle nécessite que, durant vingt-quatre heures, la température de l'animal soit prise toutes les deux heures.

Outre ces conditions de santé parfaite, la vache laitière doit en réunir un certain nombre d'autres. Elle doit avoir vêlé depuis au moins dix jours, car le lait des premiers jours a encore des caractères colostraux qui le rendent très altérable, et il provoque la diarrhée chez les nourrissons. Il en est de même pendant les périodes de rut, qui reviennent souvent quelques mois après le vêlage. Elles sont de courte durée chez la vache, puisqu'elles ne dépassent pas quarante-huit heures et se renouvellent à assez longs intervalles ; mais, pendant ces périodes, le lait devient toxique et cause des coliques, de l'agitation, de la diarrhée. Aussi certains éleveurs, spécialisés dans la production du lait pour nourrissons, pratiquent-ils la *castration* de leurs vaches. Après cette opération, la lactation devient plus abondante, plus régulière et le lait plus riche en beurre; la durée de la lactation est prolongée pendant deux et trois ans au lieu de huit à neuf mois ; toutefois, comme, une fois la lactation finie, la vache castrée n'est plus bonne que pour la boucherie, la pratique de la castration est restée très limitée. Il faut encore rejeter le lait des vaches devenues pleines. C'est dire qu'il ne faut pas faire saillir une vache tant qu'elle est destinée à fournir du lait pour nourrissons.

Un certain nombre de *races bovines* sont plus spécialement aptes à fournir de bonnes vaches laitières : ce sont les races bretonne, normande et alpine. La *vache laitière* doit avoir un pis bien développé et dur, à peau fine, lisse et douce, et dépourvu de poils, sillonné de veines bleuâtres. Les veines abdominales superficielles doivent être bien développées et former des cordons veineux facilement perceptibles à la palpation sous la peau de la face inférieure de l'abdomen. La vache bonne laitière doit n'être que modérément grasse. Les éleveurs apprécient la présence de chaque côté de la colonne lombaire, entre les apophyses latérales des vertèbres, de dépressions qu'ils connaissent sous le nom de *fontaines*.

Soins à donner aux vaches laitières. — L'*étable* doit être vaste, fraîche, bien aérée. Le règlement de 1904 du Conseil d'hygiène de la Seine prescrit pour les vacheries parisiennes comme minima 25 mètres cubes d'air par vache, $2^m,80$ de hauteur de plafond, $1^m,45$ de largeur de stalle, $3^m,20$ de longueur de stalle, $1^m,30$ de largeur de l'allée de service en arrière des stalles. Les stalles doivent avoir une légère pente et des caniveaux pour l'écoulement des urines. Le sol doit être lavable, ainsi que les mangeoires. La *litière* doit être abondante, de préférence en paille de blé, et renouvelée chaque jour. Les vaches doivent être tenues proprement. Pour cela, il est utile de les tondre, au moins sur les membres postérieurs et, chaque jour, de les éponger et brosser. La *traite* doit être faite avec grande propreté ; les récipients sont rincés à l'eau bouillante. Les trayons, le pis, les mains du trayeur doivent être lavés au savon et rincés à l'eau propre. Le lait recueilli avec ces précautions est pauvre en bactéries et se conserve plus longtemps.

L'alimentation de la vache laitière demande quelques soins particuliers. Un certain nombre d'aliments qui peuvent sans inconvénient être employés pour les bœufs de travail doivent être interdits pour les vaches laitières. Ainsi, les feuilles de betterave, les navets, les raves, les feuilles de vigne communiquent au lait un goût amer et âcre sans que la composition chimique grossière soit sensiblement altérée. Un tel lait donne des troubles intestinaux aux nourrissons et aux veaux eux-mêmes. L'alimentation du bétail avec des *drêches* (c'est-à-dire avec les pulpes de betterave, résidu des distilleries où l'on fabrique l'alcool de betterave, et des sucreries où l'on extrait le sucre de betterave), a des conséquences encore plus mauvaises ; quand ces drêches ont subi un commencement de fermentation, le lait devient toxique et donne des gastro-entérites graves. Et cependant l'alimentation des vaches avec les drêches est très répandue dans les départements du Nord et du Pas-de-Calais, car elle est très économique. Il en est de même des résidus de brasserie et des tourteaux oléagineux de coco, de sésame, d'arachides, d'œillette, qui sont les résidus laissés par ces substances après l'extraction de l'huile. Il serait donc à désirer que les drêches, pulpes, tourteaux, résidus industriels soient exclus de l'alimentation des vaches laitières fournissant du lait pour nourrissons ; tout au moins est-il indispensable de veiller à ce qu'il ne soit fait usage que de produits n'ayant subi aucune altération, aucune fermentation, aucun rancissement.

Le séjour au pâturage, le « vert » comme on dit, est excellent pour les vaches laitières ; plusieurs éleveurs des environs de Paris ont même adopté le système dit « de la belle étoile », qui consiste à ne pas rentrer le bétail à l'étable, à le laisser libre la nuit, en lui fournissant seulement des hangars où il peut s'abriter spontanément, soit des intempéries, soit du soleil et de la grande chaleur ; la rentrée à l'étable est réservée aux moments de températures extrêmes. L'herbe des pâturages ne suffit pas toutefois. Il faut y ajouter du foin sec et de la paille de céréales, dont la partie non consommée passe à la litière, et aussi du barbotage de son, auquel on peut ajouter des racines de betteraves, des carottes, des pommes de terre concassées ; les résidus de battage (balle d'avoine, balle de blé) peuvent, à la saison du battage, remplacer le son.

Production industrielle du lait. —Dans la très grande majorité des cas, surtout dans les grandes villes, on est obligé de donner aux enfants du lait livré par le commerce.

On compte, en France, 6 à 7 millions de vaches laitières, produisant environ 80 000 000 d'hectolitres de lait par an. Paris consomme à lui seul 1 300 000 litres de lait par jour. Voici, sur la façon dont Paris est alimenté en lait, quelques détails très utiles à connaître pour apprécier la valeur des différents laits livrés par le commerce.

La majeure partie du lait consommé à Paris est fournie par ce qu'on appelle le *lait de ramassage*. Ce ramassage se pratique dans une zone très étendue autour de Paris, comprenant la Normandie, la Picardie, la Beauce, la Brie, et jusqu'au Berri et au Nivernais. Les commerçants pratiquant ce ramassage installent au centre d'une zone de production laitière et à proximité d'une gare de chemin de fer un établissement d'où partent chaque matin des chariots qui font une tournée dans les fermes environnantes et achètent la production laitière de ces fermes. Le lait ainsi récolté est soumis, dans l'établissement, à la pasteurisation au moyen d'appareils spéciaux. La *pasteurisation* consiste à porter le lait à 80° et à le refroidir brusquement à 5 ou 6°. L'appareil le plus courant se compose d'une plaque chauffante sur laquelle le lait glisse en lame mince, et de laquelle il tombe sur une plaque réfrigérante, d'où il s'écoule dans les récipients dans lesquels il doit voyager. Ce sont de grandes boîtes de fer-blanc d'une trentaine de litres de capacité. La pasteurisation a pour but de permettre au lait de subir un long voyage sans altérations. Elle tue la majeure partie des microbes du lait, sans assurer une stérilisation absolue comme le chauffage à 108°. En revanche, elle n'altère aucune des qualités physiques du lait, ni sa blancheur, ni son odeur, ni son goût.

Les récipients de lait pasteurisé sont portés le soir au chemin de fer, voyagent de nuit et arrivent à Paris vers quatre ou cinq heures du matin. Des chariots les répartissent chez les détaillants, qui échangent contre le nombre nécessaire de récipients pleins les récipients vides dont ils ont vendu le lait la veille. Le lait est débité aux environs de 0 fr. 30 le litre, avec quelques variations de prix selon la saison et le quartier.

Un lait qui offre beaucoup plus de garanties, mais qui coûte aussi plus cher, de 0 fr. 60 à 1 fr. 50 le litre, est celui qui est livré directement au consommateur, par les *vacheries urbaines et suburbaines* de Paris et de ses environs immédiats connues sous le nom de *nourrisseries*. Ces vacheries, dans le ressort de la Préfecture de police, sont soumises à la réglementation et au contrôle du conseil d'hygiène de la Seine et donnent par suite beaucoup plus de sécurité au point de vue du choix des animaux, de la tenue des étables, de la propreté de la traite et de l'absence d'adultération du lait.

Un certain nombre de ces éleveurs ont réalisé la *traite mécanique*, par des appareils qui sont de deux sortes, les uns à succion, les autres à pression. Il en est même qui prétendent avoir réalisé la *traite aseptique*, permettant de donner le *lait cru* sans stérilisation ultérieure. Quoi qu'il en soit, ce lait est réparti en flacons d'un litre et d'un demi-litre et livré directement de bon matin aux consommateurs. Le *lait des nourrisseurs* donne plus de garantie que le *lait de ramassage*. Il faut toutefois savoir qu'une partie de ce dernier lait est transvasée en flacons à Paris et livrée à domicile pour simuler le lait suburbain. Le consommateur parisien fera bien de se renseigner sur l'origine réelle du lait qui lui est fourni en flacons, comme lait provenant de fermes des environs de Paris, et de se limiter à quelques bonnes marques donnant toute sécurité.

Pour ne rien oublier sur l'alimentation de Paris en lait,

disons que Paris reçoit, en outre, des laits de conserve : *laits stérilisés, laits condensés, laits desséchés.* Nous reparlerons de ces laits quand nous décrirons les procédés de correction et de stérilisation du lait de vache.

Procédés simples d'analyse du lait de vache. — Il nous a paru utile de donner ici quelques procédés faciles permettant de vérifier la valeur d'un lait et de reconnaître quelques falsifications.

Essai au lactodensimètre de Quévenne. — Cet instrument se compose d'une grande éprouvette étroite, le *crémomètre,* et d'un *densimètre* muni d'un *thermomètre.* Le crémomètre est muni d'un trait supérieur marqué 0 et d'une graduation descendante en centièmes au-dessous de ce trait. L'opération doit se faire dans un endroit frais. On met le lait dans le crémomètre jusqu'au trait 0. On fait flotter le densimètre et on marque la densité et la température. On laisse reposer vingt-quatre heures. Au bout de ce temps, la crème est montée à la surface, on mesure son épaisseur sur la graduation du crémomètre ; un bon lait doit donner 10 à 14 centièmes de crème. On enlève la crème avec une cuiller appropriée, et on mesure de nouveau la densité et la température. Si la température est à 15º, les chiffres du densimètre donnent la densité exacte. Sinon, on corrigera d'après la table suivante :

DEGRÉS du densimètre.	LAIT COMPLET. TEMPÉRATURE.				LAIT ÉCRÉMÉ. TEMPÉRATURE.			
	5º	10º	20º	25º	5º	10º	20º	25º
15	—0,9	—0,6	+0.8	+1,8				
20	1,1	0,7	0,9	1,9	—0,7	—0,5	+0,8	+1,7
22	1,2	0,7	1	2	0,8	0,5	0,8	1,7
24	1,2	0,7	1	2,1	0,9	0,6	0,8	1,7
26	1,3	0,8	1,1	2,2	1	0,7	0,8	1,8
28	1,4	0,9	1,2	2,4	1	0,7	0,9	1,9
30	1,6	1	1,2	2,5	1,1	0,7	0,9	2
32	1,7	1	1,3	2,7	1,1	0,7	1	2,1
34	1,9	1,1	1,3	2,8	1,2	0,8	1	2,2

La densité normale du lait de vache complet est de 1 030 à 1 036 et du lait écrémé de 1 033 à 1 040.

Le mouillage diminue ces chiffres de 3 degrés densimètres environ par 10 p. 100 d'eau surajoutée.

La crémométrie ne donne de résultats précis qu'avec le lait frais ; les laits stérilisés, bouillis ou simplement pasteurisés, laissent mal se former la crème.

Le mouillage et l'écrémage agissant sur la densité de façon inverse, les fraudeurs peuvent corriger l'un par l'autre ; ils peuvent encore rétablir la densité d'un lait mouillé en l'additionnant de lactose. C'est pourquoi il est bon de compléter quelquefois l'épreuve densimétrique par l'analyse chimique. Une densité normale coïncidant avec des proportions anormales des éléments constituants du lait indiquera une fraude habilement masquée.

Cryoscopie. — La cryoscopie est la mesure du point de congélation des liquides à l'aide d'un thermomètre marquant le centième de degré centigrade. Le lait naturel congèle à — $0^o,55$ avec des variations individuelles ne dépassant pas $0^o,01$ ou au plus $0^o,02$. Ce chiffre n'est influé ni par la teneur en beurre, ni par la teneur en caséine ; l'écrémage ne le modifie pas. Il dépend uniquement de la teneur en principes cristallisables, c'est-à-dire lactose et sels, teneur qui est à peu près constante à l'état physiologique, et que l'on ne peut faire varier par l'alimentation des animaux.

Le mouillage du lait produit un abaissement du point de congélation ; 1 p. 100 d'eau abaisse ce point d'un demi-centième de degré. Par conséquent, lorsqu'un lait congèle à — $0^o,63$ au lieu de — $0^o,55$, soit un déficit de 8 centièmes de degré, on peut conclure qu'il a été mouillé à environ 16 p. 100.

Les fraudeurs peuvent, il est vrai, relever le point de congélation, en ajoutant au lait du sel ou de la lactose, mais alors la densité s'élève, ce qui attire l'attention, et l'analyse chimique, montrant l'excès de sel ou de lactose, permettrait de dépister clairement l'artifice.

Dosage rapide du beurre par le butyromètre de Marchand. — Le butyromètre est un grand tube à essai de 40 centimètres cubes divisé par des traits en portions de 10 centimètres cubes. L'inférieure est marquée « lait », la moyenne « éther », la troisième « alcool ». On met dans le tube 10 centimètres cubes de lait, puis 10 centimètres cubes d'éther ; on mélange ; le beurre se dissout dans l'éther. On remplit alors la troisième portion d'alcool à 90°, qui, se mélangeant avec l'éther, en libère le beurre sous forme de globules. On porte le tube au bain-marie à 40°; les globules se réunissent en une couche huileuse au sommet. Un curseur gradué qui glisse sur le tube permet de mesurer la hauteur de la couche huileuse et indique en grammes la quantité de beurre répondant à 1 litre de lait. Le premier chiffre marqué sur le curseur n'est pas 0, mais $12^{gr},6$, parce que $12^{gr},6$ de beurre restent en dissolution dans le mélange éthéro-alcoolique.

Analyse chimique rapide et dosage des principaux constituants (beurre, caséine et sucre). — 20 centimètres cubes de lait sont additionnés de 80 centimètres cubes d'eau ; on ajoute quelques gouttes d'acide acétique : le lait se coagule ; on filtre sur un filtre taré ; il reste sur le filtre le caillot contenant la caséine et le beurre ; il filtre un liquide trouble, le petit-lait.

Le caillot est lavé à l'eau distillée, et l'eau de lavage est ajoutée au petit-lait, jusqu'à ce que l'eau filtre claire. On sèche alors le filtre et le caillot, et on les traite par l'éther jusqu'à épuisement de la matière grasse. On porte l'éther dans une capsule tarée et on le laisse évaporer. L'augmentation de poids donne la quantité de *beurre* contenue dans les 20 centimètres cubes.

Le filtre épuisé par l'éther est séché et pesé ; en diminuant du poids trouvé le poids du filtre, on a le poids de la caséine augmenté de celui des sels insolubles. Le filtre est incinéré, les cendres sont pesées ; on déduit de ce chiffre le chiffre correspondant à l'incinération du filtre de même poids fait avec le même papier-filtre ; on a le poids des sels insolubles et, par différence, celui de la *caséine*; quant au *sucre*, on le dose à la liqueur de Fehling ; il faut noter que la réduction par la lactose est plus lente que par la glycose et qu'il faut 1^{gr},26 de lactose pour produire la même réduction que 1 gramme de glycose. Il faut donc faire ce calcul si on emploie une liqueur de Fehling titrée pour la glycose.

On peut aussi doser au polarimètre : on ajoute au lait quantité égale de solution officinale d'acétate de plomb diluée au dixième et additionnée de quelques gouttes d'acide acétique jusqu'à clarification ; on filtre ; on porte le filtrat au polarimètre. Chaque minute de degré du polarimètre répond à 0^{gr},3175 de lactose par litre. Si on emploie le polarimètre gradué pour la glycose ou saccharimètre, chaque degré répond à 2^{gr},274 de lactose par litre en solution aqueuse et, avec le lait coupé par moitié de solution plombique, à 4^{gr},15 de lactose par litre.

Moyen de déceler dans le lait la présence de substances destinées à empêcher son altération. — *a.* **Acide borique.** — Les cendres du lait calciné communiquent une couleur verte à la flamme d'un bec Bunsen si le lait a été additionné d'acide borique.

On peut aussi déceler l'acide borique par la réaction suivante : Dans un verre conique, mettre 20 centimètres cubes de lait, quelques gouttes de solution de phénolphtaléine et ajouter goutte à goutte une solution décinormale de soude jusqu'à production d'une très légère coloration rose. Diviser alors le liquide entre deux tubes à essai. Dans l'un d'eux, ajouter 2 centimètres cubes de glycérine neutre ; agiter ; s'il y a de l'acide borique, la teinte rose disparaît et ne revient pas en ajoutant quelques gouttes de solution décinormale de soude ; s'il n'y a pas d'acide borique, la teinte rose persiste et passe au rouge vif si on ajoute de la solution décinormale de soude.

b. **Acide salicylique**. — Le perchlorure de fer donne au lait additionné d'acide salicylique une teinte violette. Pour bien la mettre en évidence, on coagule 10 centimètres cubes de lait par quelques gouttes d'acide chlorhydrique officinal ; on agite avec quantité égale d'éther ; on laisse surnager l'éther, et on le recueille avec une pipette ; on lave l'éther à l'eau ; on décante l'éther ; à l'eau de lavage, on ajoute quelques gouttes de perchlorure de fer ; la coloration violette est bien apparente s'il y a de l'acide salicylique dans le lait.

c. **Formol**. — On emploie le réactif de Chautard, solution aqueuse de fuchsine à l'eau à 1 p. 5 000, décolorée en y faisant passer un courant d'acide sulfureux.

On distille 100 grammes du lait à examiner ; on recueille les premiers centimètres cubes qui distillent ; on ajoute quelques gouttes du réactif. S'il y a du formol, on obtient une coloration rouge violet.

d. **Carbonate de soude**. — Cette falsification est plus dangereuse que les précédentes, en ce sens qu'elle n'empêche pas, comme celles-ci, la pullulation des microbes du lait, mais elle la masque en neutralisant l'acide lactique formé et en empêchant par suite le lait de tourner.

Si les cendres du lait dissoutes dans 20 centimètres cubes d'eau donnent, après filtration, un liquide qui, additionné de deux gouttes d'acide sulfurique décinormal, rougit encore par addition de phénolphtaléine, il y a eu addition de carbonate alcalin.

Quant à la falsification par addition de cervelle écrasée, elle est du domaine de la légende : elle coûterait cher et n'aurait pour le laitier aucun avantage ; on ne l'observe jamais.

Moyen de différencier un lait cru d'un lait pasteurisé ou d'un lait bouilli. — Dans un tube à essai, mettre 10 centimètres cubes du lait à essayer, ajouter 1 centimètre cube de solution de gaïacol cristallisé à 1 p. 100 (cette solution doit être faite à chaud); agiter jusqu'à dissolution ; puis ajouter quelques gouttes d'eau oxygénée.

Le lait cru et frais donne immédiatement une couleur saumon, qui tourne rapidement au grenat.

Les laits bouillis à 101°, soxhlétisés à 100°, ou pasteurisés à 80°, ne se colorent pas.

La seule cause d'erreur est que les laits qui ont subi un début de fermentation lactique ne donnent pas la réaction, même s'ils sont crus. Pour se mettre à l'abri de cette cause d'erreur, il suffit de vérifier l'alcalinité du lait et au besoin, de le rendre alcalin par addition de bicarbonate de soude.

Correction du lait de vache.

On a cherché de différentes façons à corriger les différences qui existent entre le lait de vache et le lait de femme.

Certaines de ces corrections visent seulement la composition chimique grossière du lait de vache. La plus simple est le *coupage du lait* avec de l'eau, avec ou sans addition de lactose, ou plus simplement de sucre de canne. Le tableau suivant, que nous empruntons au Pr Marfan, montre comment l'addition, au lait de vache, d'un tiers d'eau sucrée à 10 p. 100, rend la composition de ce lait assez voisine de la composition du lait de femme :

	CASÉINE.	SUCRE.	BEURRE.	SELS.
Lait de vache..............	33	55	37	6
Mélange de deux parties de lait de vache et d'une partie d'eau sucrée à 10 p. 100..............	22	71	25	4
Lait de femme..............	16	65	35	2,5

Le coupage du lait de vache est-il nécessaire ? Budin ne l'a pas cru. Il a montré que les nouveau-nés, et même parfois les prématurés, supportent en général aisément le lait pur. Toutefois, cette tolérance n'est ni constante, ni surtout très prolongée. M. Marfan a vu que beaucoup d'enfants nourris dès les premiers jours au lait de vache pur présentent ultérieurement, au bout de quelques semaines ou de plusieurs mois, une dyspepsie spéciale, la *dyspepsie du lait de vache pur*, caractérisée par la constipation, l'obésité, la tuméfaction du ventre, la tendance aux vomissements. Ces enfants dyspeptiques deviennent prédisposés aux entérites, aux infections diverses, au rachitisme. Ces inconvénients disparaissent par le coupage du lait. A mesure que l'enfant avance en âge, il supporte mieux la richesse relative du lait de vache. On peut donc abaisser la proportion d'eau à 1 pour 3 dès le deuxième mois, à 1 pour 4 dès le troisième mois, et donner le lait pur au cinquième mois ou même plus tôt, selon la force de l'enfant et la perfection de ses digestions.

Dans l'allaitement mixte, le coupage n'est plus nécessaire. L'expérience montre que l'usage du lait de femme, même réduit à deux ou trois tétées journalières, annihile les effets défectueux possibles du lait de vache pur.

Certains auteurs ont cru insuffisante la correction effectuée par le simple coupage ; ils ont préconisé des procédés plus compliqués et, par suite, impossibles à appliquer dans les ménages ; ils ne concernent donc que des laits préparés industriellement ou par des laboratoires spéciaux (*Milk-laboratories* des Américains). Ces procédés consistent en la combinaison de plusieurs méthodes consistant à retirer de la caséine, soit par coagulation d'une portion du lait, soit par centrifugation, et à ajouter de la matière grasse en additionnant le lait de crème de lait. Les laits ainsi obtenus sont dits *laits humanisés*. Ils se rapprochent autant que possible de la composition chimique du lait de femme.

Mais ce résultat n'est obtenu qu'au prix de manipulations nuisibles à la fraîcheur du lait et à ses propriétés biologiques. Il ne semble pas donner des avantages suffisant à compenser ses inconvénients. Aussi a-t-on depuis longtemps renoncé en France à l'usage de ces laits, ou du moins on les réserve à de rares cas pathologiques. Il en est de même des laits modifiés par addition de ferments digestifs qui peptonisent la caséine. Leur usage prolongé cause le scorbut.

Le procédé par pulvérisation du lait (*laits fixés*) vise à corriger non plus la composition chimique du lait de vache, mais son état physique. Il consiste à comprimer fortement le lait dans des récipients à paroi résistante, d'où il ne peut sortir que par des orifices très étroits. Le jet très mince ainsi obtenu vient se briser sur une surface d'agate polie. Par ce procédé, les globules de beurre du lait de vache, normalement plus volumineux que ceux du lait de femme, sont brisés et pulvérisés en imperceptibles globules. Le lait ainsi obtenu est très léger et très digestif, tout en restant bien nourrissant. Il supporte bien la stérilisation industrielle. Il peut être employé avec fruit surtout chez les enfants dyspeptiques. Toutefois, il ne saurait constamment remplacer le lait frais ; comme tous les laits modifiés, il peut à la longue donner du scorbut, et son usage doit alterner avec celui d'aliments frais.

Il en est de même des *laits oxygénés*. L'oxygène a l'avantage, en même temps qu'il assure une conservation très prolongée du lait, d'en augmenter la digestibilité. Mais ce lait est très scorbutigène et ne saurait, pour cette raison, entrer de façon exclusive dans l'alimentation des jeunes enfants.

Il nous reste à parler des laits condensés et des laits desséchés. Ces modifications sont destinées surtout à permettre la conservation du lait et son transport à grande distance sous un petit volume. Elles sont précieuses pour les voyageurs, soit sur les bateaux dans les traversées au

long cours, soit dans les colonies dépourvues de ressources
laitières. Ce n'est que secondairement que ces laits ont été
employés dans l'alimentation du nourrisson. Le *lait con-
densé* est du lait dont la majeure partie de la portion
aqueuse a été évaporée ; on y ajoute le plus ordinairement
du sucre pour assurer la conservation ; il se présente comme
une pâte brun clair de même consistance que le miel ; on
régénère le lait, en ajoutant de l'eau. Ce lait a une odeur
et une couleur de caramel qui font que l'enfant a parfois
peine à s'y habituer.

Le *lait desséché* est un perfectionnement sur le précédent.
On l'obtient en faisant tomber sur des cylindres métalliques portés à haute température une très mince lame de
lait qui se dessèche immédiatement en une poudre neigeuse
très légère. Mise en boîte de fer-blanc à l'abri de l'humidité,
cette poudre se conserve très longtemps, on peut même
dire indéfiniment quand il s'agit de lait écrémé totalement.
On trouve dans le commerce des laits desséchés non écrémés,
des laits demi-crème et des laits complètement écrémés.
Ces poudres régénèrent par addition d'eau bouillie un
liquide absolument semblable au lait frais comme apparence et comme goût, et j'ai pu vérifier que les nourrissons
le prennent aussi volontiers que le lait frais. Aviragnet
l'a même employé pour nourrir de façon prolongée des
enfants dyspeptiques, qui l'auraient mieux supporté que le
lait frais. Il est en tout cas d'un emploi commode et permet
de régler facilement la teneur en eau et en crème du lait
qu'on donne au nourrisson.

Stérilisation du lait de vache.

Dans les conditions les plus habituelles de la récolte du
lait de vache, ce lait arrive au consommateur chargé de
microbes. Il en reçoit déjà pendant la traite par le contact
des mains qui traient et par celui du pis de la vache ; il en

reçoit d'autres dans les divers transvasements qu'il subit pendant les transports. Comme le lait est un excellent milieu de culture pour les microbes, ils s'y multiplient rapidement. La pasteurisation retarde cette pullulation, mais ne l'empêche pas. Elle ne détruit pas les spores des espèces microbiennes sporulées, et celles-ci commencent bientôt à germer et à régénérer des microbes. Cette végétation est d'autant plus rapide que la température est plus élevée. C'est pourquoi l'altération du lait est plus fréquente l'été ; c'est pourquoi aussi il importe de conserver le lait dans des endroits frais. Mais, même l'hiver, il est utile de détruire les microbes du lait avant de le donner à l'enfant. C'est ce qu'on appelle la *stérilisation du lait.*

La stérilisation ne rend pas complètement inoffensif un lait contaminé par les microbes. Elle tue les microbes, mais il reste dans le lait les cadavres microbiens et les poisons ou *toxines* que les microbes ont fabriqués pendant le temps qui a séparé la traite de la stérilisation. Aussi celle-ci doit-elle être aussi précoce que possible. De là aussi l'avantage de la traite aseptique, même quand elle ne l'est que relativement. L'absorption de ces cadavres microbiens est sans doute l'explication de ce fait que la température de l'enfant nourri au lait de vache est un peu plus élevée et surtout plus irrégulière que celle de l'enfant au sein.

Procédés de stérilisation. — Il faut distinguer la stérilisation industrielle et la stérilisation ménagère.

Stérilisation industrielle. — Elle consiste à porter le lait à 108° pendant dix minutes dans des récipients hermétiques qui sont généralement des bouteilles de 1 000, de 500 ou de 250 grammes. Cette opération se pratique dans des armoires autoclaves pleines de vapeur d'eau surchauffée. La température de 108° suffit à tuer tous les microbes du lait. Une température plus élevée a l'inconvénient de caraméliser la lactose du lait et d'altérer davantage les albuminoïdes. Aussi la température de 108° est-elle aujourd'hui universellement adoptée.

Même à cette température, le lait stérilisé subit certaines modifications qui ne sont pas sans inconvénients. Non seulement les ferments du lait sont détruits, comme le fait aussi la simple ébullition, mais en outre les globules gras ont tendance à s'agglomérer en grosses gouttes de beurre fondu d'une digestion plus difficile, et le caillot de caséine est assez compact. Ces inconvénients sont toutefois légers au regard des services que rend la stérilisation.

Le lait stérilisé se trouve dans le commerce en bouteilles d'un litre, d'un demi-litre et d'un quart de litre ; la répartition en biberons et éventuellement le coupage avec de l'eau bouillie se font comme pour le lait frais. Certaines marques de lait stérilisé, corrigé ou non, se vendent également ment en petits flacons de 100, 150, 200 grammes, qui peuvent eux-mêmes servir de biberons, de telle sorte qu'il n'y a qu'à les faire tiédir au bain-marie et à y adapter la tétine pour qu'ils soient prêts pour l'usage. On évite ainsi tout transvasement et toute possibilité de contamination du lait.

Stérilisation ménagère. — Elle s'impose pour tous les laits qui ont voyagé, et également pour ceux que l'on a recueillis sur lieu si la traite n'a pas été faite avec toutes les précautions aseptiques. On ne se soustraira à la stérilisation que pour les enfants atteints de scorbut, où le lait cru est un véritable spécifique, et pour certains enfants dyspeptiques qui supportent mal le lait cuit. C'est dire que les cas où le lait peut être donné cru sont très exceptionnels.

La stérilisation ménagère peut être faite par deux procédés : l'ébullition et la soxhlétisation.

Ébullition. — L'ébullition du lait se produit à 101° ; elle suffit à assurer une stérilisation suffisante si le lait doit être consommé dans les douze heures qui suivent ; elle doit être prolongée environ cinq minutes.

Il ne faut pas confondre le phénomène de l'ébullition avec celui de la *levée* ou *montée* du lait. Quand on chauffe le lait à l'air libre, il se produit à la surface du lait une pellicule albuminoïde ou *frangipane* qui est soulevée vers 80° par les vapeurs qui se forment à la surface du lait. Il faut alors briser cette pellicule avec une cuiller et continuer à chauffer ; l'ébullition véritable se produit à 101°.

On a reproché à l'ébullition de concentrer légèrement le lait. Ce reproche est sans valeur. Si la soxhlétisation a un avantage sur l'ébullition, ce n'est pas d'éviter cette concentration, c'est de permettre de stériliser le lait dans les biberons euxmêmes sans nécessiter, comme l'ébullition simple, un transvasement pendant

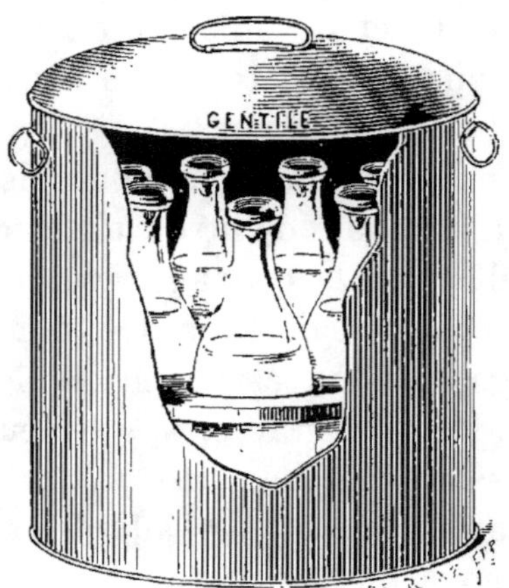

Fig. 20. — Appareil de Soxhlet.

lequel le lait peut se contaminer de nouveau. C'est seulement pour cette raison que la soxhlétisation sera recommandée aux mères de préférence à l'ébullition.

Soxhlétisation. — On donne le nom de soxhlétisation à la stérilisation du lait par chauffage au bain-marie dans l'eau bouillante.

L'appareil de Soxhlet et les appareils qui en sont dérivés se composent d'une marmite en tôle émaillée (fig. 20), munie intérieurement d'une plaque métallique percée de trous, située à 7 ou 8 centimètres du fond de la marmite. Ces trous, en général au nombre de huit, reçoivent autant de flacons de verre gradués, d'une capacité de 200 grammes, servant de biberons. L'orifice du flacon est muni d'un obturateur en caoutchouc.

On emploie cet appareil de la façon suivante : on met dans chaque flacon-biberon la quantité nécessaire de lait pur ou de lait coupé, variable selon l'âge de l'enfant, et on munit chaque flacon de son obturateur. On emplit la marmite d'eau de telle façon que l'eau atteigne à peu près le même niveau que le lait dans les flacons mis chacun à sa place dans les trous du porte-bouteille. Puis on porte la marmite sur le feu recouverte de son couvercle. On fait bouillir vingt minutes. Au bout de ce temps, on retire les biberons de la marmite et on les porte dans un endroit frais. Par refroidissement, une condensation de vapeur se fait dans le flacon, d'où un vide qui fait adhérer l'obturateur. Au moment de donner le biberon à l'enfant, la persistance de cette adhésion est la marque que le biberon n'a pas été ouvert et que, par suite, la stérilisation (relative) est restée assurée. Il n'y a plus qu'à substituer à l'obturateur une tétine pour que le biberon, après avoir été légèrement réchauffé au bain-marie, soit prêt à être donné à l'enfant.

La soxhlétisation, comme l'ébullition, tue la très grande majorité des microbes du lait. Toutefois, elle laisse subsister, même si on la prolonge quarante minutes (ce qui, par suite, n'a aucun avantage), certaines spores microbiennes résistantes, telles que celles du *Bacillus mesentericus* et du *Bacillus subtilis*. Ces microbes ne sont pas pathogènes, et leurs spores subsistantes après la stérilisation sont absorbées sans inconvénient par l'enfant. Mais, si on laisse à ces spores le temps de se développer dans le lait et aux microbes ainsi germés le temps de se multiplier, le lait s'altère et devient nuisible. C'est pourquoi il faut conserver en lieu frais le lait bouilli ou soxhlétisé, car les spores germent difficilement et lentement à température basse. Il faut toutefois consommer ce lait dans les vingt-quatre heures, ou même l'été dans les douze heures. Il sera bon, l'été, de ne pas se contenter d'une stérilisation au début de la journée ;

il faudra de nouveau, le soir, stériliser, s'il y a lieu, les biberons de la nuit.

ALLAITEMENT AU BIBERON

Choix du biberon. — L'allaitement artificiel ne peut
guère se faire dans les premiers mois que grâce à l'emploi
du biberon, instrument qui permet la préhension du lait par
succion, comme dans l'allaitement naturel. L'emploi de·
la cuiller ne permet pas des déglutitions régulières, ni les
réflexes moteurs et sécréteurs que provoque la succion ;

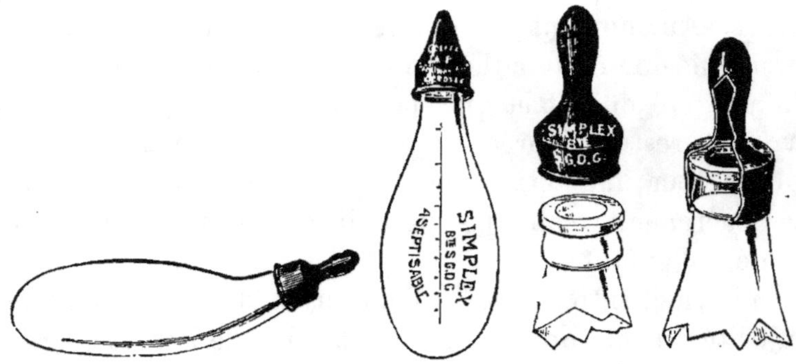

Fig. 21 à 24. — Le biberon et sa tétine.

il exige du temps et de la patience à chaque repas. On n'emploiera donc ce procédé que chez les enfants à qui la succion
est impossible, par exemple chez ceux qui sont atteints
de bec-de-lièvre ou de fissure palatine.

Sauf ces exceptions rares, le biberon s'impose. Quel
biberon est préférable ? Le meilleur biberon est le plus
simple et le plus facile à nettoyer. Il faut absolument
rejeter les biberons à tube-siphon (dont le commerce est du
reste proscrit en France par une loi récente, votée sur
l'initiative du sénateur Strauss). Des caillots de lait s'accumulent dans ce tube, y séjournent, y aigrissent et peuvent

être le point de départ de dangereuses altérations du lait et de gastro-entérites funestes. Un simple flacon de 200 grammes muni d'une tétine est préférable à ces biberons compliqués. Les meilleurs ont les angles effacés, entre le fond et les parois latérales, et le col se continuant insensiblement avec le corps (fig. 21 à 24). Le nettoyage s'en effectue facilement, grâce à un petit *écouvillon*. Il est utile qu'une graduation soit marquée sur la paroi latérale du flacon pour en indiquer la contenance et faciliter la mesure de la quantité de lait à y mettre et, éventuellement, de la quantité d'eau à y ajouter. La plupart des appareils à soxhlétiser sont munis de biberons de ce genre (fig. 20).

La *tétine* doit remplir certaines conditions. On a fait des tétines en peau de pis de vache ; mais les plus pratiques sont en caoutchouc ; il faut proscrire le caoutchouc vulcanisé, le caoutchouc rouge est le meilleur. La forme de la tétine doit être celle d'un simple doigt de gant : les tétines de cette forme se retournent facilement, ce qui est nécessaire pour les bien laver après chaque tétée. C'est pour la même raison qu'il faut proscrire les tétines munies d'un disque d'os ou d'ivoire, dont l'utilité pour limiter la pénétration de la tétine dans la cavité buccale est bien problématique. La tétine porte à son extrémité une petite fente en forme d'étoile à trois branches ; c'est par là que vient le jet de lait ; une fente semblable, percée à la base de la tétine, sert à la rentrée de l'air. En adaptant la tétine au biberon, il faut s'assurer que cette ouverture de rentrée d'air n'est pas obturée par le col du biberon ; la tétine doit, d'autre part, être assez longue pour que cette ouverture ne puisse pas non plus être obturée par les lèvres de l'enfant.

De telles tétines exigent pour fonctionner que l'enfant fasse un mouvement actif de succion, car les fentes forment soupape, leurs lèvres s'accolant dans l'intervalle des efforts de succion. C'est un avantage, d'abord parce que le biberon, pour être offert à l'enfant, peut être penché sans que le lait s'écoule, puis parce que les mouvements de succion sont utiles pour éveiller les réflexes moteurs et sécréteurs de l'estomac ; enfin, dans l'allaitement mixte, pour que l'enfant ne préfère pas au sein un biberon où le lait vient sans effort. Ces qualités deviennent des défauts dans les cas où l'enfant est trop faible pour faire l'effort de succion, cas répondant à ceux où la mère de l'enfant au sein est obligée de presser le sein pour faire jaillir le lait dans la bouche de l'enfant. Dans ce cas, on pourra être obligé d'employer des tétines assurant une rentrée plus facile de l'air, sans orifice formant soupape. Le *galactophore de Budin* (fig. 25) trouve dans ces cas son application ; la tétine, dans cet appareil, est au sommet d'un tube qui traverse un bouchon fermant le biberon ; ce tube porte latéralement un second tube de petit calibre (ou, dans des modèles plus simples, une rainure) pour la rentrée de l'air ; le galactophore est plus difficile à tenir propre que la simple tétine en doigt de gant ; celle-ci doit être préférée dans les cas ordinaires et substituée au galactophore dès que l'enfant débile aura pris une force suffisante.

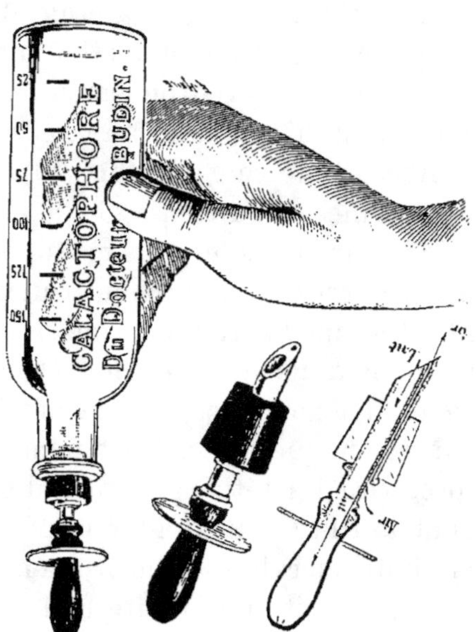

Fig. 25. — Galactophore du Dr Budin.

Le biberon empli de la quantité nécessaire de lait, coupé ou non, est tiédi au bain-marie de façon que la température du lait soit aux environs de 38º ; la mère maintient le biberon penché obliquement, la tétine un peu plus basse que le fond, pendant que dure la tétée. Si l'enfant refuse de prendre la totalité du biberon, on n'insistera que quelques minutes, et on rejettera le lait restant sans rapprocher pour cela le moment de la tétée suivante.

Après la tétée, le biberon doit être immédiatement rincé très complètement à l'eau chaude, écouvillonné pour enlever toute parcelle restante de lait ou de crème, et plongé dans l'eau bouillie. La tétine est retournée, brossée, lavée et plongée également dans l'eau bouillie. On les rincera une seconde fois dans l'eau bouillie propre au moment d'emplir de nouveau de lait le biberon, soit pour la tétée si l'on nourrit l'enfant au lait bouilli, au lait cru ou au lait stérilisé industriellement, soit pour la soxhlétisation si l'on emploie cette méthode.

RÉGLEMENTATION DES TÉTÉES DANS L'ALLAITEMENT ARTIFICIEL

Cette réglementation est basée sur les mêmes principes généraux que celle de l'allaitement au sein. Il faut toutefois tenir compte de certaines différences. Le lait de vache est plus fort, plus chargé de caséine, et donne un caillot plus compact que le lait de femme. Il est donc plus long à digérer. Il s'assimile moins bien. Il provoque des modifications remarquables des selles. Les selles sont plus fermes, plus compactes, plus abondantes, plus blanches chez le nourrisson au biberon, plus mollasses, plus diffluentes, plus restreintes et d'un beau jaune couleur d'œufs brouillés chez l'enfant au sein. Les selles d'enfant au sein contiennent à l'examen direct pour ainsi dire une seule espèce microbienne, le *Bacillus bifidus*. Les espèces microbiennes sont multiples chez l'enfant au biberon. L'enfant au biberon est plus exposé aux troubles gastro-intestinaux que l'enfant au sein. Le moindre dérangement peut être, beaucoup plus facilement que chez ce dernier, le point de départ d'une entérite grave. Par suite, la réglementation doit être beaucoup plus rigoureuse pour l'enfant au biberon. Il est, du reste, plus facile de le limiter exactement à la ration fixée. Plus encore que l'enfant au sein, on devra l'habituer à prendre ses repas à heure régulière, et on ne les rapprochera sous aucun prétexte. La quantité de lait de vache donnée dans les vingt-quatre heures sera inférieure à celle de lait de femme ; mais l'eau ajoutée au lait de vache dans les premiers mois fera que, dans cette période, l'enfant prendra en somme autant de liquide qu'un enfant au sein. Le lait de vache ayant un caillot plus compact et plus long à se liquéfier, séjourne plus longtemps dans l'estomac ; il faut, par suite, espacer les tétées d'au moins trois heures, ce qui fera six tétées pour la journée (sept heures, dix heures, une heure, quatre heures, sept heures, dix heures). On y ajoutera une tétée au cours de la nuit qu'on cherchera dès le troisième mois à reporter de plus en plus loin vers le matin, pour arriver à la supprimer à la fin du troisième mois si l'enfant est fort et supporte des tétées assez fortes le jour ; dans le cas contraire, on la prolongerait jusque vers le quatrième ou même le cinquième mois.

On peut fixer comme règle que l'enfant au biberon doit prendre par vingt-quatre heures une quantité de liquide égale au dixième de son poids, plus 200 grammes. Cela correspond par tétée à peu près au cinquantième du poids. On obtiendra donc à peu près la quantité à donner par tétée, en multipliant par deux les deux premiers chiffres du poids de l'enfant.

Exemple : un enfant de 5 000 grammes doit prendre par jour le dixième de son poids, soit 500 grammes, plus 200 grammes, en tout 700 grammes. Chaque tétée sera de $50 \times 2 = 100$ grammes, soit sept tétées par jour.

Voici du reste les tableaux donnant les rations convenant à un enfant de poids moyen :

Tableau de l'alimentation d'un enfant au biberon (1).

	QUANTITÉ JOURNALIÈRE.			NOMBRE de tétées.	QUANTITÉ PAR TÉTÉE.			TAUX du coupage.
	Lait.	Eau.	Total.		Lait.	Eau.	Total.	
1er mois.	350	175	525	7	50	25	75	1/3
2e —	450	150	600	7	65	20	85	1/4
3e —	520	130	650	6 à 7	80	20	100	1/5
4e —	600	120	720	6	100	20	120	1/6
5e —	720	—	—	6	120	—	—	—
6e —	780	—	—	6	130	—	—	—
7e —	840	—	—	6	140	—	—	—
8e —	870	—	—	6	145	—	—	—
9e —	900	—	—	6	150	—	—	—

Les règles ci-contre et les chiffres du tableau ci-dessus, sont donnés à titre d'indication. On est amené à les faire varier selon les circonstances. Quand un enfant augmente régulièrement de poids, quand il augmente d'une moyenne de 25 grammes par jour dans le premier trimestre, de 20 dans le second, de 15 dans le troisième, de 10 dans le quatrième, il n'y a pas lieu d'augmenter sa ration. Il faut se rappeler que c'est l'excès de nourriture et l'accumulation dans le tube digestif du surplus de lait qui facilite les fermentations et est la cause la plus fréquente des gastro-entérites. L'idéal serait de donner à l'enfant juste ce qui est nécessaire pour suffire à son entretien et à sa croissance, et rien de plus. Aussi ne faut-il pas se presser d'augmenter la ration, à moins de fléchissement dans l'augmentation du poids.

(1) Voir dans le texte les restrictions à l'emploi de ce tableau.

ALLAITEMENT MIXTE

L'allaitement mixte est à conseiller aux femmes qui ont du lait insuffisamment ; il consiste à suppléer le lait de femme insuffisant par la quantité nécessaire de lait de vache. Il peut être compris de deux façons : ou bien la femme donne d'abord le sein, selon les règles et avec les intervalles adoptés pour l'allaitement naturel ; puis elle complète par le biberon, préparé comme pour l'allaitement artificiel, toutes les fois que la tétée au sein est insuffisante, et seulement ces fois-là. Cette méthode est la plus recommandable dans le premier trimestre. Le sein est tété aussi souvent que dans l'allaitement naturel, ce qui entretient et active la sécrétion du lait. Il n'est pas rare de voir un lait d'abord insuffisant devenir ultérieurement plus abondant, et l'allaitement naturel pouvoir succéder à l'allaitement mixte après un mois, deux mois et même plus.

Dans une seconde méthode, la femme donne le sein uniquement à plusieurs tétées ; à une, deux, trois tétées par jour, elle substitue au sein un biberon de lait de vache. Cette méthode a l'avantage de laisser la femme libre de son temps une partie de la journée. Elle est surtout employée dans les milieux ouvriers des grandes villes, où la femme reprend son travail d'atelier tout en continuant à nourrir. L'enfant est déposé à la crèche tout le jour ; la mère lui donne une tétée le matin, une autre au moment du déjeuner de midi, une à la sortie de l'atelier vers six heures, une le soir. On donne à la crèche un biberon au milieu de la matinée, un biberon au milieu de l'après-midi.

Dans les milieux où la mère-nourrice dispose davantage de son temps, il faut insister pour que la femme n'ait pas recours à ce mode d'allaitement, au moins dans les premiers mois. Qu'elle donne uniquement le sein si la quantité de lait le permet ; si la sécrétion lactée baisse, qu'elle complète au biberon, mais seulement après avoir donné le sein. Quand l'enfant atteint quatre et cinq mois, s'il est vigoureux, si la période des grandes chaleurs de l'été est close, si la mère commence à se fatiguer, on peut être moins rigoureux et accepter la substitution du biberon au sein pour la totalité d'une ou plusieurs tétées. En général, à cet âge, l'enfant commence par refuser le premier biberon qui lui est offert. Il faut insister, faire couler un peu de lait dans la bouche, recommencer après une ou deux minutes. On arrive toujours, sinon dès le premier jour, du moins après quelques jours, à habituer l'enfant à alterner le biberon avec le sein.

SEVRAGE OU ABLACTATION

En règle générale, l'alimentation doit être exclusivement lactée jusqu'à l'âge de huit mois. Cette règle pourra fléchir pour certains enfants que le lait constipe, ou qui digèrent mal le lait, ou encore pour les enfants eczémateux, qui souvent guérissent de leur eczéma quand le régime est changé. A de tels enfants, on peut de bonne heure donner des bouillies de farine au bouillon de légumes, à six mois, et même à cinq et exceptionnellement quatre mois, mais pas plus tôt, car plus tôt le pancréas et les glandes salivaires ne contiennent pas encore les ferments amylolytiques. Encore vaudra-t-il mieux commencer par des farines de malt selon la formule de Terrien (Voy. chap. *Troubles digestifs*).

En dehors de ces cas exceptionnels, c'est à huit mois qu'on peut donner à l'enfant sa première bouillie, et on la fait au lait. On peut retarder jusqu'à dix mois, si l'enfant augmente régulièrement avec le lait seul.

Pour faire une *bouillie au lait*, on procède de la façon suivante : on fait chauffer dans une casserole de porcelaine, nickel ou aluminium, 150 ou 200 grammes de lait qu'on porte à l'ébullition ; pendant ce temps, on délaie dans un peu d'eau froide une, deux ou trois cuillerées de farine de gruau ; quand le lait est bouillant, on y ajoute par fraction la pâte obtenue par ce délayage, en continuant à chauffer et en remuant constamment avec une cuiller pendant dix minutes ; on ajoute une pincée de sel ou de sucre.

On fait de même les bouillies à la farine d'orge ou d'avoine, qui ont leurs indications spéciales, la première quand l'enfant est constipé, la seconde quand il est languissant et abattu. Cette dernière exige une cuisson de quinze à vingt minutes.

Pour commencer, on donne une seule bouillie par jour, à la place d'une tétée. Au début, on fait cette bouillie très claire, avec 150 grammes de lait et une seule cuillerée à café de farine, et on la fait prendre à l'enfant par cuillerées à café. Certains enfants l'acceptent très bien d'emblée. D'autres refusent, et il est difficile de leur faire accepter plus de quelques cuillerées à café. On n'insistera pas et on complétera le repas avec une petite tétée. Cette addition de lait de femme favorise même la digestion des bouillies dans les premiers temps. Quand l'enfant sera bien habitué aux bouillies et les digérera facilement, on remplacera totalement la tétée par une bouillie de 150 grammes de lait et deux, puis trois cuillerées à café de farine. On ne dépassera pas trois cuillerées à café de farine pour 150 grammes de lait ; plus rendrait la bouillie trop épaisse.

A partir de l'âge d'un an, il est bon de varier les farines et leur mode de préparation, afin d'habituer l'enfant à une nourriture variée. On emploiera les farines de blé, d'orge, d'avoine, de riz, de maïs, de banane, et les mêmes farines torréfiées ; on les préparera au lait, à l'eau, au bouillon de légumes. Aux farines, on ajoutera les semoules et le tapioca (qui est une semoule de manioc), les flocons d'avoine, les gruaux de blé, le riz, l'orge mondé. A partir du quinzième mois, l'enfant fera cinq repas par jour et on pourra commencer à ajouter aux bouillies des crèmes aux œufs et au lait, et des purées de pommes de terre, de lentilles, de haricots. Chacun de ces aliments a du reste ses indications.

La farine d'orge, riche en dextrine et en phosphates, convient aux enfants constipés et aux rachitiques ; la farine de maïs également ; elle est plus nourrissante, étant riche en matières grasses, mais aussi moins digestible ; celle de riz convient aux enfants relâchés, mais elle est pauvre en sels et en albumines ; celle d'avoine, très azotée, aux enfants anémiques et apathiques ; les œufs et les lentilles seront donnés de meilleure heure si l'enfant est pâle ; ces aliments apportent du fer, dont le lait est dépourvu ; tant que l'enfant est au régime lacté, il forme l'hémoglobine de ses globules rouges grâce au fer accumulé dans son foie pendant la vie intra-utérine ; quand cette réserve est épuisée, l'enfant pâlit et a besoin d'aliments contenant du fer ; tant qu'il est trop jeune pour s'alimenter de viande, ce sont les jaunes d'œufs et les lentilles qui peuvent lui apporter du fer.

On trouve dans le commerce de nombreuses farines spécialement faites pour les bouillies des enfants, et qui sont en général des mélanges en proportions diverses de farines de blé, de riz, d'orge, etc., parfois additionnées de sucre, de phosphate de chaux, de lait desséché (*farines lactées, allenbury's food*), de malt (*farines diastasées, mellin's food, beuger food*). Beaucoup de farines du commerce sont additionnées de cacao, ce qui fait que les enfants les acceptent avec grand plaisir. Mais le cacao est constipant et excitant pour les enfants trop jeunes, et ces farines les dégoûtent des aliments non cacaotées. Il ne faut les donner qu'après dix-huit mois (*phosphatine, nutrane, racahout*, etc.).

A partir du dix-huitième mois, l'enfant ne fera plus que quatre repas, et on pourra commencer à ajouter au menu de la mie de pain trempée dans du jus de viande saignante, des œufs, un peu de cervelle, du blanc de poulet, du poisson (merlan, sole), des biscuits, des gâteaux secs.

Menu pour enfant de deux ans. — Voici un menu pour enfant de deux ans :

Petit déjeuner : bouillie au lait, pain ou biscuit.

Déjeuner de midi : un œuf, ou un peu de poulet, de poisson, ou de viande de boucherie coupée très fin, pain, purée de pommes de terre, un verre de lait.

Goûter : 250 grammes de lait, pain ou biscuit.

Dîner : bouillie au lait, ou à l'eau, ou au bouillon de légumes, ou tapioca, compote de pommes, ou gelée de fruit, ou confitures, un verre de lait.

Certains enfants se dégoûtent de bonne heure du lait. On pourra alors leur donner au repas de l'eau à boire. Il importe naturellement que l'eau soit de l'eau de source, non susceptible d'avoir été souillée par des infiltrations superficielles. Beaucoup de villes de France sont maintenant pourvues de canalisations d'excellente eau de source. Dans les campagnes, en l'absence d'eau de source bien captée, on sera réduit à employer l'eau bouillie, bien que plus lourde, ou à donner à l'enfant une eau minérale naturelle peu minéralisée, dont l'eau d'Évian est le type.

RÉGIME ALIMENTAIRE DANS LA SECONDE ENFANCE

Autant le régime alimentaire du nourrisson a été étudié dans ces derniers temps, et vulgarisé, grâce à l'admirable floraison des œuvres concernant la première enfance : consultations de nourrissons, crèches, gouttes de lait, écoles des mères, etc., autant on s'est peu attaché au régime qui convient aux enfants plus grands, ayant passé deux ans, et mis leurs vingt dents de lait. La question est pourtant de première importance.

Certes, une erreur d'alimentation n'entraîne pas, à l'âge qui nous occupe, des conséquences aussi immédiatement graves que chez le nourrisson. Dans la seconde enfance, l'enfant résiste mieux aux infections gastro-intestinales, et on ne voit plus que très exceptionnellement la terminaison mortelle de ces gastro-entérites suraiguës, si terribles chez le nouveau-né. Un écart alimentaire, analogue à celui qui tue le nourrisson, donnera, à l'enfant plus grand, une simple indigestion. Toutefois, un régime habituellement défectueux a pour celui-ci des conséquences qui, pour n'être pas aussi rapides, ne sont pas moins redoutables. C'est le plus souvent une alimentation vicieuse prolongée, qui est l'origine des entéro-colites rebelles et cachectisantes, des dyspepsies habituelles, des embarras gastriques récidivants, des constipations chroniques, des douleurs abdominales à répétition. Ultérieurement, ces sujets, malingres, anémiques, dyspeptiques, constipés, deviennent facilement la proie de maladies diverses. La dyspepsie dite des collégiens, l'anémie des jeunes filles, les troubles, retards et anomalies de la croissance, les scolioses et les déviations osseuses diverses, décrites sous le nom de rachitisme tardif, souvent même la faiblesse générale susceptible d'aboutir à la tuberculose, peuvent ne pas reconnaître une autre cause. Qui dira le nombre de jeunes sujets dont les troubles abdominaux liés à une mauvaise alimentation ont abouti à une localisation douloureuse au point de Mac Burney, et qui ont été livrés au couteau chirurgical ? Qui dénombrera ceux qui souffrent encore après l'ablation de l'appendice, qui souffrent encore au retour de saisons multipliées sur les bords que baigne le Léman, et qui n'obtiennent quelque soulagement que grâce à des modes d'existence qui en font des parias dans la société. Très souvent, ces maladies de l'adolescence, susceptibles de se prolonger encore dans l'âge mûr, remontent à des alimentations vicieuses de l'enfance.

En effet, tout n'est pas fini quand le jeune être a doublé sans encombre les caps périlleux du sevrage et de la dentition. Prenons-le alors que ses vingt dents sont hors des gencives, qu'il a, par conséquent, trente mois environ, et qu'il est déjà devenu un petit personnage, trottant, parlant, exprimant ses désirs, ses volontés et ses goûts.

Depuis le sevrage, on a peu à peu diminué le nombre de ses repas, et il en fait maintenant seulement quatre par jour ; le repas du matin qui suit de peu le réveil, le déjeuner de midi, le goûter vers quatre heures, le dîner vers huit heures. Autrefois il ne prenait que du lait, puis on y a joint les bouillies au lait et à la farine, les purées de pommes de terre, les crèmes, les œufs même. Qu'allons-nous supprimer, qu'allons-nous ajouter à cette nourriture ?

Qu'on n'attende pas à cette question une réponse consistant en règles rigoureuses, en un menu uniforme pouvant indistinctement servir à tous les enfants de cet âge. La médecine n'est pas si simple que cela. Chaque sujet a ses aptitudes spéciales en ce qui concerne l'alimentation, comme en ce qui est des facultés intellectuelles ; il y a non seulement des tempéraments divers, nécessitant des règles alimentaires différentes, mais aussi des idiosyncrasies impossibles à mettre en évidence autrement que par l'observation, et qui font que tel aliment sera contraire à un sujet, alors qu'il rendra les plus grands services au voisin. C'est ce que nous allons mettre en relief en passant en revue les divers aliments utilisables à l'âge qui nous occupe ; si nous concluons à la fin de cet article en donnant un menu pour enfant de trois à sept ans, ce sera en laissant un large choix dans la variété des aliments, en avertissant que l'expérience seule et l'observation journalière sont, en pareille matière, les grands maîtres, et en faisant remarquer que le menu donné comme exemple n'est pas la traduction d'une règle rigide, mais doit, au contraire, être modifié selon les sujets et les circonstances.

Avant de confectionner ce menu, quelques questions préjudicielles doivent être examinées.

La question du lait. — Aliment exclusif du premier semestre, aliment principal des deux premières années, le lait reste encore, dans la seconde enfance, excellent pour la plupart des sujets. Habituellement, l'enfant se trouvera bien de prendre chaque matin un bol de lait de 250 à 300 grammes et un autre bol semblable au repas de quatre heures. Beaucoup d'enfants acceptent même de continuer, en outre, à prendre, aux deux principaux repas, du lait comme boisson, soit pur, soit plus ou moins coupé d'eau. Je n'ai jamais observé que cette façon de faire ait troublé la digestion de ces deux principaux repas, et je connais nombre d'enfants qui se trouvent bien de cette pratique. Je ne comprends pas l'ostracisme de certains pédiâtres qui pensent que *jamais* on ne doit donner le lait comme boisson aux repas au-dessus de deux ans. Ce qui est vrai, c'est que, *parfois*, l'enfant se dégoûte précocement du lait et refuse d'en prendre soit aux grands repas, comme boisson, soit même le matin et au goûter : c'est, à mon avis, regrettable, sinon aux grands repas (où à partir de trois, quatre ans, il n'y a nul inconvénient à remplacer le lait par l'eau pure), tout au moins le matin et au goûter. On fera le possible pour faire continuer à l'enfant le lait à ses deux petits repas, jusque vers cinq, six, sept ans, et ce n'est qu'en présence d'une répugnance bien caractérisée et persistante qu'on renoncerait à cet excellent aliment.

Il est bien entendu que tout ceci ne s'applique qu'aux enfants qui se trouvent bien de l'alimentation lactée. A quoi reconnaît-on que l'alimentation lactée est favorablement supportée ? Aux selles. On peut affirmer que le lait est favorable à l'enfant quand les matières, malgré l'alimentation mixte, gardent, à peine atténués, les caractères des selles du régime lacté : boudins jaune clair ou au moins brun clair, uniformément cylindriques, peu odorants, de consistance demi-molle, homogènes d'un bout à l'autre comme coloration et consistance.

Mais il y a certains enfants que le lait constipe ; ces enfants, malgré le régime en partie lacté, ont des selles formées de boudins irréguliers, bosselés, de coloration brune panachée, d'odeur fétide ; si on persiste à faire au lait une grande place dans l'alimentation de ces enfants, les selles deviennent bientôt formées de boulettes brun foncé, dures, agglomérées irrégulièrement, souvent de consistance, de volume et de coloration différentes dans une même selle, parfois même accompagnées d'un peu de liquide diarrhéique et de plus très fétides ; il faut alors se méfier ; ce sont là des selles d'enfants en imminence de typhlocolite muco-membraneuse, pour peu que le régime lacté soit intempestivement prolongé. Chez de tels enfants, il faut non seulement supprimer le lait aux deux principaux repas, mais même au goûter, même au petit déjeuner du matin. Cette suppresssion du lait, qui est indispensable dans le traitement des typhlocolites de l'enfance, s'impose également préventivement dans les cas qui nous occupent.

En résumé, en ce qui concerne le lait, le continuer dans la seconde enfance, au moins au repas du matin et au goûter, sauf en cas de selles anormales, qui annoncent une tendance à la typhlocolite.

La question de la viande. — Il y a quelques années encore, la viande était très redoutée pour les jeunes enfants ; on prescrivait de ne la commencer qu'à quatre ou cinq ans, et encore fallait-il donner, selon les uns, uniquement des viandes rouges, les viandes blanches (veau, agneau) n'étant pas assez faites, et trop facilement altérables ; selon les autres, uniquement des viandes blanches, les viandes rouges étant trop fortes, trop indigestes, trop toxiques. Il faut revenir de ces préventions. En réalité, dès qu'ils ont leurs vingt dents, les enfants se trouvent, en général, bien de manger à un des repas, de préférence au déjeuner de midi, de petites quantités de viande rouge, rôtie ou grillée, coupée très fin, mélangée de mie de pain, le tout arrosé du jus sanglant de la viande. J'ai vu de jeunes enfants qui se développaient mal, étaient pâles, avaient les lèvres décolorées, la peau de la face blanche et sillonnée de veines bleues, les oreilles à peine un peu rosées, quand elles étaient vues par transparence ; ces enfants se sont transformés à partir du jour où j'ai fait joindre à leur alimentation, à un des repas, un peu de viande préparée comme je viens de dire. On sait que le lait n'apporte avec lui qu'une très minime quantité de fer; le jeune enfant ne prend guère le fer nécessaire à la formation de ses globules rouges que dans la réserve accumulée dans le foie pendant la vie fœtale aux dépens du fer maternel ; à un moment donné, un peu plus tôt, un peu plus tard selon les sujets, la provision de fer du foie se trouve épuisée, l'anémie apparaît ; il faut prévenir cette éventualité en ne retardant pas trop l'adjonction à la nourriture d'aliments apportant de l'hémoglobine.

A partir de trois ans, la viande fera donc partie habituelle de l'alimentation du jeune enfant, et on variera les viandes : blanc de poulet, noix de côtelette, bifteck, filet rôti, veau rôti ; on alternera avec les cervelles et avec le poisson. Comme *poisson*, il faut donner uniquement les poissons maigres, c'est-à-dire les poissons plats (sole, turbot, barbue, limande), et le merlan et poissons voisins (collin, merluche, morue fraîche). Il faut, au contraire, tarder davantage à donner les poissons gras, en particulier le maquereau, le saumon, l'anguille, qui sont de digestion difficile.

Les œufs. — Les œufs doivent faire partie de l'alimentation journalière de l'enfant, soit à la coque, soit sur le plat, soit brouillés, soit en omelette, soit encore incorporés à des crèmes aux œufs et au lait. Il y a des enfants qui ont une idiosyncrasie telle que l'œuf provoque chez eux des phénomènes d'intoxication. Ce sont des faits très exceptionnels, mais il n'y a pas à insister. Si l'œuf, une première fois, est mal supporté, si, en recommençant quelques mois après, on a encore des phénomènes toxiques, il faut penser qu'on a affaire à un de ces cas rares et s'abstenir de nouvel essai.

Les légumes. — La purée de pommes de terre au lait est l'aliment classique de l'enfant qu'on commence à sevrer. Elle mérite d'être continuée habituellement dans la seconde enfance. Non seulement elle est bien digérée, mais elle semble jouer, par sa présence, un rôle antiputride dans l'intestin, ce qui fait qu'elle est précieuse pour éviter les fermentations intestinales. Préparée à l'eau, ou au bouillon de légumes, avec addition ultérieure d'un peu de beurre, elle est l'aliment de choix dans l'entérite mucomembraneuse. On peut lui reprocher d'être moins nourrissante que les autres purées, ce qui fait qu'il faut en absorber davantage. Mais ce défaut devient une qualité chez les constipés, dont il y a intérêt à augmenter le volume du bol fécal.

Les purées faites avec les graines de légumineuses : *lentilles*, *haricots*, *pois*, sont plus nourrissantes que la purée de pommes de terre ; elles contiennent plus de phosphates, surtout les haricots, ce qui est précieux, à l'âge qui nous occupe, pour la croissance des os ; elles contiennent plus d'azote et d'albuminoïdes ; les lentilles et les haricots rouges contiennent, en outre, une quantité appréciable de fer ; en somme, la composition chimique de ces dernières farines fait qu'elles pourraient presque suppléer la viande dans l'alimentation, si la viande devait être restreinte ou supprimée pour une raison quelconque. La purée de *châtaignes* peut encore être employée pour varier. Enfin on peut donner de temps en temps encore des potages aux farines de *gruau*, d'*avoine*, d'*orge*, de *bananes*, toutes digestives et nourrissantes ; l'avoine, plus excitante ; l'orge, plus rafraîchissante ; la banane, passant pour jouir de propriétés remarquables contre l'entérite.

La purée est la meilleure manière de préparer les légumes que nous venons d'énumérer. Même quand l'enfant atteint quatre et cinq ans, il ne faut pas lui laisser manger des lentilles, des pois, ou des haricots autrement que réduits en purée, ou tout au moins écrasés dans l'assiette avec la fourchette. L'enfant mâche mal, et on est exposé à retrouver dans les selles des graines encore intactes, dont le passage dans l'intestin n'est peut-être pas sans inconvénient.

De même, les légumes verts doivent être donnés à l'enfant hachés fins, ou au moins écrasés. La chicorée cuite, la laitue cuite, les épinards, le cresson cuit doivent entrer dans l'alimentation de l'enfant, surtout s'il s'agit d'enfants ayant tendance à l'obésité, ou à la constipation. Ces légumes sont peu nourrissants, mais favorisent le fonctionnement régulier de l'intestin et modèrent les fermentations anormales.

Les substances grasses. — Les substances grasses sont pour l'organisme d'excellents combustibles, générateurs de chaleur et d'énergie. Mais elles sont de digestion difficile. Il faut, en particulier, se méfier des graisses chaudes, fondues, et des huiles. Non miscibles aux liquides aqueux, elles forment dans l'estomac une couche surnageante difficilement attaquée par les sucs digestifs. C'est pourquoi il est nécessaire d'enlever les parties grasses des viandes servies chaudes et de ne pas ajouter aux plats du beurre fondu. Surtout ne pas servir aux enfants de mets cuits au beurre de telle façon qu'ils en soient intimement imprégnés. C'est courir au-devant d'une indigestion.

Au contraire, les graisses solides, c'est-à-dire le beurre étalé en tartine, et le gras de viande froide sont bien tolérés par les enfants, dès qu'ils sont en âge de bien mâcher suffisamment, et d'amener, par suite, la substance grasse à un état de trituration et de mélange avec le pain mâché et les

autres aliments, tel que la division de la substance rende
facile son attaque par les sucs digestifs. Les enfants scrofuleux et lymphatiques se trouveront bien d'une telle
alimentation. A de tels enfants, on pourra également donner
l'huile de foie de morue avec le petit déjeuner du matin.
Cette huile est de digestion bien plus facile que les autres,
sans doute parce qu'elle est mélangée de ferments d'origine
hépatique, préparant la dislocation de la molécule grasse.
Mais son administration habituelle doit être réservée aux
enfants affaiblis ; on en a singulièrement abusé il y a une
trentaine d'années.

Le sucre et les plats sucrés. — A cette même époque, le sucre était l'ennemi. Il donnait des indigestions, il
empestait l'haleine, il cariait les dents. A l'heure actuelle,
le sucre est, au contraire, un aliment de choix ; il a toutes
les qualités, digestion facile, grande énergie fournie sous
un faible volume, pas de déchets, pas de toxicité, si bien
que j'ai ouï parler d'une famille scientifique où on fait
journellement goûter les jeunes enfants uniquement avec
trois ou quatre morceaux de sucre, alimentation basée,
paraît-il, sur les données les plus récentes de la science.

> *Le sucre, à mon avis, n'a jamais mérité*
> *Ni cet excès d'honneur, ni cette indignité.*

Je ne crois pas utile de donner à l'enfant du sucre en
nature ; mieux vaudrait, en tout cas, le sucre cristallisé
ou cassé en morceaux que le sucre recuit, devenu homogène,
plus ou moins mélangé de colorants et de parfums douteux,
et qui constitue les berlingots, les sucres d'orge, les sucres
de pomme et même le sucre candi. Toutes ces gourmandises
sont à interdire absolument ; il est surtout déplorable d'en
donner aux enfants dans l'intervalle des repas. Au contraire, le sucre employé comme ingrédient des crèmes aux
œufs et au lait, œufs à la neige, crèmes renversées, gâteaux

de riz, semoule, et autres *entremets* analogues, n'est à craindre que si la gourmandise de l'enfant lui fait ingérer trop abondamment et trop goulûment ces plats qui, en général, flattent beaucoup son goût. J'en dirai autant des *confitures*, des *pâtes de fruits*, du *miel*. Le *chocolat* est très nourrissant, mais constipant, indigeste par le beurre de cacao, excitant par la théobromine ; il ne devrait jamais être donné qu'en petite quantité, et peut-être vaut-il mieux l'interdire tout à fait. Il en est de même des *pâtisseries* comportant des pâtes épaisses, des crèmes préparées, du sucre fondu, du beurre coloré et parfumé ; elles facilitent les indigestions. On satisfera tout autant l'enfant avec des *gâteaux* convenablement choisis, gâteaux secs, petits-beurres, gâteaux de Savoie, gaufrettes, madeleines, biscuits, brioches, pain d'épices, etc.

A partir de trois ans environ, on peut donner à l'enfant, mais très modérément, des *fruits frais*, précieux par leur action antiscorbutique. Quelques grains de raisin, débarrassés de la peau et des pépins, une ou deux cerises aqueuses, genre Montmorency, une mince tranche de pomme d'espèce non acide et bien mûre, complètent favorablement un des repas. Une bonne pratique est de donner le jus d'une orange pressée au presse-orange et additionné d'un peu d'eau sucrée. Quant aux *fruits cuits*, ils peuvent être donnés largement, surtout aux enfants constipés.

Tels sont les aliments, en somme très variés, qui peuvent, avec profit, figurer dans le menu d'un enfant de trois à cinq ou six ans. Sont au contraire interdits les aliments conservés ou faisandés, le gibier, la charcuterie, les salaisons, les crustacés, les coquillages, les sauces épicées, les salades, les choux, les boissons fermentées, le café.

Le pain doit naturellement entrer largement dans l'alimentation ; il faut habituer l'enfant à en manger dès qu'il commence à prendre des œufs et de la viande, en mettant d'abord des mies de pain dans l'œuf ou dans le jus de viande ; ultérieurement on lui fera manger, avec tous les aliments, du pain préalablement coupé en petits morceaux ou en mouillettes.

En quelle quantité convient-il de donner ces aliments ? La quantité ira naturellement en croissant au fur et à mesure que l'enfant croîtra lui-même en taille et en poids. Il faut toutefois faire observer que l'accroissement de nourriture est loin d'être proportionnel à l'accroissement du poids. Un enfant de cinq ans, dont le poids est d'environ 15 kilogrammes, soit le cinquième du poids d'un adulte, a besoin d'une nourriture bien supérieure au cinquième de l'adulte, et ce n'est pas trop que fixer la ration d'un enfant de cinq ans à moitié de la ration d'un adulte ; il faut tenir compte non seulement de la nécessité d'ajouter une ration de croissance à la ration d'entretien, qui suffit à l'adulte, mais aussi et surtout que la ration d'entretien, ramenée au kilo de poids, est plus élevée chez l'enfant, d'une part parce que, sa surface étant relativement plus grande, il rayonne relativement plus de chaleur ; d'autre part parce que l'enfant, toujours en mouvement, dépense relativement plus que l'adulte en travail musculaire. Songeons qu'un enfant de neuf mois, qui pèse à peine le dixième du poids d'un adulte, a besoin d'une ration journalière d'un litre de lait, soit le tiers de la ration d'un adulte mis au régime lacté intégral (1), et on ne s'étonnera pas de nous voir réclamer pour un enfant de cinq ans la moitié d'une ration d'adulte.

La ration d'un enfant de cinq ans peut donc être fixée à peu près de la façon suivante : lait, un demi-litre, moitié au repas du matin, moitié au goûter, ou encore employé

---

(1) On peut fixer en effet cette ration à 3 litres de lait. L'Assistance publique a même limité à 2 litres et demi la ration journalière fournie aux malades des hôpitaux mis au régime lacté. Mais cette ration nous paraît insuffisante pour les malades hommes quelque peu corpulents.

en partie dans les potages, purées et entremets ; un œuf ou deux, soit en nature, soit mis dans les potages ou entremets ; 50 grammes de viande ; 100 à 200 grammes de pain, croissants ou gâteaux secs ; 100 à 200 grammes de légumes ou fruits.

D'une façon générale, les parents ont tendance à trop donner à l'enfant ; si quelques enfants ont besoin d'être encouragés à manger, beaucoup plus ont besoin d'être rationnés.

Nous pouvons résumer de la façon suivante, et sous les réserves énumérées ci-dessus chemin faisant, le menu qui convient ordinairement à un enfant de trois à six ans.

Petit repas du matin. — Une tasse de lait de 250 grammes environ, avec croissant. ou gâteaux secs ; ou bien une bouillie à la farine ; ou encore un œuf à la coque avec pain et confitures.

Déjeuner de midi. — Un peu de viande (environ 50 grammes), ou poisson maigre, ou cervelle ; purée de légumes ou légumes verts cuits ; entremets ; fruit ou jus d'orange ; eau comme boisson, environ un verre, pris à intervalles, en nombreuses fois.

Goûter. — Une tasse de lait, petits gâteaux secs.

Dîner. — Soupe ; un œuf, et plus tard deux ; légumes ; entremets, ou compote, ou confitures ; eau.

Voici, à titre de document, les quantités de nourriture allouées à chaque enfant non fébricitant dans les hôpitaux d'enfants de Paris.

A. — Nourrissons (0 à 1 an).

600 gr. de lait naturel, ou de lait stérilisé, ou de kéfir.
20 gr. de sucre.

B. — Sevrés (1 à 2 ans).

800 gr. de lait naturel ou stérilisé.

60 gr. de farine pour bouillie (froment, orge, avoine, maïs, riz, légumes secs, aristose, malt).

30 gr. de sucre.

Un œuf.

Le lait peut être remplacé par du bouillon de légumes ou du babeurre.

C. — Petits enfants (2 à 7 ans).

POUR LA JOURNÉE :

600 gr. de lait, 200 gr. de pain.

En outre :

REPAS DU MATIN.

	Avant préparation.	Après préparation.
Soupe au lait................	25 centil.	25 centil.

REPAS DE MIDI.

Premier plat :

Un œuf.

	Avant	Après
ou poisson.................	80 gr.	50 gr.
ou volaille.................	80 —	40 —
ou viande braisée ou rôtie..	80 —	40 —

Deuxième plat :

Légumes secs en purée.......	30 gr.	8 centil.
ou riz.....................	20 —	8 —
ou pâtes	30 —	8 —
ou pommes de terre........	80 —	8 —
ou légumes de saison......	80 —	8 —

Troisième plat :

Conserve de fruits	40 gr.	4 centil.
ou confitures...............	30 —	3 —
ou fruits frais cuits........	40 —	3 —
ou fruits frais.............	40 —	40 gr.
ou pruneaux...............	40 —	6 centil.
ou fruits secs....	40 —	40 gr.
ou gâteaux secs...	20 —	20 —

REPAS DU SOIR.

Premier plat :

Soupe maigre ou grasse.......	25 centil.	25 centil.

Deuxième plat :

Légumes (comme à midi).....	8 centil.
ou gâteau de riz...........	40 gr.
ou crème.................	6 centil.

Troisième plat :

(Comme à midi.)

D. — Grands enfants (8 à 15 ans).

POUR LA JOURNÉE.

600 gr. de lait. ou 750 gr. d'eau rougie (eau 450, vin 300).
400 gr. de pain.

REPAS DU MATIN.

Soupe au lait, ou soupe maigre, ou café au lait, 25 centilitres.

REPAS DE MIDI.

Premier plat :

	Avant préparation.	Après préparation.
Deux œufs		
ou poisson.................	120 gr.	80 gr.
ou volaille........	120 —	60 —
ou ragoût.................	120 —	60 —
ou viande braisée ou rôtie..	120 —	60 —
ou viande bouillie hachée ..	160 —	80 —

Deuxième plat :

Légumes secs..............	40 gr.	10 centil.
ou riz................ ...	20 —	10 —
ou pâtes.	40 —	10 —
ou pommes de terre...	120 —	12 —
ou légumes de saison.......	120 —	12 —
ou légumes frais..........	120 —	12 —

Troisième plat :

Fromage de Gruyère.........	20 gr.	20 gr.
ou conserve de fruits.......	60 —	6 centil.
ou confitures..............	30 —	3 —
ou fruits frais cuits........	50 —	5 —
ou fruits frais.............	50 —	50 gr.
ou pruneaux..............	60 —	8 centil.
ou fruits secs.............	40 —	40 gr.
ou gâteaux secs...........	20 —	20 —

REPAS DU SOIR.

Premier plat :
    Potage gras ou maigre................... 25 centil.

Deuxième plat :
    Comme le premier plat de midi.

Troisième plat :
    Comme le deuxième plat de midi :
        ou gâteau de riz...................... 40 gr.
        ou crème............................. 6 centil.

RÉGIME ALIMENTAIRE DANS LA GRANDE ENFANCE ET L'ADOLESCENCE

A partir de sept ans, l'enfant peut manger les mêmes aliments que l'adulte. On exclura cependant de son régime les salaisons, la charcuterie, les viandes conservées ou faisandées, les condiments, les fromages fermentés et en général tous les aliments riches en toxines. Je dois faire observer que ce conseil doit être donné aux adultes plus encore qu'aux enfants, ceux-ci ayant en général des tissus plus sains qui détruisent mieux les toxines et les éliminent mieux ; il n'y a donc là rien de particulier à l'enfance. Ce qui est vrai, c'est qu'il est beaucoup plus facile de faire suivre à un enfant un régime rationnel, et qu'il est important de fixer pour lui un régime optimum ; il sera donné comme indication aux proviseurs et économes de lycées, directeurs d'internats, etc. ; il sera aussi une indication utile pour les mères de famille quand il s'agit d'enfants élevés et nourris dans leur famille.

A cette période de la vie, il importe de tenir compte des besoins alimentaires que comportent la puberté, et la poussée de croissance qui l'accompagne, croissance qui se fait en hauteur d'abord, puis en corpulence. Cette poussée de croissance débute chez les garçons à douze ans et se continue jusqu'à dix-huit ; chez les filles, elle débute à onze ans et s'atténue à quinze (Voy. les courbes de taille et de poids, p. 7). Elle est précédée d'une période de recueillement pour ainsi dire, pendant laquelle la croissance est moindre, ainsi que l'appétit. Tandis que la ration alimentaire a peu besoin d'être modifiée de sept à dix ou onze ans, elle doit, à partir de onze ans chez les filles, de douze ans chez les garçons, être notablement accrue. De là la distinction qui est faite à juste titre dans les lycées de garçons au point de vue alimentaire entre les petits (sept à dix ans), les moyens (onze à quinze ans) et les grands (au-dessus de quinze ans). La commission chargée en 1890 de l'étude des régimes dans les lycées fixa les rations journalières de viande aux chiffres suivants : petits, 120 grammes ; moyens, 160 grammes ; grands, 200 grammes de viande désossée et parée.

Cette quantité semble rationnelle ; la viande peut, du reste, être de temps en temps remplacée à un des repas par quantité égale de poisson, ou par deux œufs. Le besoin d'azote, qui est grand à cet âge, sera satisfait si on a soin de donner en outre de temps en temps des graines légumineuses, qui sont un aliment très azoté (haricots, lentilles, pois), ou des fromages.

Une cinquantaine de grammes de légumes secs, ou 100 à 150 grammes de légumes frais, une cinquantaine de grammes de fruits frais complètent le repas. Comme boisson, du vin rouge coupé aux trois quarts d'eau. Voici pour les deux principaux repas.

Le premier déjeuner se composera de 200 grammes de lait, additionné ou non d'un peu de café, et sucré avec 15 grammes de sucre.

Une livre de pain par jour doit être allouée aux adolescents : 100 grammes avec le petit repas du matin, 150 grammes à chacun des deux principaux repas, 100 grammes comme goûter vers quatre heures ou, si le goûter est supprimé, 200 grammes aux principaux repas.

  ALIMENTATION.

Voici un modèle de régime pour enfant de quinze à dix-huit ans :

Repas du matin.	Lait	200	grammes.
	Café	6	—
	Sucre	15	—
	Pain	100	—
Déjeuner de midi.	Viande ou poisson ou deux œufs.	100	—
	Légumes secs	50	—
	ou légumes frais	100	—
	Fruits	50	—
	ou gâteaux secs	25	—
	ou fromage	25	—
	Pain	150	—
	Vin	100	—
	Eau	300	—
Goûter.	Pain	150	—
Dîner.	Soupe (eau, 200 gr. ; beurre, 10 gr. ; légumes).		
	Viande ou poisson	100	—
	Légumes frais	100	—
	Fruits	100	—
	Pain	150	—
	Vin	100	—
	Eau	300	—

CHAPITRE III

HABILLEMENT

HABILLEMENT DANS LA PREMIÈRE ENFANCE

Le nouveau-né doit être habillé chaudement ; il se refroidit en effet plus facilement que l'adulte, d'abord parce que son rayonnement calorique (qui est, comme on sait, proportionnel à l'étendue de la surface cutanée) est, relativement à sa masse, beaucoup plus grand que chez l'adulte, ensuite parce que son mécanisme d'auto-régulation thermique est encore très mal développé, en sorte qu'il ne réagit pas, comme l'adulte, à une déperdition lente de chaleur, par une production surabondante de calorique. Il faut donc craindre pour le jeune enfant non seulement les refroidissements brusques comme pour l'adulte, mais même le refroidissement lent et insensible. C'est à cause de cela que le nouveau-né doit être fortement couvert, même pour séjourner dans un appartement chauffé.

L'habillement du nouveau-né doit en outre satisfaire à certaines nécessités. La peau du nouveau-né étant fine et facilement sujette aux irritations, il faut lui éviter tout contact rude ; aussi les éléments du vêtement en contact avec la peau (chemisette) doivent être de toile fine et souple ; seuls, les langes de dessous, en contact avec le siège, sont trop souvent changés et lavés pour être de toile très fine ; ils seront faits de toile usagée, assouplie par l'usage ; les vieux draps pourront être employés à cet effet ; enfin tous les vêtements de toile devront être lavés fréquemment, et seulement à l'eau et au savon de Marseille blanc. Il ne faut jamais employer, pour les laver, ni savon noir, irritant par la potasse qu'il contient, ni chlore, ni eau de Javel, qui ne blanchit que par le chlore qu'elle contient. On risquerait, en agissant autrement, de provoquer des érythèmes ou rougeurs de la peau, dont la cause est souvent rendue évidente par ce fait que la localisation de la zone rouge correspond exactement à la forme du vêtement. Même après avoir lavé au savon, il est bon de rincer à grande eau avant de faire sécher ; il faut ensuite que le séchage soit absolument complet avant de ranger les vêtements pour l'emploi.

La nécessité de *changer* le nourrisson chaque fois qu'il se souille d'urine ou de matières commande la disposition de ses vêtements ; tandis que la moitié supérieure du corps sera habillée de vêtements qui pourront rester en place vingt-quatre heures, du bain du matin au bain du lendemain matin, la moitié inférieure devra pouvoir être changée fréquemment sans toucher à la supérieure.

Ces nécessités font que l'habillement du jeune nourrisson se compose des éléments suivants :

Pour la moitié supérieure du corps :

1º Une petite *chemisette de toile fine*, complètement ouverte sur le devant du thorax, et pourvue de deux manches allant jusqu'au poignet, la chemisette elle-même allant jusqu'à la ceinture. Les manches en sont larges pour faciliter l'introduction des petits bras de l'enfant, qui ont toujours tendance, dans les premiers temps, à prendre la position fléchie qu'ils avaient dans l'utérus ;

2º Une *brassière de flanelle*, de même forme que la chemisette, et qui se met par-dessus celle-ci ;

3º Une *brassière de piqué*, ayant toujours la même forme, qui se met par-dessus la brassière de flanelle.

Pour habiller le nouveau-né (fig. 26), on a soin de disposer d'avance la chemisette et les deux brassières emboîtées l'une dans l'autre, dans l'ordre de superposition ci-dessus, les manches de la chemisette dans les manches

correspondantes de la première brassière, celles-ci dans
les manches de la deuxième brassière. On introduit alors
dans la manche triple ainsi formée la main de l'enfant,
et les doigts de l'habilleuse s'introduisent dans l'extré-

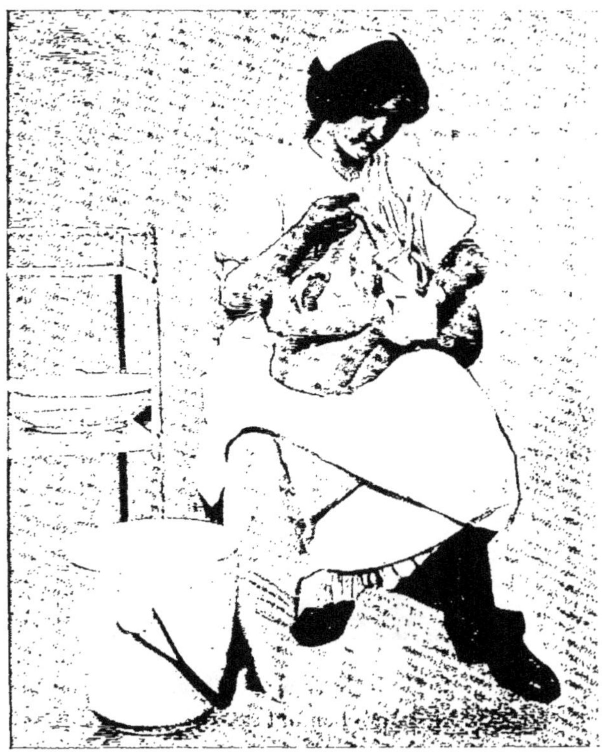

Fig. 26. — Habillage du jeune nourrisson.

mité de la manche pour aller chercher la petite main. Sur
la poitrine, les parties antérieures de la chemisette doivent
être assez larges pour croiser l'une sur l'autre. On veillera
à ce qu'elles ne fassent pas de pli susceptible d'irriter la
peau. Il vaut mieux les croiser ainsi simplement, plutôt
que de les relier par des cordons ou des boutonnières qui

font des saillies risquant de léser la peau. De même pour les deux brassières.

Passons maintenant à l'habillement de la moitié inférieure du corps. Il se compose, outre une paire de gros *chaussons de laine* :

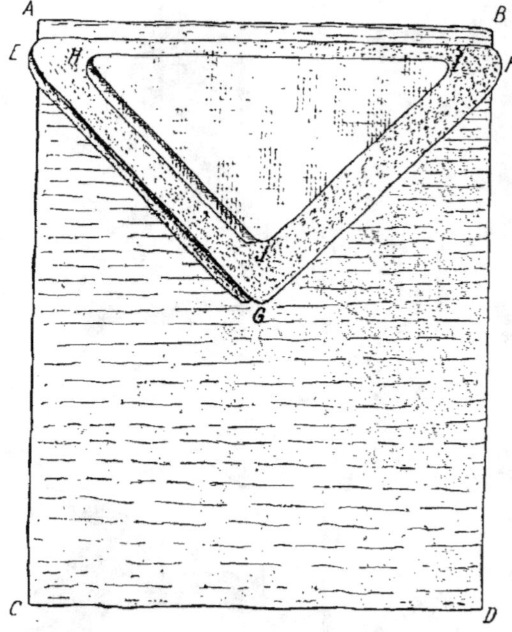

Fig. 27. — Maillot et langes disposés à l'avance pour emmailloter l'enfant.

abcd, maillot (couverture de laine); *efg*, lange-éponge plié en deux; *hij*, lange de toile plié de même.

1º D'un *lange de toile* usagée, de forme carrée, et d'environ 40 centimètres de côté ;

2º D'un *lange-éponge*, formé d'un tissu semblable à celui des serviettes-éponges, et un peu plus grand que le précédent, soit 50 centimètres de côté ;

3º D'une couverture de laine ou *maillot* qui doit avoir environ 0^m,90 de large sur 1 mètre à 1^m,20 de long.

Afin d'emmailloter l'enfant, on dispose d'avance sur un
lit ou une table (fig. 27) : 1º le *maillot*, étalé en surface ;
2º le *lange-éponge* : on le plie selon une diagonale de façon
à lui donner la forme d'un triangle rectangle équilatéral ;

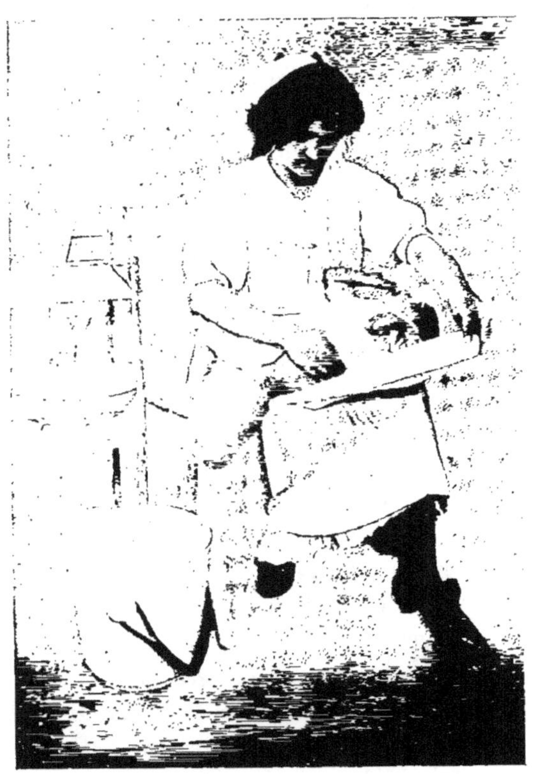

Fig. 28. — Emmaillotage.

puis on le pose sur le maillot de telle façon que le grand
côté, celui du pli, soit parallèle au bord supérieur du maillot
et à 5 centimètres environ plus bas, et que les deux pointes
opposées à ce côté arrivent au milieu du maillot ; 3º le *lange
de toile* ; on le place par-dessus le lange-éponge, plié de
même en triangle, et le grand côté, celui du pli, au niveau
ou un peu au-dessous de celui du lange-éponge.

Pour emmailloter l'enfant (fig. 28), on le pose sur les langes ainsi disposés, de façon que le bord supérieur des langes atteigne la ceinture de l'enfant, au niveau où arrivent les chemisettes. On replie alors les deux pointes inférieures du premier lange sur le périnée et le ventre de l'enfant ; on croise sur le ventre les deux pointes latérales. On agit de même avec le lange-éponge. Puis on enroule un des côtés du maillot de laine autour du torse de l'enfant, de façon que le bord supérieur du maillot monte jusqu'à peu de distance des aisselles ; on enroule par-dessus l'autre côté, en serrant légèrement, assez pour que le maillot maintienne l'enfant, pas assez pour le lever ; on maintient le tout par une épingle de sûreté ou épingle de nourrice.

Enfin, on replie en arrière de l'enfant la partie du maillot qui déborde les jambes ; on en ramène les pointes en arrière et on les fixe avec une seconde épingle de nourrice. On a soin de laisser l'extrémité du maillot ainsi formé assez lâche pour que l'enfant ait un certain jeu pour mouvoir ses jambes.

Voici l'enfant emmailloté (fig. 29). On complète son habillement avec un petit *fichu de batiste fine* que l'on passe autour du cou et dont on croise les extrémités au-devant de la poitrine. Ce fichu empêche le contact du cou et du menton avec les brassières de flanelle et de piqué, qui, dans les mouvements de la tête, pourraient irriter la peau de ces parties. Ce fichu empêche également l'air de pénétrer sous les brassières. Enfin il garantit celles-ci des projections de lait ou de salive quand l'enfant a des régurgitations ou quand il bave. Il remplace avec avantage l'ancien bavoir.

Tel est l'habillement pour l'intérieur. On n'y ajouterait un *bonnet de toile* que si le chauffage de la pièce n'était pas suffisamment assuré. En général, le bonnet n'est mis à l'enfant que lorsqu'on le sort.

Pour les sorties, on complète l'habillement du nouveau-né par un grand *manteau-pèlerine*, par une *capeline* et par un *voile de tulle* qui empêche l'action directe de l'air sur la face et les yeux.

L'habillement que nous venons de décrire est celui du nouveau-né. On le continue plus ou moins longtemps

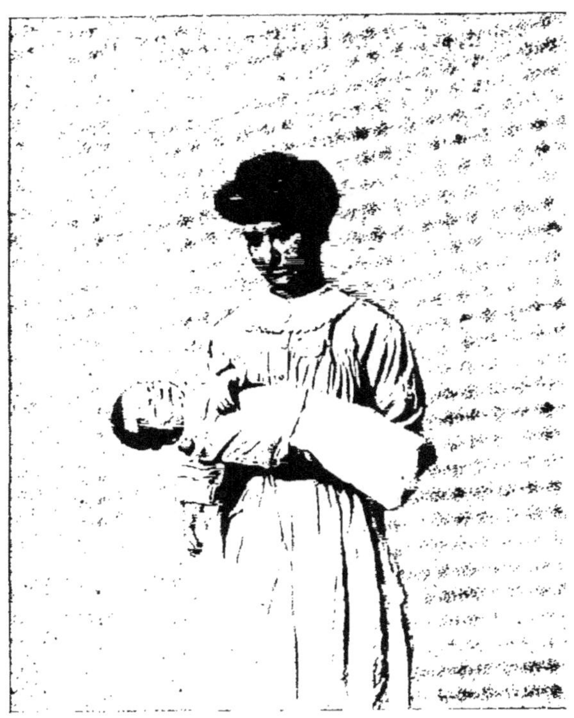

Fig. 29. — Enfant emmailloté. Façon de le porter.

selon la force de l'enfant et selon la saison. Quand il fait chaud, et quand l'enfant est fort, on peut déjà, dès le troisième mois, remplacer l'emmaillotement par l'habillement dit à l'anglaise. Pendant l'hiver, surtout si l'enfant est petit et débile, il est bon de continuer l'emmaillotage jusqu'à six ou sept mois.

L'habillement à l'anglaise consiste à remplacer le maillot par une culotte de flanelle. Les vêtements de dessous, chemisette, brassières, langes, restent les mêmes. La *culotte* se compose d'une pièce de flanelle de forme spéciale (fig. 30), dont les parties latérales se replient sur le ventre et se boutonnent l'une à l'autre, et dont la pointe inférieure se replie sur le périnée et le ventre de même façon que les langes et vient se boutonner aux parties latérales

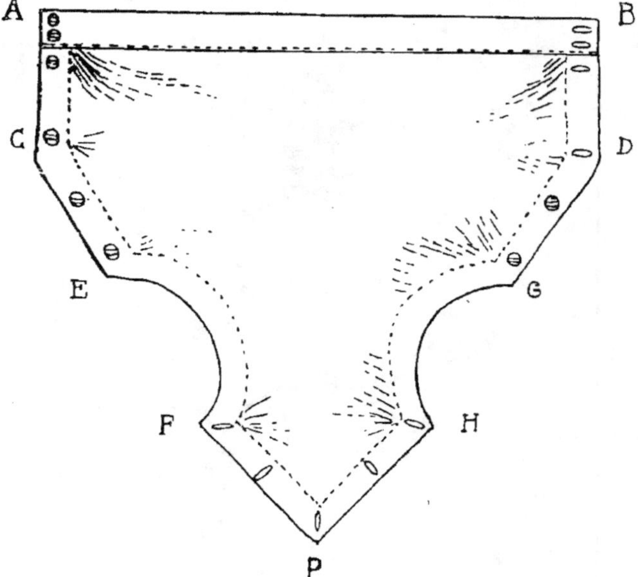

Fig. 30. — Culotte pour nouveau-né (les lettres correspondent à celles de la figure 31).

(fig. 31). Cette forme de culotte rend facile le change de l'enfant et le remplacement des langes souillés.

La culotte a sur le maillot l'avantage de laisser les mouvements des membres inférieurs libres (fig. 32). Afin d'éviter le refroidissement, on mettra à l'enfant de petits bas de laine sous ses chaussons, dès que la culotte sera substituée au maillot.

Quand on remplace le maillot par la culotte, on complète le vêtement : 1° par un *jackson*, c'est-à-dire une petite robe sans manches, pourvue à la ceinture de boutons auxquels on peut, l'hiver, fixer un jupon de dessous ; 2° par le *jupon* s'il y a lieu ; 3° par une petite *robe*, en piqué blanc ou en toile selon la saison.

Change. — Il est nécessaire de changer l'enfant toutes les fois qu'il est mouillé d'urine ou souillé de matières. Dans les premiers mois, c'est très souvent, puisque l'enfant urine huit à dix fois et émet des matières deux ou trois fois par vingt-quatre heures. Aussi est-il le plus souvent nécessaire

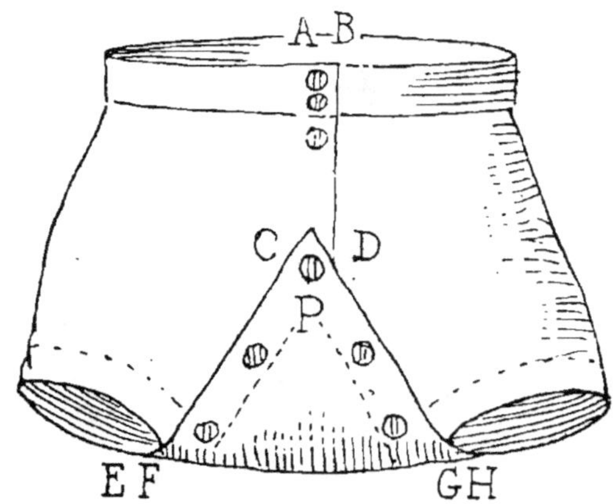

Fig. 31. — Culotte pour nouveau-né boutonnée (les lettres correspondent à celles de la figure 30).

de faire autant de changes que de tétées. Si l'enfant s'endort de suite après la tétée, comme cela est fréquent, on le met aussitôt dans son petit lit. Quand il se réveille, il est rare qu'il n'urine pas presque aussitôt ; on s'en assure en passant la main dans le maillot, et, s'il est besoin, on le change immédiatement. Certains enfants avertissent par leurs cris dès qu'ils sont mouillés. Il y a intérêt à ne jamais laisser l'enfant séjourner dans l'urine, sans quoi il survient au siège de l'érythème, puis des ulcérations boutonneuses souvent difficiles à guérir (*érythème de macération, ulcé-rations syphiloïdes de macération*).

Pour procéder au change, la femme se place sur une

chaise basse, couche l'enfant sur ses genoux un peu écartés, transversalement, la tête de l'enfant vers son côté gauche. Elle ouvre le maillot ou la culotte, jette les langes souillés dans un seau de porcelaine (car ils ne doivent jamais traîner sur les meubles ou les parquets) et les remplace par des

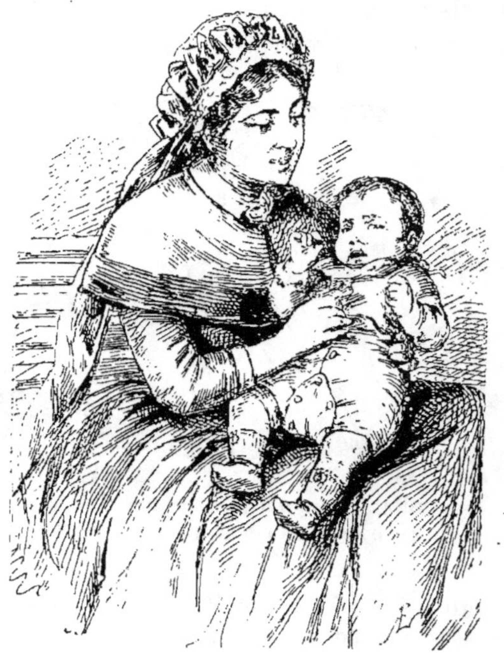

Fig. 32. — Nourrisson avec la petite culotte du premier âge.

langes propres. Pour cela, elle a préparé d'avance lange de toile et lange-éponge pliés en triangle, le second sur le premier, et, soulevant de la main gauche les pieds de l'enfant, elle glisse de la main droite le bord supérieur des langes sous le siège jusqu'au niveau de la ceinture. Puis elle remmaillote ou reculotte comme nous l'avons dit.

A cause de la nécessité des changes répétés, il ne faut pas craindre d'avoir une grande quantité de langes. En faisant un savonnage du linge sale tous les trois jours, on peut composer la layette de la façon suivante :

Chemisettes du 1er âge (1 et 2 mois)......	3
— du 2e âge (3 à 12 mois)... ..	6
Brassières de flanelle 1er âge.............	4
— — 2e âge.............	6
— de piqué 1er âge.............	4
— — 2e âge.............	6
Langes de toile....................... ...	36
— éponge......................	36
Maillots de laine......................	8
Culottes de flanelle.........	12
Fichus..........................	18
Chaussures de laine.....	8 paires.
Bas de laine................,...........	12 —
Bonnets du 1er âge....................	4
— du 2e âge.....	6
Voile.......................	1
Manteau..........................	1
Jacksons.....	3
Jupons.........................	3
Robes..........................	3

Quand l'enfant commence à se dresser sur ses jambes, vers l'âge de dix mois, on remplace les chaussons de laine par de petites bottines sans talon, en cuir souple, larges au niveau du pied, le serrant au niveau des chevilles par un double cordon entre-croisé, et remontant jusqu'au tiers inférieur de la jambe. Grâce à elles, les jambes de l'enfant sont plus soutenues quand il commence à essayer ses premiers pas. Pour les sorties l'hiver, on ajoutera des *guêtres* en drap boutonnées tout le long de la jambe.

HABILLEMENT DANS LA SECONDE ET LA TROISIÈME ENFANCE

Vers l'âge de trois ans, on remplace le jackson par un petit *corset*, muni de même de boutons pour l'attache des jupons. On pourra commencer au même âge à mettre les garçons en *culotte* et en *veste*. La fillette portera un *pan-*

talon de toile fermé ; le pantalon fermé protège la vulve ; chez l'enfant, la vulve est mal protégée par les grandes lèvres encore peu développées et par l'absence de poils ; elle est béante quand l'enfant écarte les jambes ; les poussières septiques que soulève le vent peuvent s'y introduire ; surtout des contacts malsains peuvent être réalisés quand l'enfant s'assied sur l'herbe, sur les chaises et les bancs des

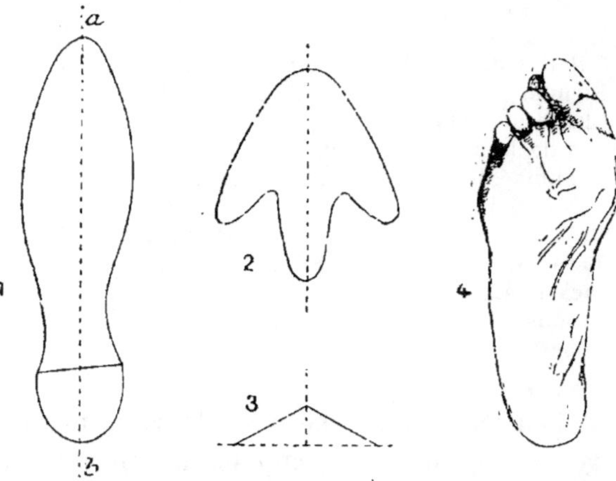

Fig. 33. — La chaussure symétrique et les déformations du pied (d'après A. Laveran).

1, semelle symétrique ; 2, empeigne ; 3, coupe de l'empeigne symétrique supposée cousue à la semelle ; 4, pied déformé par la chaussure symétrique : le deuxième orteil est chassé en haut.

promenades publiques, sur les chevaux de bois. Telle est le plus souvent l'origine de certaines vulvites des fillettes, vulvites souvent à staphylocoques ou à bacilles banaux et alors passagères, mais parfois à gonocoques et alors tenaces, récidivantes, nécessitant des soins minutieux et prolongés. Le *pantalon fermé* protège contre ces éventualités désagréables.

Pendant toute l'enfance, qu'il s'agisse de garçons ou de filles, il faut veiller à ce que les vêtements ne compriment

aucune partie du corps de l'enfant. C'est pourquoi il y a
intérêt à continuer pendant l'enfance à faire porter le petit
corset muni de boutons auquel peuvent s'adapter les pan-
talons pour les garçons, les jupons pour les filles ; sinon,
on est amené, soit à serrer les vêtements à la ceinture, soit
à faire porter des bretelles qui gênent le développement du
thorax. Le garçon ne commencera à porter des *bretelles*

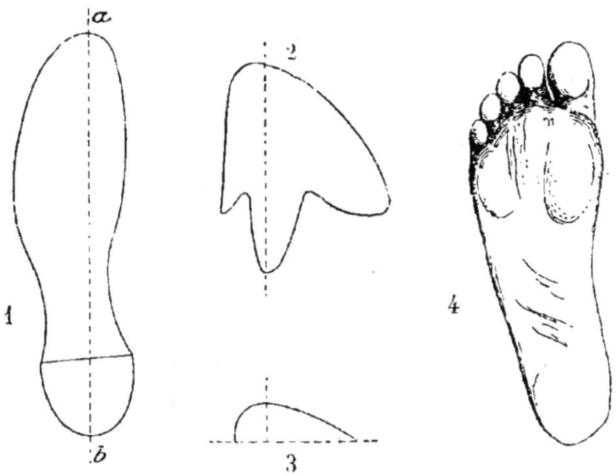

Fig. 34. — Chaussure rationnelle dissymétrique et pied non déformé
(d'après A. Laveran).

1, semelle dont le bord interne est légèrement arrondi ; 2, 3, empeigne dissymétrique comme la semelle; 4, pied demeuré normal
dans la chaussure dissymétrique.

qu'à partir de sept à huit ans. En aucun cas, il ne faut
faire tenir le pantalon par une ceinture.

Le *corset* des fillettes ne doit jamais les serrer. La mère y
veillera. Au moment de la poussée de croissance qui accompagne le début de la puberté, le corps doit être libre d'en-
traves.

Les *chaussures* doivent remonter assez pour maintenir
la cheville, être assez larges pour ne pas serrer et déformer
le pied, arrondies à l'extrémité et non pas pointues, à se-

melle légèrement débordante, à talons de 1 à 2 centimètres de haut.

Les chaussures à semelle symétrique par rapport à l'axe du pied (fig. 33) doivent être proscrites : elles déforment toujours le pied, qui, par nature, est dissymétrique et dont la plante présente une forte concavité du côté interne, une saillie au contraire du côté externe. La forme de la semelle de la chaussure doit traduire celle du pied (fig. 34). C'est ce que les cordonniers réalisent toujours pour la chaussure des adultes ; il n'y a aucune raison, au contraire, à traiter plus mal les enfants.

Doit-on laisser les enfants sortir jambes nues ? Autrement dit, doit-on leur mettre des *chaussettes* ou des *bas ?* Il n'y a qu'avantage à laisser à l'enfant les jambes nues, dès qu'il est en âge de courir, et à condition qu'il ne soit pas délicat et particulièrement sensible au froid ; l'hiver, il pourra rester aussi ainsi dans l'intérieur des appartements ; mais, par les temps froids, il faudra lui mettre pour sortir des *guêtres fourrées*, de même qu'on lui mettra, par les temps de gelée, des *casquettes* à pattes se rabattant (garçons) ou des *capelines* (filles) protégeant les oreilles contre les atteintes d'un froid trop vif.

En temps ordinaire, le *béret* est la coiffure la plus commode pour les garçons et pour les filles. Mais l'été, pour les sorties par le soleil, il faut faire mettre le chapeau de paille, à grands bords rabattus, et doublé d'étoffe bleue ou verte.

Reste, pour les fillettes, la question des *bijoux* ; il faut proscrire les bagues et les boucles d'oreilles. Les *bagues* sont dangereuses. Le doigt de l'enfant grossit, et un jour, on s'aperçoit qu'on ne peut plus retirer la bague ; elle étrangle le doigt ; elle peut couper la peau : donc pas de bague avant la bague de fiançailles. Encore moins de *boucles d'oreilles*. La coutume d'en porter disparaît heureusement dans les hautes classes de la société, ce qui rend certain

qu'elle gagnera le peuple peu à peu. La pratique barbare
de percer les oreilles n'est pas sans inconvénient ; la petite
plaie ainsi faite peut s'infecter. Ultérieurement, surtout
chez les enfants ayant tendance aux affections cutanées,
la présence de la boucle d'oreille peut provoquer de l'eczéma,
de l'impétigo, des suppurations. Quand la boucle d'oreille
se trouve enfouie au milieu des croûtes d'impétigo ou
d'eczéma, ou au milieu des tissus suppurants, il devient
difficile de l'enlever sans faire souffrir l'enfant, et sans faire
saigner l'oreille, ce qui crée une voie d'entrée à la générali-
sation de l'infection. Donc, pas de boucles d'oreilles à
aucun âge. Les chaînettes en *collier* ou en *bracelets*, suppor-
tant croix et médailles, sont certes moins dangereuses ;
néanmoins, la présence des mailles métalliques, même en
métal fin, n'est pas sans froisser et irriter la peau, et
mieux vaut se passer de tout bijou pour les petites filles,
au moins jusque vers la quinzième année.

CHAPITRE IV

LA CHAMBRE D'ENFANTS

Plus encore que l'adulte, l'enfant a besoin d'air. Le rachitisme est favorisé par le séjour dans des habitations mal aérées, mal éclairées et humides, par l'entassement de plusieurs enfants dans une même petite chambre pour la nuit. Il faut compter pour chaque enfant un cube d'air au moins égal à celui qui est nécessaire à l'adulte, c'est-à-dire 20 mètres cubes. Il est désirable que les enfants, même jeunes, ne couchent pas dans la chambre des parents. Le mieux est qu'ils occupent une chambre contiguë, dont on peut au besoin laisser la porte ouverte pour exercer la surveillance nécessaire. Toutefois, quand la mère nourrit, on peut tolérer qu'elle garde le nouveau-né dans sa chambre pour la surveillance plus facile et la plus grande commodité des tétées de la nuit. Mais elle ne doit jamais garder l'enfant près d'elle dans son lit la nuit. Trop d'enfants ont été étouffés par leur mère qui s'était rendormie et s'était retournée sur son enfant en dormant.

On doit choisir, pour en faire la chambre d'enfants, une pièce spacieuse, bien exposée, bien éclairée, donnant sur la rue ou sur une grande cour. Je ne puis admettre qu'une chambre d'enfants prenne jour sur des courettes ou des cours sombres, comme on le voit trop souvent à Paris. La santé et l'heureux développement de l'enfant en pâtissent toujours.

La chambre d'enfants sera tapissée de papiers de couleur claire, ou mieux encore peinte avec un vernis lavable (ripolin), de couleur claire. Une mode qui s'est vite répandue a consisté à garnir les chambres d'enfants de bordures représentant des sujets enfantins, bébés et animaux, chiens, chats, etc.; c'est très bien, sauf quand il s'agit d'enfants nerveux, sujets aux terreurs nocturnes ; les images qui garnissent la chambre deviennent alors susceptibles de jouer un rôle fâcheux dans les rêves et hallucinations. Pas de doubles rideaux, pas de tentures qui sont des nids à poussière et à microbes.

Le plancher sera facilement lavable. Le mieux est de le recouvrir de *linoléum*. Les tapis à demeure ne deviennent possibles que quand les enfants sont devenus propres. Même alors, il faut les enlever l'été.

Le *nettoyage* de la chambre se fera autant que possible en essuyant les meubles avec un linge et une peau, et non en les époussetant au plumeau, ustensile qui doit être banni ; de même le plancher de linoléum sera lavé au torchon mouillé ; s'il y a un tapis, le balai mécanique, qui emmagasine la poussière, doit être utilisé au lieu du balai ordinaire, qui ne fait que la soulever.

MOBILIER DE LA CHAMBRE D'ENFANT

Nous consacrons un peu plus loin au lit un paragraphe spécial. Les autres meubles doivent être aussi réduits que possible. Pour ranger les effets de l'enfant, une *commode* basse vaut mieux qu'une armoire ; il y a des exemples d'enfants blessés et même tués par la chute d'armoires à linge. En tout cas, il faut fixer solidement au mur les meubles de ce genre. Pas de poignées de cuivre ou de bronze auxquelles les enfants pourraient se cogner dans leurs chutes.

La *table* doit avoir, pour la même raison, ses angles arrondis. Les *chaises* doivent être des chaises cannées. Il y doit y avoir pour la mère ou la nourrice une *chaise basse*, commode pour le change de l'enfant ou pour la tétée.

Plus tard, un *petit fauteuil* adapté à la taille de l'enfant et, qui lui servira entre un an et trois ou quatre ans. Pour le même âge, une *grande chaise échassière* permettra de le mettre à table pour lui faire prendre ses repas. Les meilleures sont celles en bois tourné, qui ne présentent pas d'angles auxquels peut se blesser l'enfant. Les quatre pieds doivent s'écarter vers le sol, de façon à élargir la base de sustentation, de telle sorte qu'un enfant vigoureux ne puisse, par des mouvements brusques, renverser sa chaise. En général, ces chaises comportent une tablette mobile qui se place au-devant de l'enfant, et sur laquelle on peut placer devant lui ses jouets et, au moment du repas, son assiette de bouillie.

Le mobilier se complète par le petit *meuble de toilette*. On fabrique aujourd'hui un petit modèle léger, facilement transportable, très commode et très pratique pour le « change » du nourrisson. Il comprend à l'étage inférieur le seau à linge sale ; à l'étage supérieur : 1º une cuvette en porcelaine divisée en deux compartiments, pour recevoir l'eau tiède destinée à laver le siège du nourrisson ; un compartiment reste ainsi propre pour le rinçage final ; 2º des récipients pour la ouate hydrophile et la poudre, etc.

Quand on le peut, il vaut mieux faire la toilette et le change de l'enfant dans un *cabinet de toilette* spécial ; si toutefois l'exiguïté des locaux oblige à les faire dans la chambre même, il faut avoir soin de sortir immédiatement de la chambre les eaux sales, qui seront jetées de suite, et les linges souillés, qui seront enfermés dans une *boîte à linge sale* ou dans un *sac* laissés autant que possible hors de la partie habitée de l'appartement, et au besoin suspendus en dehors d'une fenêtre.

CHAUFFAGE ET ÉCLAIRAGE

Comment faut-il chauffer et éclairer la chambre d'enfants ?

L'*électricité* réalise le meilleur mode d'éclairage. Les ampoules électriques ne vicient l'air aucunement, ce que ne réalise aucun autre procédé. Il faut seulement recommander de disposer les ampoules de telle façon que l'enfant n'ait jamais la lumière dans les yeux ; donc pas d'appliques au plafond ni sur les murs, mais des lampes mobiles munies d'abat-jour.

A défaut d'électricité, la *bougie* est le meilleur éclairage ; le *pétrole* et l'*huile* laissent des odeurs dans la pièce, surtout les veilleuses à huile autrefois en honneur ; le *gaz* vicie encore plus l'atmosphère, et il y a à craindre l'asphyxie en cas de fuite, ou si l'enfant ouvre un robinet. Le gaz doit donc être banni complètement de la chambre d'enfant.

Le chauffage peut être obtenu par un *feu de cheminée*. Il faudra avoir soin de placer une *grille garde-feu* devant la cheminée pour que l'enfant ne se brûle pas au feu. Le *feu de bois* est très sain, mais chauffe peu et, à Paris du moins, revient très cher. Il sera insuffisant par les grands froids, mais c'est lui qu'il convient d'employer dans les saisons intermédiaires. La grille de *charbon de terre* ou d'*agglomérés* donne de mauvaises odeurs ; il vaut mieux, dans les grilles, brûler du *coke*. Les foyers à combustion lente, tels que les *poêles* type Choubersky et les *salamandres*, sont peu recommandables dans les chambres d'enfant, malgré leur prix de revient très bas et la facilité de leur entretien ; on risque trop avec eux des infiltrations ou des reflux d'oxyde de carbone, pour peu que le tirage de la cheminée laisse à désirer. Quant aux *poêles à pétrole* et aux *cheminées à gaz*, ils sont à rejeter complètement.

Le meilleur procédé de chauffage est le chauffage par *radiateur à circulation d'eau chaude* (et non de vapeur). Grâce à ce mode de chauffage, aucune manipulation de charbon et de cendres n'a lieu dans la pièce ; la poussière est par suite nulle, la propreté de la pièce est parfaite. La température est facilement maintenue constante au degré désiré et égale dans la chambre et dans les pièces voisines, en sorte que l'ouverture des portes ne fait pas appel d'air. Il faut toutefois observer que le renouvellement de l'air est plus réduit dans ce mode de chauffage que dans le chauffage par les cheminées ; ce ne serait un inconvénient que si l'enfant restait constamment enfermé dans la chambre ; on peut, du reste, y remédier facilement, en laissant constamment ouvert le tablier de la cheminée, ce qui, même en l'absence de feu dans la pièce, établit un tirage. Si la chambre est suffisamment grande, la large aération qu'on établit en laissant les fenêtres grandes ouvertes pendant les sorties de l'enfant suffit largement. Les jours où le mauvais temps empêche les sorties, il faut néanmoins *aérer la chambre*, en faisant séjourner entre temps l'enfant dans une autre pièce.

Il est du reste bon, quand cela se peut, qu'une seconde pièce soit consacrée aux enfants. C'est la *pièce de jeux* quand ils sont petits, la *salle d'études* quand ils grandissent. Cette pièce doit être, comme la chambre elle-même, vaste, bien aérée, bien éclairée ; tout ce que nous avons dit de la disposition, du chauffage, de l'éclairage de la chambre d'enfants, est applicable aussi à la salle de jeux.

LIT ET LITERIE

Le lit. — Le lit de l'enfant nouveau-né ne doit pas être quelconque. Beaucoup de modèles sont à rejeter. La mode a été, il y a quelque temps, de mettre les jeunes enfants dans ce qu'on appelle des *moïses*, sortes de corbeilles sans pieds, qu'on peut poser partout, sur les tables, les commodes, le lit maternel. Comme ce moïse est d'un transport facile, on fait voyager ainsi l'enfant de pièce en pièce au risque de le faire changer brusquement de température ; on l'apporte, sans qu'il se réveille, dans le salon aux visiteurs, au risque de lui faire prendre le coryza ou la grippe de ceux-ci ; on l'emporte avec soi à la salle à manger, heureux si les bonnes ne vont pas le faire voir à la cuisine. Ces transports sont mauvais ; les moïses et tout berceau analogue doivent en conséquence être interdits. Le *berceau* doit être fixe. Certes, il est bon que le jeune enfant change d'air ; mais on n'obtient pas cela par le transport d'une pièce à l'autre ; il faut bien mieux le faire sortir dehors quelques heures une ou deux fois par jour, selon la saison et la température ; pendant ce temps, on aère largement la pièce où est le berceau, et on aère le berceau lui-même, en mettant à l'air les couvertures et les petits matelas.

Sont défectueux aussi les berceaux à suspension pivotante, qui permettent de bercer l'enfant (*bercelonnettes*). La pratique du *berçage* est, en effet, défectueuse. L'agitation du contenu stomacal ne facilite pas la digestion, pas plus que le mouvement du liquide céphalo-rachidien, et son va-et-vient autour des centres nerveux n'est pas sans inconvénient. Il faut donc un berceau qui ne réponde pas à l'étymologie du mot, et qui soit en réalité un petit lit.

Le mieux est que ce *petit lit* soit formé de barreaux métalliques, soit en cuivre verni (plus élégant), soit en fer ripoliné (moins cher et tout aussi propre). Les moins ornés sont les meilleurs, car les ornements et les contournements des barreaux forment des dépressions qui sont des nids à poussière et à microbes. On choisira donc un petit lit dont chacun des quatre côtés sera uniquement formé de deux barreaux horizontaux, l'un en haut, l'autre en bas, réunis par de petits barreaux verticaux. Les côtés latéraux doivent être mobiles, pour pouvoir être abaissés quand on veut soigner l'enfant dans son lit ; ils doivent s'abaisser, non par renversement, ce qui est très incommode, mais par déplacement selon un plan parallèle à eux-mêmes, ce qui permet de les abaisser commodément et sans avoir à s'écarter du lit. Les barreaux seront de section ronde, de façon à n'avoir pas d'angle dièdre contre lequel l'enfant pourrait se cogner. Au milieu de la tête du lit est une flèche recourbée en crosse à environ un mètre au-dessus du berceau. Cette crosse servira à adapter au berceau un rideau de mousseline ou un filet, mais on ne le fera que si cela devient nécessaire. Le *rideau de mousseline* est utile pour préserver le nouveau-né des moustiques, des mouches, de la lumière, du courant d'air que peut causer l'ouverture de la porte de la chambre ; on le supprimera avec avantage s'il n'y a ni moustiques, ni mouches, et quand l'enfant ayant un peu grandi ne sera plus sensible au moindre courant d'air. Plus tard, vers six ou huit mois, quand l'enfant commence à s'asseoir dans son berceau, à chercher même à s'y mettre debout, on mettra au berceau un *filet* de fortes cordelettes de coton à larges mailles, qui enveloppera complètement le lit comme une tente pour empêcher l'enfant de basculer par-dessus le bord du lit. Le filet a sur le rideau continu l'avantage de laisser circuler l'air et de permettre de voir et surveiller constamment l'enfant qui à cet âge, s'agite dès qu'il est éveillé.

Viendra un moment, vers deux ans, où, l'enfant grandissant, son premier petit lit sera trop petit et sera remplacé par un plus grand qui servira jusque vers sept à dix ans. A cet âge, il faudra encore substituer à ce second lit un lit plus grand, définitif. Tous seront, comme le premier, en cuivre verni ou en fer ripoliné ; le second est du même modèle que le premier, sauf la flèche ; le troisième diffère des précédents en ce qu'il ne comporte plus de parois latérales.

La literie. — La literie du nourrisson se compose d'un épais *matelas* de balle d'avoine ou de crin, substances choisies parce qu'elles retiennent peu l'humidité et se laissent mal imbiber par l'urine. Pour le garantir du reste de l'urine autant que possible, on place sur le matelas un large rectangle de *feutre* pressé épais qui boit l'urine, ce qui est bien préférable aux toiles caoutchoutées, qui ne protègent le matelas qu'en retenant l'urine, en sorte que l'enfant y baigne. Au-dessus du feutre, un *drap* sur lequel l'enfant sera placé. Par-dessus, un autre *drap*, une *couverture de laine*, une *couverture de duvet* plus ou moins épaisse selon la saison. Un *oreiller* de crin avec sa *taie d'oreiller* complète la literie. On peut en outre garnir les parois du lit d'un piqué épais de coton pour amortir les chocs que l'enfant, quand il commence à remuer, peut se donner dans ses mouvements.

Sauf les couvertures du dessus et le feutre, toutes les pièces de literie doivent être en tissu de lin ou de coton, facilement lavable, de façon à pouvoir être changés toutes les fois qu'elles sont souillées par l'urine ou les matières fécales. On aura le feutre en double, de façon à faire sécher l'un tandis que l'autre est dans le lit. La balle d'avoine du petit matelas devra être fréquemment changée pour peu qu'elle ait été souillée par l'urine. Pendant les sorties de l'enfant, matelas, feutres, couvertures sont sortis du lit et exposés à l'air et à la lumière solaire. Le soleil est, en la circonstance, le meilleur antiseptique et le meilleur désinfectant.

Dans les premiers mois, l'enfant est placé dans son lit tout emmailloté. Faut-il mettre dans le lit des *boules d'eau chaude* à côté de l'enfant ? Oui, dans les premiers jours qui suivent la naissance, et même dans les premières semaines si l'enfant est petit, débile, ou né avant terme. On met alors une boule de chaque côté de l'enfant, dans le berceau, parallèlement à lui. Ultérieurement, l'enfant fabrique assez de calorique pour qu'on puisse supprimer ces boules, à condition toutefois que la température de la pièce se maintienne la nuit au-dessus de 16°.

Quand le mode de chauffage ne permet pas cette constance de la température, il est nécessaire de continuer jusque vers l'âge de deux ou trois ans l'emploi de la boule pour la nuit dans la saison d'hiver. On emploie alors une seule boule placée transversalement au pied du lit de l'enfant.

L'emploi des boules exige plusieurs précautions, faute desquelles des enfants ont été grièvement brûlés par le contact de boules trop chaudes ou ayant laissé couler leur eau dans le lit. Ce sont surtout les boules métalliques qui sont susceptibles de brûler par contact : le métal est trop bon conducteur de la chaleur, ce qui entraîne aussi cet inconvénient que la boule se refroidit trop vite ; les boules en métal ne doivent donc être employées que si elles sont enveloppés d'un fort tissu de laine mauvais conducteur de la chaleur et empêchant les brûlures par contact. On emploie aussi des boules en grès épais, qu'il est bon également de recouvrir d'un manchon de laine ou de flanelle. Il faut s'assurer chaque fois que la boule est bien hermétiquement bouchée. Les meilleurs modèles de boules sont la boule en forme de prisme triangulaire et la boule en forme de demi-cylindre, à ouverture située sur la partie supérieure. Comme elles reposent sur une face plate, elles ne roulent pas dans le lit ; l'ouverture reste constamment à la partie supérieure et, même si elle était un jour mal bouchée et non étanche, on ne risquerait pas l'inondation du berceau. La boule doit être assez volumineuse pour contenir environ 3 litres d'eau; c'est le moyen qu'elle garde la chaleur assez longtemps pour rester chaude toute une nuit. Quand les boules ont ce volume, quand elles sont entourées d'une forte enveloppe de laine ou d'épaisse flanelle, il suffit d'y mettre de l'eau à 60° pour qu'elles restent chaudes toute la nuit. On est ainsi à l'abri de tout accident.

SOMMEIL

Le nouveau-né dort presque constamment ; l'état de veille ne se manifeste du reste chez lui que par des mouvements à peine sensibles ; les yeux sont le plus souvent clos ;

en dehors des tétées, l'enfant reste le plus souvent dans un état intermédiaire entre la veille et le sommeil.

Déjà, au bout de deux ou trois semaines, l'enfant maintient ses yeux ouverts tant qu'il est réveillé, et il est alors possible de distinguer nettement les périodes de veille et les périodes de sommeil. En général, l'enfant s'habitue vite à dormir toute sa nuit. Il se réveille une ou deux fois dans le courant de la nuit et se rendort aussitôt après qu'on lui a donné à téter. Dans le jour, il alterne des périodes de quelques heures de veille et de quelques heures de sommeil.

On arrive, en général, assez facilement à régler l'enfant de telle sorte qu'il s'endorme et se réveille à heures à peu près fixes. On l'obtient en faisant autour de lui le silence et une demi-obscurité aux heures habituelles du sommeil. On fixera ces heures selon les commodités ; l'été, il vaut mieux laisser l'enfant dormir dans sa chambre pendant les heures chaudes du milieu de la journée ; l'hiver, au contraire, c'est dans les quelques heures susceptibles d'être ensoleillées qu'il faut le sortir.

D'une façon générale, *il faut respecter le sommeil de l'enfant*. Il est très mauvais de réveiller brusquement l'enfant en sursaut. Toutefois, si le sommeil se prolongeait dans la journée au delà de trois heures consécutives (je parle d'un enfant des premiers mois), il faudrait réveiller l'enfant pour lui donner à téter, sans quoi il recevrait dans sa journée une tétée en moins. En général, on arrive facilement à habituer l'enfant à dormir deux ou trois fois par jour entre deux tétées consécutives, et à veiller dans les périodes intercalaires. La nuit, il ne faut jamais réveiller l'enfant ; tant mieux s'il arrive rapidement à ne plus faire de tétée de nuit.

Quand l'enfant grandit, il a tendance à moins dormir. Toutefois, on cherchera aussi longtemps que possible à faire durer l'habitude de quelques heures de sommeil au milieu du jour. Certains enfants acceptent très bien cette sieste

jusque vers quatre et cinq ans. D'autres arrivent rapidement à ne plus vouloir dormir dans le jour. On insistera
jusque vers trois ou quatre ans, en les mettant une heure
ou deux au lit dans la mi-obscurité, même s'ils ne s'endorment pas. Si on n'obtient rien, on finira par supprimer ce
sommeil de jour, dans l'espoir que celui de la nuit sera
plus profond et plus prolongé.

Il faut se garder, les jours où l'enfant a peine à s'endormir,
de chercher à obtenir plus rapidement le sommeil en
prenant l'enfant dans les bras, en le berçant, en lui chan-
tant des chansons à rythme soporifique. L'enfant aura vite
fait de prendre l'habitude de ne plus s'endormir que de cette
façon, et on aura toutes les peines du monde à l'en désha-
bituer.

Dans quelle position faut-il placer l'enfant pour son
sommeil ? Le nouveau-né est mis tout emmailloté dans
son berceau et incliné de trois quarts sur son côté droit,
afin que, s'il se produit des régurgitations de lait, le lait
puisse s'écouler par la commissure buccale, au lieu de rester
dans la bouche, ce qui l'expose à refluer dans les narines
ou même dans le larynx, ce qui peut être fatal à l'enfant.
Ultérieurement, l'enfant se retourne souvent de lui-même
au cours de son sommeil et se met soit sur le dos, soit
parfois sur le ventre ; si on s'aperçoit que l'enfant a tendance à prendre cette position, il faut prendre soin de ne
pas lui donner un oreiller mou, dans lequel il serait exposé
à enfouir sa face, ce qui gênerait sa respiration et le ferait
suffoquer ; il faut un oreiller de crin assez serré, jamais un
oreiller de plumes.

L'enfant a besoin de plus de sommeil que l'adulte.
Huit heures de lit doivent suffire à ce dernier, mais aux
adolescents il faut encore au moins neuf heures ; il faut
dix heures aux enfants de sept à douze ans ; les enfants
plus jeunes pourront avec bénéfice rester au lit onze heures,
de huit heures du soir à sept heures du matin, à partir du

moment où ils cessent de prendre du sommeil dans la journée.

Première sortie du nouveau-né. — L'enfant nouveau-né doit être gardé à l'intérieur de la maison dans les premiers jours. Il n'y a aucun intérêt à le transporter d'une pièce à l'autre. Il ne doit quitter son berceau que pour être porté à sa mère lors de la tétée et pour être changé.

Quand l'enfant est normal comme poids et force, on peut lui faire faire sa première sortie à partir du sixième jour après la naissance, en choisissant un jour de beau temps, sans pluie, ni brouillard, ni vent. Dans la saison froide, ou s'il s'agit d'un enfant petit et faible, on peut sans inconvénient attendre plusieurs semaines avant de faire la première sortie.

Pour cette première sortie, l'enfant doit être *habillé chaudement*. Par-dessus ses brassières et son maillot de laine, on lui mettra son grand *manteau-pèlerine*, sa *capeline* et son *voile*. Pendant toute la durée de cette première sortie, l'enfant doit être porté à bras, ou, si l'on s'assied, être tenu sur les genoux. La personne qui le porte doit être munie d'un grand manteau (*manteau de nourrice*), sous lequel elle puisse abriter l'enfant pour traverser les passages où il pourrait y avoir un courant d'air ou si le vent venait à s'élever ou la température à fraîchir. Cette première sortie doit, du reste, être courte : une demi-heure, au plus une heure, par temps très favorable.

Sorties des premiers mois. — Dans les trois premiers mois, les sorties peuvent être faites avec avantage tous les jours où le temps le permet, et on en augmentera la durée peu à peu. Dans la belle saison, on peut faire faire une tétée dehors et faire durer la sortie trois et quatre heures. Il y a avantage à porter l'enfant sur les bras pendant les trois premiers mois. Si on laisse l'enfant sortir avec une nourrice ou une bonne, poussé dans une petite voiture, il se refroidit facilement, la nourrice ou la bonne laissant volontiers l'enfant et sa voiture dans des endroits frais pour profiter elle-même de l'ombre et de la fraîcheur. Il faut faire sortir la nourrice ou la bonne, munie du grand manteau de nourrice et avec l'enfant sur les bras.

Si c'est la mère qui sort elle-même son enfant, comme d'une part les convenances ne lui permettent guère de s'affubler du grand manteau de nourrice, comme, d'autre part, elle pensera plus aux besoins de l'enfant qu'à ses propres commodités, on peut tolérer beaucoup plus tôt l'emploi de la **voiture d'enfant**; mais, si la température extérieure n'atteint pas une vingtaine de degrés, il faudra garnir cette voiture de boules d'eau chaude, comme on fait pour le nouveau-né dans son berceau, et couvrir l'enfant d'une chaude couverture de molleton. C'est surtout quand l'enfant s'endort dehors dans sa voiture qu'il faut faire attention à le bien recouvrir, car le refroidissement est plus facile pendant le sommeil.

La voiture d'enfant doit être munie d'une capote reversible, c'est-à-dire pouvant être mise soit à la tête, soit au pied de la voiture, selon le côté d'où vient le soleil ou le vent. La tête de l'enfant doit être placée face à la personne qui pousse la voiture, de telle façon qu'elle puisse surveiller l'enfant tout en poussant la voiture. La voiture doit être assez haute pour que l'enfant soit assez élevé au-dessus du sol et du gazon humide et pour que les chiens ne puissent pas atteindre l'enfant. Il est avantageux que les roues soient caoutchoutées, pour que les anfractuosités de la route ne se traduisent pas par de trop fortes secousses. Pour la même raison, la voiture doit être munie de bons ressorts.

Quand on conduit la voiture, ne pas s'arrêter sur un sol

en pente sans la maintenir avec soin, sans quoi elle peut
se mettre à descendre d'elle-même la pente, en accroissant
rapidement sa vitesse ; des accidents sont ainsi arrivés
avec des voitures confiées à des bonnes ou nourrices négli-
gentes. Il faut aussi faire attention au passage de trottoirs
ou de degrés, qui obligent à incliner quelquefois la voiture
assez pour qu'un enfant mal couché puisse rouler hors de
la voiture.

Sorties après six mois. — Pour les enfants plus
grands, les sorties sont nécessaires, et il n'y a aucun inconvénient à les prolonger, sinon par les trop mauvais temps,
les trop grands froids de l'hiver et les trop grandes chaleurs
de l'été. Par les temps tièdes, l'enfant des premières années
peut faire dehors, en plein air, son sommeil du milieu du
jour. Il faut seulement avoir soin de le couvrir pendant
son sommeil d'une gaze pour éviter le contact des mouches
et insectes divers.

A partir de l'âge scolaire, les sorties se confondent avec
les récréations que nous étudions dans un chapitre ultérieur.

CHAPITRE V

TOILETTE ET SOINS DU CORPS

SOINS DE TOILETTE EN GÉNÉRAL

SOINS DE TOILETTE AU NOUVEAU-NÉ

L'enfant qui vient de naître est couvert sur tout le corps d'un enduit graisseux, l'*enduit sébacé*, qui empêche la macération de la peau dans le liquide amniotique. Si on n'enlevait pas cet enduit, il se dessécherait en lamelles dures susceptibles de léser la peau de l'enfant. C'est pourquoi il est nécessaire de baigner et de savonner l'enfant peu après sa naissance. Ce *bain* est donné en général dans l'intervalle de quinze à vingt minutes qui sépare l'expulsion du fœtus de celle du délivre. Toutefois, si l'état de la mère nécessite une surveillance spéciale qu'il y aurait inconvénient à interrompre pour s'occuper de l'enfant, on se contentera d'envelopper provisoirement l'enfant dans des couvertures chaudes, et on lui donnera son bain quand la mère aura reçu les soins nécessaires.

Ce *premier bain* doit être autant que possible aseptique ; la peau de l'enfant nouvau-né est susceptible de s'infecter facilement au niveau des éraillures qui ont pu se produire au cours de l'accouchement ; il en est de même de la section du cordon ombilical; on aura donc eu soin de passer préalablement de l'eau bouillante dans la petite baignoire, et on la remplira d'eau ayant bouilli; la température de ce premier bain doit être de 37º-38º, température égale à celle que trouve l'enfant dans l'abdomen maternel. Pour laver l'enfant dans le bain, on soutient de la main gauche la tête hors de l'eau, l'occiput de l'enfant reposant dans le creux de cette main (fig. 39); la main droite savonne l'enfant sur tout le corps, de façon à dissoudre l'enduit sébacé ; quand la peau de l'enfant en est bien débarrassée, on le porte sur une serviette chauffée devant le feu, de façon à le sécher rapidement très complètement ; on passe à l'enfant sa chemisette chauffée devant le feu, et ses brassières, et on prépare ses langes et son maillot. Mais, avant de terminer l'emmaillotement, il faut panser le cordon ombilical, ce qui se fait de la façon suivante : on prépare un carré de gaze stérilisée sèche percé d'un trou de la dimension du cordon ; on passe le cordon dans ce trou et on le pose à la surface de la gaze, de telle façon que la section du cordon soit au-dessus de l'ombilic de manière à ne pouvoir être souillée par le méconium ou les urines ; on place par-dessus un second carré de gaze stérilisée sèche ; puis on termine l'emmaillotement. On peut aussi entourer le cordon d'ouate imbibée d'alcool à 92º (Fabre), procédé qui active la dessiccation du cordon (fig. 35, 36, 37).

Chaque fois que l'enfant sera changé, on vérifiera si le *pansement du cordon* est resté propre, et on le changera au besoin. Au bout de quelques jours, le cordon se dessèche de plus en plus, jaunit et se raccornit ; il prend finalement la couleur et la consistance de la corne et se réduit à une mince lanière ; à mesure qu'il se dessèche, il se détache peu à peu du corps ; il se forme un sillon d'élimination au niveau de la jonction du bourrelet cutané ombilical et de l'expansion de l'amnios qui forme la membrane de revêtement du cordon ; ce sillon d'élimination constitue une petite plaie susceptible de s'infecter si des éléments septiques y pénètrent ; il n'y a pas à craindre cela quand le sillon reste tout à fait sec ; s'il se fait un suintement, même purement séreux, au niveau du sillon, il vaut mieux, pour éviter toute chance d'infection, y mettre un peu de poudre antiseptique non irritante ; nous employons le dermatol (sous-gallate de bismuth), qui nous a toujours donné de bons résultats.

En général, la *chute du cordon*, par pénétration progres-

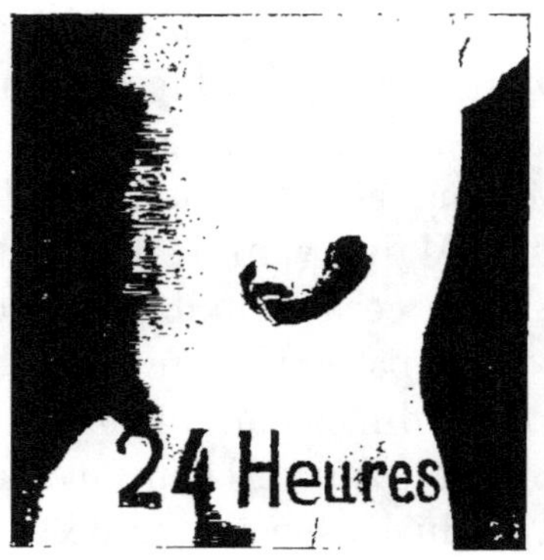

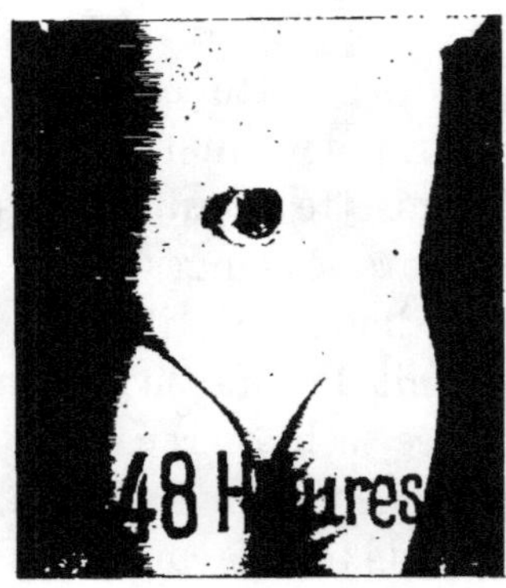

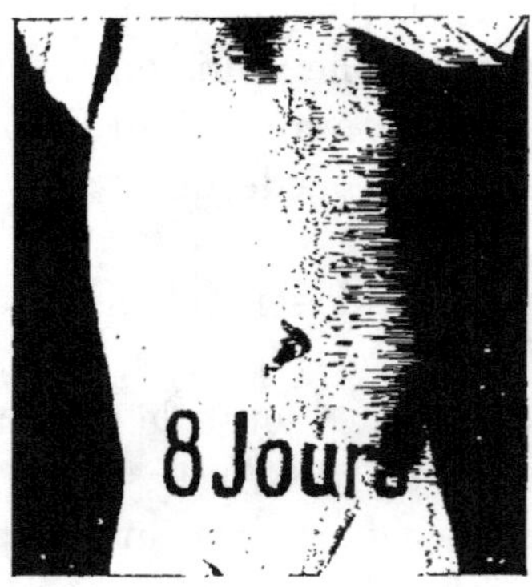

Fig. 35, 36 et 37. — Chute du cordon ombilical ; état après un, deux et huit jours ; pansement à l'alcool (Fabre).

sive du sillon d'élimination, se fait du quatrième au sixième jour, et la cutinisation de la plaie ombilicale s'achève du sixième au huitième jour. On peut, au dixième jour, cesser tout pansement. Chez les enfants petits, débiles, qui se réchauffent mal, le cordon se dessèche plus lentement, sans doute parce que la température de la surface du corps

de l'enfant est moins élevée. On peut alors aider au dessèchement par l'application de poudres absorbantes sur tout
le cordon ; nous employons aussi dans ce but le dermatol.
Si la plaie ombilicale tarde à se fermer et bourgeonne (ce
sont ces bourgeons qu'on appelle le *fongus* de l'ombilic),
on touchera légèrement une seule fois par jour la surface
du bourgeon avec de l'alcool à 90° ou avec une solution
de nitrate d'argent à 1 p. 100.

On attendra la cicatrisation complète de l'ombilic pour
commencer l'usage des *bains journaliers* ; en l'absence de
bains, on fera chaque matin une toilette complète de
l'enfant, en passant sur tout le corps un tampon d'ouate
hydrophile mouillé d'eau bouillie tiède ; il faut spécialement
nettoyer les plis de peau, aines, plis inguino-scrotaux, pli
interfessier, aisselles. On passera également des petits rouleaux de coton mouillé dans chaque conduit auditif externe,
dans chaque narine, dans les sillons gingivaux, dans les
angles des paupières.

Certains enfants ont la peau grasse et continuent quelque
temps après la naissance à sécréter un peu d'enduit sébacé.
Il sera bon pour eux d'ajouter à l'eau de toilette un peu de
bicarbonate de soude (un paquet de 1 gramme pour un bol
de 250 grammes), afin de mieux dissoudre les matières grasses.

Cet excès de sécrétion sébacée est ordinairement lié à
ce qu'on appelle la *crise génitale physiologique des nouveau-
nés* (Voy. plus loin : *Organes génitaux*). Il disparaît après un
ou deux mois de vie.

SOINS DE TOILETTE DANS LA PREMIÈRE ENFANCE

Pendant toute la première enfance, il est commode de
faire chaque matin au bain une toilette complète de
l'enfant ; on prépare dans la petite baignoire un bain tiède
à 35° ou 36° ; on y dépose l'enfant, en lui maintenant de
la main gauche la tête hors de l'eau (fig. 38 et 39) ; de la
main droite on savonne un instant le corps de l'enfant. Puis

on le tire du bain, on le sèche bien complètement avec une
serviette-éponge chaude ; il faut particulièrement veiller à
ce qu'il ne reste pas d'humidité dans les plis fessiers et
inguino-scrotaux, points qui ont plus tendance que d'autres
à s'irriter à cause du contact fréquent avec l'urine et les

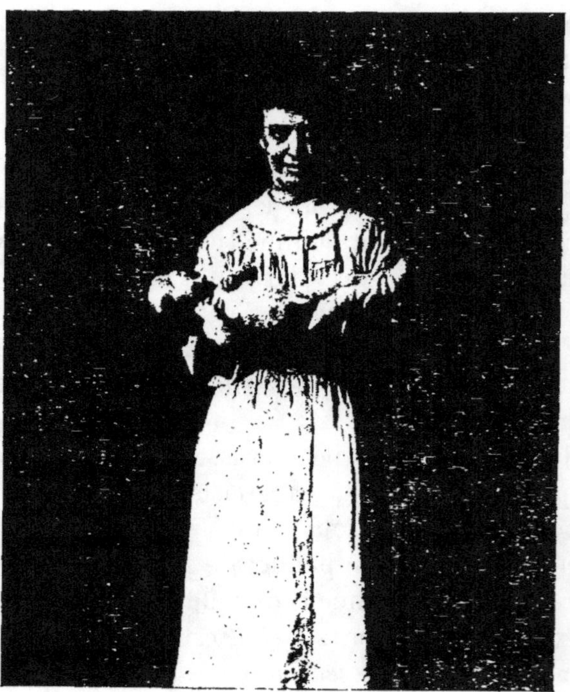

Fig. 38. — Façon de tenir un nouveau-né pour le porter au bain.

matières ; on emmaillotera ensuite l'enfant comme nous
l'avons indiqué page 105 ; on complétera la toilette par un
lavage de la figure avec un tampon d'ouate mouillé d'eau,
puis un tampon d'ouate sec pour enlever l'humidité ; il
faudra en même temps faire la toilette des yeux, des
narines, des conduits auditifs externes, de la chevelure
(Voy. ci-après les paragraphes spéciaux).

Chaque fois que l'enfant s'est sali et qu'il faut procéder au change (p. 113), on fait une toilette du siège et des plis fessiers et inguino-scrotaux (fig. 40).

Quand le siège de l'enfant est tout à fait sain, cette simple

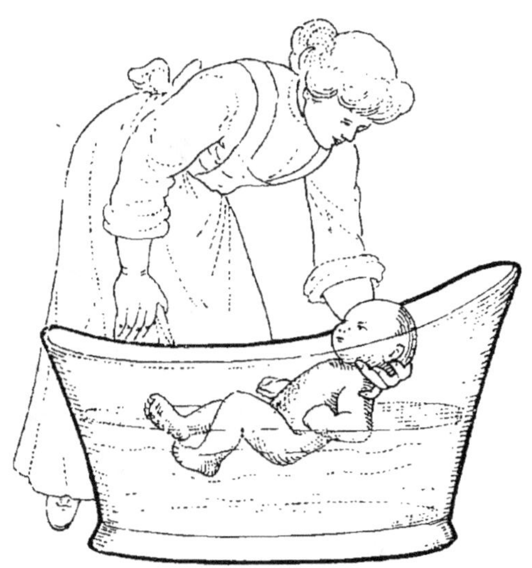

Fig. 39. — Façon de tenir l'enfant dans la baignoire. La main de la femme maintient dans le creux de la paume l'occiput de l'enfant.

toilette suffit. Mais il arrive très souvent que, malgré l'attention mise à changer l'enfant dès qu'il est sali, le séjour dans des langes mouillés d'urine ou souillés de matières provoque des rougeurs du siège, parfois même de petites saillies boutonneuses à sommet rouge pouvant suppurer ou s'ulcérer. Il faut alors, après lavage et séchage, poudrer le siège de l'enfant avec une poudre inerte ou une poudre absorbante. On emploie dans ce but la poudre de lycopode ou la poudre de talc, ou l'un des mélanges suivants :

        Poudre d'oxyde de zinc............   3 grammes.
        Poudre de sous-nitrate de bismuth..   3   —
        Poudre de talc.....................   12   —

ou :

Dermatol......................... 4 grammes.
Poudre de talc.................... 16 　 —

La poudre d'amidon, souvent employée, est défectueuse

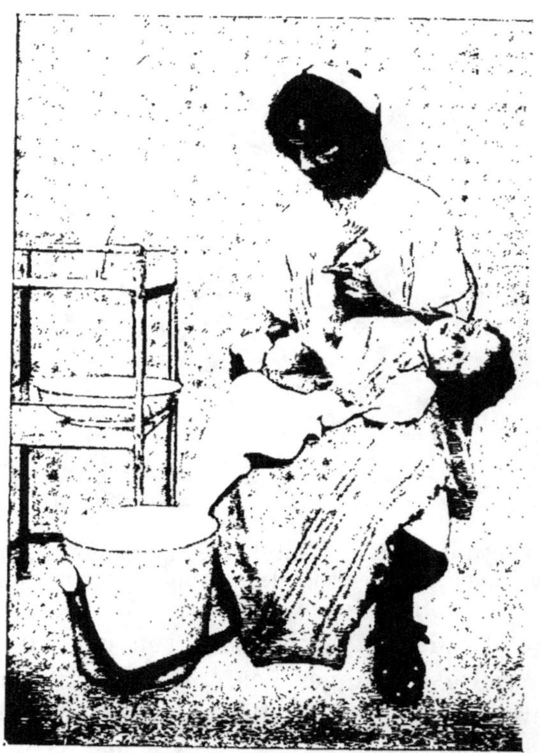

Fig. 40. — Change. Nettoyage du siège.

parce qu'elle fait pâte avec les liquides; on évite cet inconvénient avec les poudres ci-dessus.

Quand l'irritation du siège aboutit à la formation de boutons qui s'ulcèrent à leur sommet, la macération de ces lésions dans l'urine peut conduire à la formation d'ulcérations arrondies, surélevées, suintantes, entourées d'une collerette blanchâtre d'épiderme macéré, et réalisant un aspect analogue à celui des plaques muqueuses susceptibles de survenir dans la même région chez les enfants hérédo-syphilitiques. C'est à cause de cette ressemblance qu'on a donné à cette lésion le nom de *syphiloïde de macération*. Les lésions n'atteignent guère cette intensité que chez les enfants qu'on laisse macérer dans l'urine. Si on a soin de les changer aussitôt après chaque miction, les lésions ne tardent pas à disparaître. Quand elles sont très saillantes, on peut se trouver bien de les toucher à la glycérine iodée (glycérine 20 grammes, teinture d'iode 2 grammes — ou mieux, glycérine 20 grammes, iode métalloïde en cristaux bi-sublimés 0^{gr},20).

Dans les cas rebelles, afin d'éviter le contact des urines, on graisse le siège avec une pommade :

> Axonge benzoïnée.......................... 20 grammes.
> Turbith minéral........................... 1 gramme.

ou :

> Vaseline................................... 20 grammes.
> Précipité rouge............................ 1 gramme.

SOINS DE TOILETTE DANS LA MOYENNE ET LA GRANDE ENFANCE

Dans la seconde enfance, le bain journalier n'est plus aussi nécessaire ; il suffit, deux ou trois fois par semaine, de baigner l'enfant et de le savonner dans l'eau.

A défaut de bain, il faut procéder chaque matin au *débarbouillage* de l'enfant, avec lavage de la figure, du cou, des mains, des avant-bras. Ces lavages se feront à grande eau tiède légèrement savonneuse ; l'eau tiède a sur l'eau fraîche l'avantage de faire un lavage plus complet, parce qu'elle dissout mieux les corps gras et les poussières ; en revanche, l'eau fraîche a l'avantage de produire à la peau une sorte de révulsion, qui en facilite la circulation et la vivifie. Afin de cumuler les avantages des deux températures, on peut faire d'abord un débarbouillage de propreté à l'eau tiède avec un peu de savon blanc sans odeur ou de savon à la glycérine, puis un rinçage à l'eau fraîche, après lequel on essuie très complètement la figure avec un linge sec. On complétera avant ce rinçage le lavage de la figure par les soins des yeux, des narines, des conduits auditifs externes et des pavillons des oreilles et de la bouche; on terminera par ceux de la chevelure (Voy. les paragraphes spéciaux).

Quand l'enfant commence à grandir, vers six à huit ans, il faut l'habituer à se débarbouiller et à se laver les mains lui-même, mais sous la surveillance maternelle, la mère complétant au besoin la toilette.

Outre la toilette du matin, il est nécessaire que l'enfant se débarbouille la figure et se lave les mains fréquemment dans la journée ; l'enfant transpire en courant, et la poussière s'attache à la sueur ; il touche, en jouant, mille objets plus ou moins propres, et en particulier le sol, surtout quand il joue au sable, aux pâtés. Aussi est-il nécessaire qu'il se nettoie fréquemment. On exigera en particulier une petite toilette avant qu'il ne paraisse à table. Souvent le jeune enfant aura en outre besoin qu'on le débarbouille et qu'on lui lave les mains au sortir de table. Ces précautions habitueront l'enfant à la propreté ; il arrivera à réclamer de lui-même qu'on le lave quand il s'est sali ; il arrivera à faire attention à se moins salir, à moins toucher les objets sales, et ce sera un grand bénéfice pour qu'il évite les maladies et les contagions.

SOINS DE LA BOUCHE ET DES DENTS

Dents de lait. — Les dents jouent un grand rôle dans la vie de l'enfant des premières années. Ce rôle a été exagéré autrefois ; les anciens auteurs, jusqu'au milieu du dernier siècle, attribuaient aux éruptions dentaires l'origine de la plupart des maladies de la première enfance; ultérieurement, nous avons assisté à une exagération contraire, lorsqu'à la fin du siècle dernier nos maîtres refusaient toute influence nuisible aux éruptions dentaires, le microbe étant considéré comme la cause unique et suffisante des maladies. Nous savons aujourd'hui que le microbe n'est pas tout, car, à part les micobes spécifiques ou hypervirulents, un grand nombre de microbes ne se développent dans l'organisme et ne l'envahissent qu'à la faveur d'une moindre résistance momentanée de celui-ci ; il est incontestable que les éruptions dentaires réalisent facilement pour les jeunes enfants cet état de moindre résistance ; l'observation journalière le prouve ; les anciens l'avaient bien vu, et, quand on a cessé de le voir, c'est qu'on se bouchait volontairement les yeux. Par quel procédé l'éruption dentaire crée-t-elle cet état de moindre résistance ? par des procédés multiples, semble-t-il : tout d'abord il est incontestable que la poussée dentaire provoque un état d'agacement local ; l'enfant porte constamment sa main dans sa bouche ; il semble soulagé quand on passe le long de la gencive le doigt humecté ou non de miel safrané (sirop Delabarre) ; de là un état d'énervement qui se manifeste selon le caractère des enfants, soit par des cris et de l'agitation, soit par une modification visible du caractère, soit même dans certains cas rares, chez des enfants très nerveux, par des convulsions. Ce n'est pas tout ; il se fait des réflexes sécrétoires ; la bouche sécrète de la salive en quantité exagérée, et les microbes normaux de la bouche s'y multiplient ; il se fait souvent aussi une exagération de sècrétion nasale, surtout lors de la poussée des incisives supérieures, et ce coryza, d'abord purement séreux, apyrétique, avirulent, est susceptible de se transformer en *coryza* véritable, microbien, par l'exagération de virulence des microbes banaux des fosses nasales. Tout cela n'est pas grave et disparaît quand la dent est dehors ; mais cet état bénin peut être le point de départ d'affections sérieuses ; on comprend comment l'enfant énervé, agité, en arrive à mal dormir ,à mal s'alimenter ; d'autre part, il recèle dans la bouche et dans les fosses nasales des microbes à virulence exaltée ; on comprend facilement que le microbisme des voies supérieures, bouche et fosses nasales, puisse se propager aux voies plus profondes, bronches et poumons, et ainsi s'explique la fréquence des *bronchites* et des *bronchopneumonies* pendant la période dentaire. Une explication analogue est valable pour les voies digestives ; peut-être ont-elles leurs sécrétions directement modifiées par un réflexe à point de départ dentaire; peut-être ressentent-elles simplement l'effet de la déglutition d'une salive surabondante et de sécrétions nasales anormales; en tout cas, il est fréquent de constater, en période dentaire, des *modifications des selles*, soit qu'elles se strient de vert, soit qu'elles se mélangent de glaires, soit qu'elles deviennent diarrhéiques, fétides et gazeuses ; ces troubles peuvent aboutir à des *gastro-entérites* aiguës graves. Enfin on peut observer dans les mêmes circonstances des poussées eczémateuses ou des *poussées d'urticaire infantile* ou *strophulus*. J'ai rapporté ailleurs l'histoire d'un frère et d'une sœur qui tous deux avaient eu à plusieurs reprises des accès de *vomissements acétonémiques* aux moments où ils perçaient leurs molaires. Enfin il faut signaler les affections locales, en particulier les *stomatites ulcéreuses* et *membraneuses*, qui coïncident souvent avec l'éruption des molaires de lait.

Les *périodes d'éruption dentaire* sont donc incontestablement des périodes critiques, qu'il est nécessaire de bien connaître.

En général, les premières dents qui apparaissent sont les deux *incisives inférieures médianes*, et elles apparaissent vers l'âge de sept mois. Je dois toutefois dire, pour n'y plus revenir, que l'ordre d'éruption des dents et la date de leur sortie sont sujets aux plus grandes variations; les chiffres que j'indiquerai sont des chiffres moyens, mais on peut voir des écarts très étendus en deçà et au delà ; d'une façon générale, les enfants en bonne santé font leurs dents en temps et dans l'ordre normal, tandis que les irrégularités, les retards et quelquefois aussi les avances exagérées sont plus fréquentes chez les enfants souffreteux et rachitiques; toutefois, en dehors de tout état maladif, on voit dans certaines familles les dents sortir habituellement tôt, ou habituellement tard; ou encore l'ordre des dents est modifié de même façon chez tous les enfants d'un même ménage;

on apprend même quelquefois qu'il en a été de même dans plusieurs générations d'une même famille, et chez des collatéraux éloignés. L'hérédité joue donc un grand rôle dans les anomalies de l'ordre et de l'époque de sortie des dents.

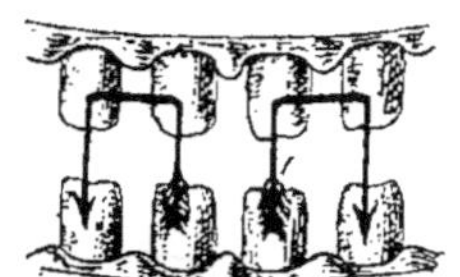

Fig. 41. — Ordre de sortie des dents incisives.

Dans environ les quatre cinquièmes des cas, les *incisives inférieures médianes* sortent les premières, et l'âge moyen de leur sortie est *sept mois*. Avant l'éruption dentaire, la crête des mâchoires est occupée par un bourrelet charnu dur, plus marqué à la mâchoire inférieure et sur sa portion médiane ; c'est en arrière de ce bourrelet, et non en son sommet, que les incisives inférieures médianes viennent perforer la muqueuse; on les voit à travers elle sous forme d'une mince ligne blanche dans les quelques jours qui précèdent immédiatement l'éruption ; on les sent avec la pulpe du petit doigt encore mieux qu'on ne les voit ; la gencive est à peine soulevée à leur niveau; dès qu'elles ont sectionné la muqueuse, celle-ci se rétracte alentour, si bien qu'en peu de jours la dent est saillante de quelques millimètres; en général, les deux dents sortent à quelques jours à peine de distance l'une de l'autre ; elles croissent rapidement, et la couronne est tout entière dehors déjà au bout de quelques semaines. Leur éruption est généralement assez facile.

Contrairement aux précédentes, les incisives supérieures gonflent les gencives avant de sortir ; comme sou-

vent les *quatre incisives. supérieures* se préparent à sortir
à peu d'intervalle l'une de l'autre, *entre le huitième mois
et le dixième mois*, comme elles sont plus larges que les
inférieures, la gencive est souvent rouge et gonflée ;
l'éruption est difficile, l'agitation, l'insomnie, l'état ner-

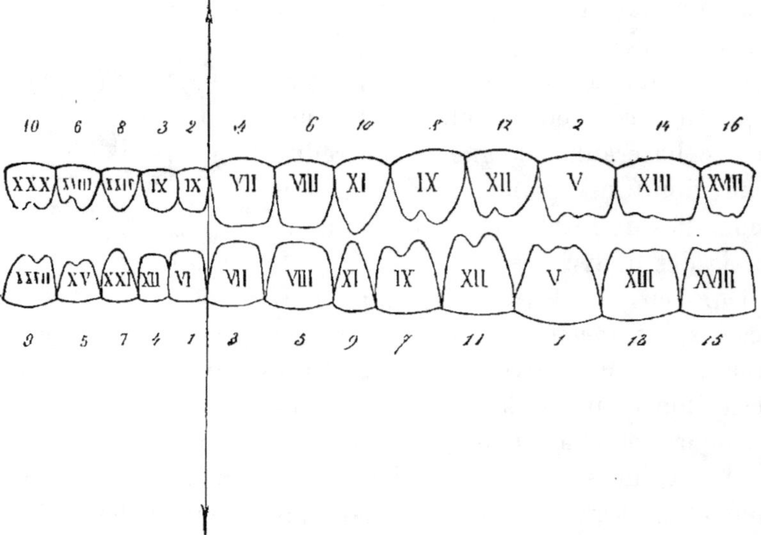

Fig. 42. — Schéma des éruptions dentaires.

A gauche, dents de lait ; à droite, dents définitives. Les chiffres
arabes indiquent l'ordre d'éruption ; les chiffres romains l'âge habituel au moment de l'éruption, en mois pour les dents de lait, en
ans pour les dents définitives.

veux sont marqués ; l'écoulement séreux des narines est
fréquent.

Les *incisives inférieures latérales* sortent facilement vers
la fin de la première année.

Il est de règle que les *premières molaires* sortent avant
les canines. L'éruption des molaires est difficile et longue,
parce que ces dents ne perforent pas la gencive suivant
une ligne comme les précédentes, mais en trois ou quatre

points différents correspondant aux trois ou quatre tubercules de leur couronne. La gencive glisse peu à peu le long des saillies qui sont sorties les premières. Un pont de muqueuse reste parfois une ou deux semaines bridant la couronne, ce qui entretient l'état d'agacement et d'irritation de la gencive et la salivation. Les premières molaires supérieures et inférieures sortent dans la *première moitié de la deuxième année.*

Les *canines* sortent dans la *seconde moitié de la deuxième année.* Leur sortie s'effectue en général sans trop de difficulté. La mauvaise réputation des *œillères* (canines supérieures) à ce point de vue est bien surfaite.

La sortie des *deuxièmes molaires,* dans le *premier semestre de la deuxième année,* présente les mêmes particularités que celle des premières molaires ; mais l'enfant, plus robuste, en est en général moins incommodé.

Avec ces dents se termine la *dentition de lait,* qui se compose, on le voit, de vingt dents. Entre deux ans et demi et cinq ans, il n'y a plus d'éruption dentaire.

Il y a malheureusement peu de choses à faire pour remédier aux troubles que suscite l'éruption des dents de lait. Quand l'éruption se prolonge, l'idée vient d'inciser la gencive pour libérer la dent ; il faut s'en garder ; on créerait ainsi une petite plaie, porte d'entrée possible de microbes, point de départ possible de stomatites ou de gingivites ulcéreuses ou membraneuses. Il faut se contenter de légères frictions sur le bord gingival avec la pulpe du doigt sec ou mieux trempé dans de la glycérine boratée, ou dans du miel de mercuriale safrané (sirop Delabarre) ; ces frictions semblent soulager beaucoup l'enfant ; il faut répéter plusieurs fois par jour, après chaque repas, les toilettes de bouche qu'en temps ordinaire on peut se contenter de faire chaque matin ; enfin, si l'enfant donne visiblement des signes d'énervement exagéré, on sera autorisé à lui donner trois ou quatre fois par jour une cuillerée à café d'une potion calmante telle que la suivante :

> Bromure de sodium.........   30 centigrammes.
> Sirop de fleurs d'oranger..... ⎱
> Hydrolat de tilleul.......... ⎰ ãã 30 grammes.

Dents permanentes. — La première dent permanente qui apparaît est la première grosse molaire. Dès l'âge de trois ou quatre ans, on voit en arrière des prémolaires grandir peu à peu l'espace libre qui lui est destiné. Le travail de progression profonde de la dent est annoncé par un état blanchâtre de la muqueuse de cet espace libre, tranchant avec la coloration rosée du reste de la muqueuse buccale. Mais ce n'est que vers cinq ou même six ans que la dent sort, immédiatement en arrière des prémolaires de lait. Aussi les dentistes lui donnent-ils indifféremment le nom de *dent de cinq ans* ou de *dent de six ans*. Ces dents, peut-être par ce fait qu'elles sont les plus précoces des dents persistantes, sont très sujettes à s'altérer. Elles sont souvent atteintes les premières par la carie dentaire ; elles doivent être spécialement surveillées à ce point de vue. Les grosses molaires offrent cette particularité que, tout en étant des *dents définitives*, elles ne sont pas des *dents de remplacement*. Elles sortent en arrière des dents préexistantes et ne les remplacent pas après les avoir boutées hors. Les dents de remplacement au contraire (incisives définitives, canines définitives, prémolaires) se forment dans la mâchoire en dessous des dents de lait. Au fur et à mesure de leur croissance, le contact de leur sac dentaire fait se résorber la racine de la dent de lait correspondante ; celle-ci, dont la racine diminue peu à peu de profondeur, devient branlante ; bientôt, il suffit d'une toute petite pression pour la faire tomber ; cette chute s'accompagne en général d'une petite hémorragie insignifiante. Au bout de quelques jours, le sommet de la dent de remplacement apparaît dans la dépression de la gencive qu'occupait la dent de lait, et la dent émerge peu à peu.

La chute des dents de lait et l'éruption des dents de remplacement se font en général aux époques suivantes : *incisives médianes* vers sept ans, *incisives latérales* vers huit ans, *premières prémolaires* vers neuf ans, *canines* vers onze ans, *deuxièmes prémolaires* vers douze ans ; enfin, la dentition permanente se complète par l'éruption des *deuxièmes grosses molaires* vers treize ans, et par celle des *troisièmes grosses molaires* vers dix-huit ans ; celles-ci, appelées aussi *dents de sagesse*, ont souvent une éruption tardive et incomplète ; leurs caries, leurs périostites sont graves en raison de leur situation profonde : aussi nécessitent-elles une surveillance spéciale. Je n'y insiste pas, car il ne s'agit plus ici d'enfants.

La façon dont se fait la sortie des dents de remplacement mérite d'être surveillée de très près. En effet, si elle se fait défectueusement, il en résulte des implantations vicieuses définitives, très fâcheuses au point de vue esthétique. Pour bien comprendre comment elles se produisent, il faut connaître certains faits sur lesquels M. Siffre a attiré l'attention. Il faut d'abord savoir que l'arc antérieur de la mâchoire, celui qui est situé entre les deux dents de cinq ans ne grandit pas plus en longueur que ne fait la diaphyse d'un os long ; l'augmentation des dimensions de la mâchoire se fait uniquement à la partie postérieure. Il en résulte que l'espace où vont se ranger les dents de remplacement n'est pas plus vaste que celui qu'occupaient les dents de lait. Les premières ne peuvent donc s'y loger que si elles ne dépassent pas les dents de lait dans la somme de leurs dimensions en largeur. Contrairement à ce qu'on pourrait croire, la somme des dimensions en largeur des dents de remplacement ne dépasse pas celle des dents de lait. Si en effet les incisives et les canines définitives sont plus larges que les incisives et les canines de lait, en revanche les prémolaires sont plus petites que les molaires de lait, et la compensation se fait. Seulement, comme le remplacement commence par les incisives, il y a une période critique entre la sortie des incisives définitives et la chute des molaires de lait, période pendant laquelle les dents sont accumulées dans un espace trop étroit. Heureusement, rien n'est malléable comme les maxillaires d'enfant, et en général, en laissant faire la nature, les incisives, puis les premières prémolaires, enfin les canines et les deuxièmes prémolaires sortent et trouvent leur place en une courbe continue et harmonieuse. Quand il n'en est pas ainsi, quand les dents sortent de travers, ou chevauchent les unes sur les autres, il ne faut pas craindre de faire l'*ablation précoce des dents de lait* et en particulier des canines et des molaires, afin de donner aux dents de devant la place voulue pour éviter tout chevauchement. C'est du reste avec la plus grande facilité que des appareils simples repoussent à cet âge une dent mal sortie et la remettent à la place désirable. C'est également à cet âge qu'on peut corriger la malformation congénitale appelée prognathisme infé-rieur, c'est-à-dire le chevauchement de la rangée infé-rieure de dents en avant de la rangée supérieure. Un appareil poussant en avant les dents de la mâchoire supé-rieure sitôt sorties aboutit facilement à ce résultat. C'est donc dès le début de la chute des dents de lait qu'il faut s'occuper de corriger et de prévenir les implantations vicieuses des dents. Quoi qu'on en ait dit, la même entre-prise commencée plus tard que douze ans est beaucoup plus difficile et ne donne souvent que des résultats incom-plets. Pour toutes ces raisons, on devrait toujours faire surveiller par un dentiste les mâchoires d'enfants en période de remplacement des dents.

Prophylaxie de la carie dentaire et des dépôts de tartre. — Les époques de dentition constituent des périodes critiques, mais, même en dehors des phases d'éruption dentaire, les soins de toilette de la bouche doivent être pris tout aussi minutieusement. C'est le moyen d'éviter la carie dentaire et toutes ses conséquences : fluxions, rages de dents, abcès, fistules, dont on ne saurait trop exagérer la gravité, puisque des infections à point de départ dentaire aboutissent parfois à des septicémies mortelles.

La *carie dentaire* est des plus fréquente dans les races civilisées, et elle débute dans la très grande majorité des cas dès l'enfance. Les statistiques relevées dans les établissements scolaires de divers pays d'Europe montrent qu'on trouve à peine 5 à 10 p. 100 des élèves exempts de carie dentaire, et le nombre de dents malades par rapport aux dents saines atteint 14 à 36 p. 100.

La prophylaxie de la carie n'est pas seulement importante pour éviter la carie elle-même et ses complications locales. La carie a des conséquences qui, pour être moins directes, ne sont pas moins graves. Les inflammations gingivales, les douleurs dentaires qu'entretient la présence d'une dent cariée font que l'enfant évite de mâcher avec les dents du côté atteint. Il ne mâche plus que d'un côté, ce qui entraîne d'une part l'encrassement des sertissures dentaires du côté malade par le tartre, origine de gingivites, et, d'autre part, un fonctionnement asymétrique de la mâchoire, qui peut à la longue dévier fâcheusement les traits. Si la carie est bilatérale, la mastication devient pénible, l'enfant mâche au minimum, avale des aliments incomplètement pulpés et insuffisamment insalivés ; c'est l'origine d'un certain nombre de ces dyspepsies si fréquentes dans la seconde enfance qu'on leur a donné le nom spécial de *dyspepsies des collégiens*.

Enfin, la carie dentaire est souvent une cause qui entretient l'hypertrophie des ganglions du cou, si fréquente chez les enfants. Mœller (de Berlin) a même considéré la carie dentaire comme la porte d'entrée habituelle de la tuberculose, parce qu'on a trouvé quelquefois du bacille de

Koch dans des dents cariées. Il y a là une exagération manifeste. Les méfaits de la carie sont assez grands, outre celui-là, pour qu'on la dépiste, pour qu'on la poursuive, afin de la traiter de façon précoce, et pour qu'on prenne toutes les précautions voulues pour l'éviter.

La carie est relativement rare sur les dents de lait ; toutefois les molaires de lait sont parfois atteintes ; il ne faut pas négliger de les soigner, en se donnant pour raison qu'elles sont appelées à tomber et à être remplacées par des dents saines. Leur présence dans la bouche constitue un foyer d'infection et un risque de contamination pour les dents définitives, spécialement pour la première grosse molaire, qui, sortant vers cinq à six ans, est pendant plusieurs années contemporaine des molaires de lait. C'est donc dès le jeune âge qu'il faut surveiller la bouche des enfants au point de vue de la carie dentaire, et, quel que soit l'âge, il faut recourir à un dentiste pour soigner une carie dès qu'elle se manifeste.

L'accumulation du tartre dentaire est également à surveiller. Elle se fait surtout en deux régions : l'interstice et la sertissure des incisives inférieures sur leur face postérieure, le collet des molaires, surtout si, pour une raison quelconque, l'enfant mâche d'un seul côté. Si, malgré les soins journaliers de la bouche, du tartre s'accumule en ces points, il ne faut pas hésiter à s'adresser à un dentiste pour l'enlever ; le tartre est le milieu de culture de spirilles qui infectent la bouche et peuvent donner lieu à des gingivites ulcéreuses, à des stomatites ulcéro-membraneuses, à des angines de Vincent ; il faut en débarrasser la bouche dès qu'il se forme.

Soins de la bouche. — Chez le nourrisson encore édenté, les soins de la bouche se réduisent à passer après chaque tétée dans les sillons gingivo-dentaires et gingivo-lingual un petit tampon d'ouate hydrophile ou mieux de gaze imbibé d'eau bouillie ; on empêche ainsi le séjour dans la bouche de petits caillots de lait, qui y fermentent, y aigrissent, y constituent un excellent milieu de culture pour les bactéries et pour le champignon du muguet.

Lors de la sortie des dents de lait, il faut continuer ces lavages de bouche en les complétant par la friction des dents avec le tampon d'ouate, afin de conserver leur blancheur, qui, sans cela, s'altère facilement d'incrustations verdâtres ou grisâtres.

Quand l'enfant commence à manger de la viande, des fruits, et a ses deux mâchoires garnies de sa dentition de lait, le simple nettoyage au tampon d'ouate ne suffit plus, il faut employer la brosse à dents, qu'on choisira petite et formée de poils souples, incapables de blesser les gencives encore tendres de l'enfant. Il faut rejeter les brosses en éponge ou en caoutchouc, qui refoulent les détritus dans les interstices dentaires, là où ils sont le plus nuisibles, et qui ne les enlèvent pas. Dès l'âge de trois à quatre ans, on apprendra à l'enfant à se rincer la bouche et à rejeter l'eau de rinçage ; quand il sera suffisamment habitué à cette manœuvre, on pourra employer pour la toilette de la bouche des poudres ou pâtes dentifrices, ou mieux encore un savon dentifrice et des solutions légèrement antiseptiques. Un rinçage de bouche après chaque repas est utile ; en outre, le matin, avec la toilette générale, sera faite la toilette de la bouche, comportant une friction de dents avec la brosse chargée de savon dentifrice, puis un rinçage de bouche à grande eau, ou encore avec une solution antiseptique.

On obtient une solution très suffisamment antiseptique, aucunement irritante, et agréable à la bouche, en ajoutant à un verre d'eau une ou deux gouttes de la solution suivante :

> Alcool à 90°...................... 100 grammes.
> Thymol.......................... 1 gramme.

qu'il est commode d'avoir dans un flacon compte-gouttes.

On peut aussi employer l'eau oxygénée *neutre* à 12 volumes :

une cuillerée à café dans un verre d'eau. L'inconvénient de l'eau oxygénée est de perdre facilement son oxygène pour peu que le flacon soit fréquemment débouché ; mais il y a un moyen de fabriquer extemporanément l'eau oxygénée avec le perborate de soude, qui est de conservation facile. Il suffit d'ajouter à un verre d'eau une pincée de perborate de soude. Le perborate, au contact de l'eau, dégage immédiatement de l'oxygène et se transforme en borate de soude ; on a ainsi une solution à la fois boratée et oxygénée très appropriée aux soins buccaux.

Il faut rejeter toutes les solutions dentifrices acides, qui nuisent à l'émail des dents.

Les poudres et pâtes dentifrices ne doivent comporter que des produits finement pulvérisés, afin que l'action mécanique soit douce et ne risque pas de rayer ou d'user l'émail ; elles doivent être neutres ou faiblement alcalines ; on doit bannir absolument la poudre de charbon, qui, à la longue, noircit par un vrai tatouage le bord gingival ; on doit aussi bannir la poudre de pierre ponce, du moins pour l'usage journalier, son emploi étant réservé aux cas d'incrustations noirâtres, verdâtres ou jaunâtres de la surface dentaire, qui ne se voient guère quand les dents sont régulièrement nettoyées.

Voici quelques formules de poudres et de pâte savonneuse répondant aux desiderata ci-dessus.

Poudre dentifrice :

Magnésie	15 grammes.
Quinquina rouge pulvérisé	5 —
Crème de tartre	5 —
Essence de menthe	V gouttes.

Autre :

Poudre de savon	5 grammes.
Acide borique finement pulvérisé	5 —
Craie	5 —
Carbonate de magnésie	10 —
Essence de menthe	II gouttes.

Pâte dentifrice (à préférer aux poudres) :

> Poudre de savon......................
> Carbonate de chaux précipité....... $\overline{aa}$ 25 grammes.
> Glycérine..........................
> Essence de menthe............ .. V gouttes.

Quand l'enfant aura six à sept ans, on lui apprendra à se servir lui-même de la brosse à dents ; on lui enseignera non seulement à se brosser les dents horizontalement, mais aussi de haut en bas et de bas en haut, dans le sens des interstices dentaires, de façon à faire pénétrer dans ceux-ci les crins de la brosse et à les débarrasser des débris alimentaires et du tartre dentaire.

A l'adolescence, on substituera à la brosse douce la brosse rude.

Ces nettoyages dentaires seront faits le matin au réveil, avec la toilette générale, et le soir avant de se coucher, sans préjudice du rinçage de bouche après chaque repas, qui est le meilleur moyen d'éviter le séjour dans la bouche de particules alimentaires nuisibles à la dentition.

SOINS DES FOSSES NASALES

Les cavités nasales sont petites et étroites chez le nouveau-né, non seulement absolument, mais aussi relativement. Le maxillaire supérieur est très peu développé, ainsi que les os nasaux; ce n'est qu'après la seconde dentition que les os se développent et que le nez prend dans la physionomie son importance ; c'est à ce développement du nez que tient surtout la différence de type entre la face de l'enfant et celle de l'adulte.

L'étroitesse des fosses nasales fait que le nez de l'enfant s'obstrue facilement. Il suffit d'une congestion légère de la muqueuse, avec ou même sans sécrétions, pour que le passage de l'air soit interrompu. Aussi un coryza quelque peu intense gêne beaucoup le nourrisson et l'empêche de prendre le sein ou le biberon ; la bouche étant obturée par le mamelon ou par la tétine, et le nez par la congestion due

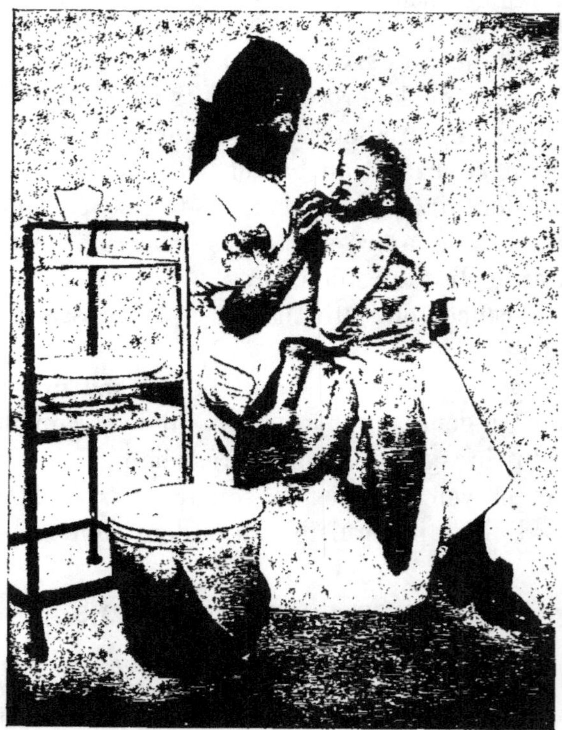

Fig. 43. — Nettoyage des fosses nasales avec le petit rouleau
d'ouate.

au coryza, l'enfant asphyxie chaque fois qu'il veut téter, il se fâche, s'irrite, crie. Il peut être alors nécessaire de passer dans les narines un fin pinceau de blaireau, ou un duvet de plume trempé dans l'huile suivante :

Huile d'amandes douces....... 20   grammes.
Résorcine................ .... 0,40 centigrammes.

A la suite d'un coryza, le nez sécrète longtemps ; l'enfant ne sachant pas se moucher, les mucosités se dessèchent dans les fosses nasales, les encombrent et peuvent être l'origine d'infections et fermentations locales. On évite ces ennuis en faisant journellement, dès le plus jeune âge, une toilette des fosses nasales, en même temps que la toilette du matin. Je ne manque pas de prescrire cette toilette pour tous les enfants dont j'ai la surveillance ; c'est grâce à elle, je le crois du moins, que je n'observe guère dans ma clientèle les végétations adénoïdes des fosses nasales, si désastreuses dans leurs conséquences si on ne les fait pas disparaître par une opération, si récidivantes après opération et si fréquentes dans d'autres milieux.

Cette toilette des fosses nasales (fig. 43) est très simple, et l'enfant s'y prête volontiers quand il y est habitué dès les premières années. On y procède en même temps qu'à la toilette générale du matin. Pour le petit bébé, on se contente de passer dans la narine un petit rouleau de coton imbibé d'eau ; il n'y a pas à craindre de l'entrer trop loin ; on ne peut rien blesser ; le rouleau introduit dans la narine, on lui imprime un mouvement de rotation sur lui-même, puis on le retire ; on ramène le plus souvent quelque mucosité nasale glaireuse collée au rouleau de coton ; on continue avec un nouveau rouleau jusqu'à ce que le rouleau cesse de rien ramener et revienne propre. Cette pratique suffit en temps ordinaire. Quand, à la suite d'un coryza, des croûtes se forment dans les fosses nasales, il est bon, avant de procéder au nettoyage des fosses nasales, de ramollir ces croûtes en injectant dans la narine quelques gouttes d'huile résorcinée quelque temps auparavant. Le mieux est, au réveil de l'enfant, de lui mettre ces gouttes dans le nez ; il s'écoulera ainsi quelque temps jusqu'au moment de la toilette ; les croûtes seront ramollies quand on procédera à celle-ci, et les rouleaux de coton les ramèneront facilement.

Pour mettre dans le nez de l'enfant des gouttes d'huile

résorcinée quand il est atteint de coryza ou d'inflammation chronique de l'arrière-nez avec tendance aux végétations adénoïdes, on procède de la façon suivante : l'enfant étant couché dans son lit, la tête reposant horizontalement sur l'oreiller, face en l'air, on approche de la narine l'extrémité du compte-gouttes, et on laisse tomber à l'orifice de la narine, en pressant sur le caoutchouc du compte-gouttes, la quantité de gouttes prescrite. La position de la tête fait que le liquide descend dans les fosses nasales de lui-même. Il faut maintenir cette position de la tête environ une minute. Si l'enfant ne se laisse pas faire, on pourrait craindre qu'il ne se blesse avec l'extrémité en verre du compte-gouttes. On peut alors employer le procédé suivant: on verse dans une petite cuiller le nombre de gouttes nécessaire, augmenté d'une ou deux (pour tenir compte d'un peu de liquide qui restera à la paroi de la cuiller), et, la tête étant maintenue de la main gauche dans la même position que tout à l'heure, on verse avec la cuiller le liquide dans la narine. Ces procédés ont, sur l'usage de la seringue, l'avantage de ne pas faire de projection de jet ou de gouttelettes ; on a eu parfois des suffocations effrayantes quand une goutte de liquide a été projetée dans le vestibule laryngé. Si, en versant le liquide simplement à l'entrée des fosses nasales, on craint de ne pas badigeonner suffisamment toutes les parois de cette cavité, on peut mouiller d'huile ou de glycérine un rouleau de coton ou une petite plume, l'introduire dans les fosses nasales, et la retirer après lui avoir imprimé un mouvement de rotation. Quand il n'y a ni coryza chronique, ni tendance aux proliférations lymphoïdes (végétations adénoïdes), le simple nettoyage avec un rouleau trempé d'eau est suffisant comme toilette journalière.

Il ne faut pas renoncer à ce nettoyage journalier des fosses nasales quand l'enfant grandit. Quand on le pratique journellement, on se rend compte de son utilité en voyant l'abondance des poussières que l'on ramène avec les mucosités. Quand l'enfant grandit, on lui apprend une petite manœuvre qui aide beaucoup au nettoyage : on le fait souffler par le nez pour pousser les mucosités vers l'orifice. Non seulement cette manœuvre permet une toilette du nez plus rapide et plus complète, mais elle apprend à l'enfant à savoir se moucher quand il commence à savoir se servir d'un mouchoir. En général, les enfants au-dessous de dix à douze ans ne savent pas se moucher, pas plus qu'ils ne savent cracher : ils se contentent d'essuyer l'entrée des narines. Ce n'est que lorsque l'enfant saura se moucher aussi bien que l'adulte et expulser bien complètement les mucosités en se mouchant qu'on pourra cesser le nettoyage journalier des fosses nasales.

SOINS DES OREILLES

C'est surtout les soins de propreté de la bouche et des fosses nasales qui mettent à l'abri des affections des oreilles, et spécialement de la plus fréquente dans l'enfance, l'otite moyenne. L'otite moyenne est l'inflammation de la caisse du tympan ou oreille moyenne, cavité qui communique directement avec l'arrière-nez par un conduit, la trompe d'Eustache ; les infections de la gorge et du nez remontent par ce conduit jusqu'à l'oreille et causent l'otite. L'oreille moyenne est séparée du conduit auditif externe, ou oreille externe, par la membrane du tympan; ce n'est qu'après avoir perforé cette membrane que le pus formé dans la caisse du tympan lors des otites moyennes peut sortir par l'oreille, donnant lieu aux écoulements d'oreille.

Par suite, bien que cela semble paradoxal, l'hygiène de l'oreille a moins d'importance pour le bon état de l'organe de l'ouïe et de sa fonction que l'hygiène du nez et de la gorge. Toutefois le conduit auditif externe et le pavillon de l'oreille peuvent, si l'on laisse les sécrétions et les poussières s'y accumuler, devenir le siège d'érythèmes, de suintements, d'eczéma, d'ecthyma, de furoncles. Il importe donc de compléter la toilette du matin par un nettoyage des oreilles. Le pli qui sépare en arrière le pavillon de l'oreille de la saillie osseuse qu'on appelle l'apophyse mastoïde est un lieu de prédilection de l'eczéma suintant, qui, en ce lieu, a souvent une ténacité désespérante. Il importe donc de veiller avec soin au nettoyage de ce pli ; de même on nettoiera avec soin les anfractuosités du pavillon de l'oreille ; tous ces nettoyages se feront à l'eau tiède, au moyen d'un petit tampon d'ouate légèrement frotté de savon. Le conduit auditif externe sera lui-même nettoyé au moyen d'un linge fin roulé humecté d'eau ; on l'asséchera ensuite avec soin ; la sécrétion jaunâtre du conduit auditif externe, connue sous le nom de *cérumen*, est peu abondante dans l'enfance ; si toutefois on voit le cérumen s'accumuler dans le conduit, on pourrait y injecter quelques gouttes d'huile d'amandes douces ou d'huile de vaseline pour ramollir le cérumen, puis faire un lavage de l'oreille avec une solution alcaline tiède, obtenue en ajoutant une pincée de carbonate de soude à un bol d'eau.

Le cérumen ne s'accumule guère dans le conduit auditif de l'enfant qu'autour de petits corps étrangers formant noyau. Souvent de petits débris de rouleaux d'ouate peuvent être ce noyau. C'est pourquoi il vaut mieux sécher l'oreille avec un petit linge fin qu'avec la ouate. Quant à l'emploi du cure-oreille, il est pernicieux ; quand il n'y a pas de cérumen, il n'est pas besoin de cure-oreille ; quand il y a du cérumen, l'introduction du cure-oreille risque de refouler celui-ci, au lieu de l'extraire ; enfin le frottement d'un corps dur comme les cure-oreilles en bois, os, corne, risque d'irriter les parties profondes du conduit auditif externe, irritation qui pourrait se propager au tympan. Donc s'en tenir au nettoyage à l'eau avec tampon d'ouate ou mieux linge fin.

SOINS DES YEUX

Nouveau-né. — Le nouveau-né n'entr'ouvre les yeux qu'à intervalles éloignés et ne tarde pas à les refermer. Ces yeux, qui subissent pour la première fois le contact de l'air et l'influence de la lumière, sont très sensibles à toutes les causes d'inflammation et s'infectent très facilement. Malgré les soins antiseptiques dont les voies génitales de la mère sont l'objet au moment de l'accouchement, elles recèlent des microbes susceptibles de contaminer au passage la fente palpébrale du nouveau-né et de devenir l'occasion de *conjonctivites infectieuses*. La plus redoutable est la *conjonctivite à gonocoques*, qui se manifeste par une abondante sécrétion de pus sous les paupières et qui est susceptible d'aboutir à la perte de l'œil. Sans être aussi graves, les conjonctivites simples sont cependant capables, si on les laisse s'établir, d'aboutir à des inflammations superficielles de la cornée et à des taies cornéennes, très difficiles à guérir.

Pour prévenir ces ophtalmies du nouveau-né, le meilleur moyen est de laver soigneusement, aussitôt après la naissance, les paupières du nouveau-né à l'eau bouillie ; on trempe dans l'eau bouillie un tampon de coton, on laisse tomber sur la fente palpébrale le filet d'eau qui en tombe, on enlève soigneusement toute trace de mucus ou de sang qui aurait pu séjourner sur les paupières du nouveau-né. Puis on entr'ouvre les paupières, et on instille dans la fente palpébrale quelques gouttes d'un liquide antiseptique. Si on a des raisons de craindre une contamination par le gonocoque, il ne faut pas craindre d'injecter quelques gouttes de *solution de nitrate d'argent à 1 p. 50*. Cette solution est toutefois un peu irritante par elle-même ; aussi, quand il n'y a pas de raison spéciale de craindre le gonocoque, on doit se contenter de la solution de nitrate d'argent à 1 p. 150. On peut y substituer l'*argyrol* à 1 p. 10, ou même, si on est pris au dépourvu, quelques gouttes de *jus de citron*.

Nourrisson. — Dans les premiers jours, le nouveau-né ouvre les yeux, mais ne voit pas, ses pupilles restent puncti-formes ; ce n'est qu'au bout de quelques jours que s'établit le jeu de la pupille à la lumière, la pupille se dilatant dans l'obscurité et se resserrant à la lumière. La faculté de regarder, c'est-à-dire de faire converger les yeux vers un objet et de suivre l'objet dans ses mouvements n'apparaît qu'au bout de six semaines à deux mois, pour les objets lumineux d'abord, puis pour les autres. Pendant les cinq à six premiers mois, l'association des mouvements des yeux est du reste imparfaite ; très souvent, les yeux ne se meuvent pas de concert, et l'enfant louche un instant ; il n'y a pas à s'inquiéter de ce strabisme intermittent des premiers mois, il est la conséquence d'une éducation encore insuffi-sante des mouvements coordonnés des yeux et est destiné à disparaître.

Pendant toute la première enfance, il faut craindre pour les yeux fragiles du bébé la lumière trop vive et trop proche ; quand l'enfant est couché dans son petit lit-berceau, on se gardera d'allumer des lumières vives au-devant ou au-dessus de lui, elles fatigueraient sa vue, ni à côté et près de lui, elles riqueraient de provoquer des déviations du regard. Il faut dans la chambre de l'enfant des lumières tamisées, munies d'abat-jour qui empêchent les rayons lumineux d'arriver directement aux yeux de l'enfant dans son ber-ceau. De même pour les sorties par les jours de soleil, on protégera la figure de l'enfant contre le soleil et ses réverbé-rations par un voile et par une ombrelle ou la capote de sa petite voiture.

Deuxième enfance. — C'est l'âge du *strabisme*. Le traitement du strabisme constitué ne peut être fait qu'après détermination du fonctionnement défectueux des yeux par un ophtalmologiste et doit être pratiqué sous la direction de ce dernier. Nous n'en parlons donc aucunement ici. En revanche, nous devons indiquer comment on peut dépister de bonne heure le développement du strabisme, afin d'adresser en temps opportun l'enfant à l'ophtalmologiste.

Nous avons dit que le strabisme intermittent était habituel chez l'enfant des premiers mois; mais il doit disparaître à partir du moment où l'enfant commence à fixer les objets. Toutefois, on observe encore dans la première et même la seconde année des déviations passagères du regard par défaut de synergie des mouvements des muscles de l'œil; elles ne doivent pas inquiéter quand elles se produisent en dehors des moments où l'enfant fixe un objet, encore moins quand l'enfant ferme à demi les paupières, quand il commence à s'endormir. Au contraire, si la déviation d'un des yeux survient à l'occasion de la fixation d'un objet, il y a à craindre qu'il ne s'agisse d'un début de strabisme, susceptible de devenir ultérieurement permanent et intense. En effet, le strabisme ne se constitue que vers deux ou trois ans. Antérieurement, il s'annonce par des déviations, tantôt d'un œil, tantôt de l'autre, au moment où l'enfant fixe un objet. C'est la première phase, *phase de strabisme intermittent*; ultérieurement le strabisme devient permanent, mais c'est tantôt un œil, tantôt l'autre qui se dévie lors de la fixation de l'objet; c'est la *phase du strabisme alternant*; finalement, l'enfant fixe toujours avec le même œil, et l'autre œil est dévié constamment (*phase de strabisme fixe*). A cette période, le sujet ne perçoit plus les images que l'œil dévié transmet au cerveau. Il en fait abstraction. Elles sont neutralisées. A partir de ce moment, le traitement devient ardu, car toute thérapeutique, même chirurgicale, est vaine si l'on ne commence par réveiller la perception des images dans l'œil strabique; or, ce réveil ne s'obtient que par une rééducation longue, exigeant beaucoup de méthode et de patience. On voit donc l'intérêt qu'il y a à dépister de bonne heure la tendance au strabisme. L'ophtalmologiste, consulté de bonne heure, déterminera la cause, la tendance au strabisme. Il s'agit souvent d'un vice de réfraction ou d'accommodation d'un des yeux, ou des deux. En remédiant à ce vice par un traitement approprié, on empêchera de se développer un strabisme qui, laissé à lui-même, ne pourrait ultérieurement guérir que par un traitement très long, suivi d'une opération chirurgicale, le raccourcissement d'un ou plusieurs muscles de l'œil (ténotomie).

Age scolaire. — Quand l'enfant commence à lire et à écrire, certaines précautions sont nécessaires pour lui conserver l'intégrité de sa vision. La vision de près, telle qu'elle a lieu dans l'acte de lire ou d'écrire, surtout si elle se fait dans de mauvaises conditions, contribue très fortement à provoquer la myopie. Toutes les statistiques recueillies par les spécialistes dans les écoles concordent à montrer que la myopie, à peu près nulle dans les classes de début, augmente rapidement dans les classes ultérieures et atteint son maximum dans les hautes classes, préparatoires aux examens (1). La myopie est rare chez les sujets qui ont de bonne heure quitté l'école pour des travaux manuels ou agricoles, sauf dans les métiers exigeant la vision de près prolongée (horlogers, brodeuses, etc.). Certes, les travaux scolaires n'entraînent la myopie que chez les sujets prédisposés, et la majorité des élèves y échappent. Toutefois, il ne faut pas exagérer le rôle de la prédisposition héréditaire ; les statistiques montrent que, sur 100 myopes, 65 seulement ont au moins un parent myope (Mottais). Ce n'est donc pas seulement chez les enfants de myope qu'il faut craindre au cours des études la survenue de la myopie, mais même chez ceux qui n'ont à cet égard aucune hérédité.

A plus forte raison, les travaux scolaires seront-ils très

(1) 35 p. 100 dans les classes supérieures, 17 p. 100 dans les classes moyennes, 0 p. 100 dans les classes inférieures (Mottais).

nuisibles aux organes visuels des sujets porteurs de quelque anomalie congénitale de la vision. Ces anomalies existent souvent chez l'enfant sans qu'on s'en doute. C'est souvent seulement à l'adolescence ou même à l'âge adulte que des sujets à vision congénitalement défectueuse se doutent que leur vue n'est pas celle de tout le monde. Si on examine au point de vue de la vision de parti pris tous les enfants d'une école, il est habituel d'en trouver quelques-uns qui ne peuvent lire de leur place les caractères tracés au tableau ; le maître ne s'en doutait pas, mettait les fautes de ces élèves sur le compte de l'inintelligence ou de l'étourderie, et parfois était amené à sévir contre des enfants qui n'avaient pas besoin de corrections, mais de lunettes.

Il est donc très important de se rendre compte de l'état de la vision d'un enfant, au moment où il va commencer à fréquenter l'école. Pour être complet et scientifiquement fait, cet examen devrait être fait par un ophtalmologiste. Ce serait peut-être toutefois beaucoup demander, et on peut limiter l'intervention de celui-ci aux enfants qui, à une distance de 10 mètres et en pleine lumière, seraient incapables de différencier des figures tracées en blanc sur un tableau noir, ou en noir sur un papier blanc et représentant un rond, une croix, un carré de 3 centimètres de hauteur, formés de traits de 2 millimètres et demi d'épaisseur. Aux enfants incapables de reconnaître les figures, les prescriptions d'un spécialiste s'imposent ; il se rendra compte si l'anomalie de la vision est susceptible d'être avantageusement corrigée par le port habituel ou intermittent de verres appropriés, et il indiquera si l'état de la vision de l'enfant doit être signalé au maître, et s'il y a lieu de demander pour l'enfant, en raison de ses troubles visuels, une place spéciale dans la classe, près ou loin du tableau, près ou loin de la fenêtre.

Au cours des études, il sera nécessaire, chaque année, de vérifier si l'intégrité de la vision s'est maintenue ; l'enfant sachant lire, on pourra dès lors employer les lettres au lieu des figures et obtenir ainsi plus de précision.

Même en ce qui regarde les enfants à vision normale au début de leurs études, un certain nombre de précautions sont indispensables pour éviter autant que possible la myopie. Les livres de classe doivent être en gros caractères (au moins onze points pour l'enfant qui apprend à lire, et au moins neuf quand la lecture est courante). Il faut habituer l'enfant à lire et à écrire en tenant les yeux à 30 centimètres environ du livre ou du papier, ce que l'on obtient par l'attitude droite du buste, nécessaire d'autre part pour la respiration et le bon fonctionnement circulatoire.

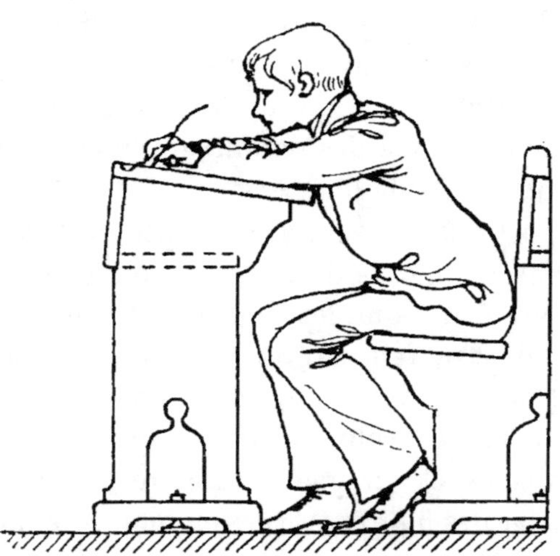

Fig. 44. — Table de travail. Disposition défectueuse du banc par rapport à la table, obligeant l'enfant à incliner son thorax.

Nous n'avons pas l'intention d'entrer ici dans les prescriptions relatives à l'éclairage, l'orientation, la disposition intérieure des classes, mais l'écolier, du moins l'externe, ne travaille pas seulement en classe, mais aussi à la maison. Il est nécessaire qu'il puisse disposer d'une table près d'une fenêtre bien éclairée ; la table sera orientée par rapport à la fenêtre, de façon que le jour vienne sur la gauche de l'enfant, afin que la main ne fasse pas ombre au point où il écrit. Il y a tout avantage à donner à l'enfant une table-

pupitre faisant corps avec un banc à dossier droit analogue
à celles en usage dans les classes et dont la disposition est
combinée de façon à assurer automatiquement la bonne
position de l'enfant qui écrit, le dossier droit l'empêchant
de se pencher en avant (fig. 44 et 45). Pour le soir, l'éclairage
de cette table sera assuré par une lumière suffisamment

intense, située en avant et
à gauche de l'enfant, et
munie d'un abat-jour suffisamment opaque pour ré-
fléchir la lumière sur la
table de travail et en garantir la figure de l'enfant.
Cet éclairage unilatéral
gauche est préférable à
l'éclairage qui vient du
plafond.

La source lumineuse
doit être suffisamment intense. Aussi les lampes à
huile et à pétrole, si on ne
dispose pas du gaz ou de
l'électricité, doivent être
de fort calibre. Pour la
même raison, si on a le gaz,
on préférera le manchon

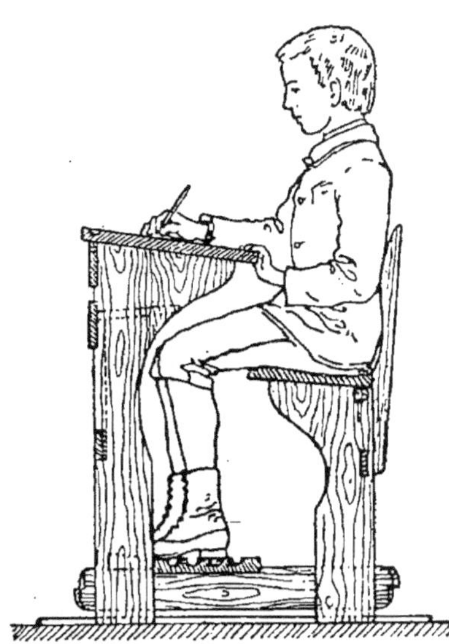

Fig. 45. — Table de travail avec
banc fixe à dossier droit maintenant le thorax vertical et la
tête éloignée du papier.

incandescent au bec simple ; il a du reste deux autres avantages, celui de dépenser moins et celui de réduire au minimum les gaz toxiques de combustion. Mais l'électricité est
l'éclairage le meilleur ; il faut préférer pour l'usage en
question les lampes anciennes, à fil végétal carbonisé, aux
lampes nouvelles à fil métallique ; ces dernières ont l'avantage de l'économie et de l'intensité qui peuvent les faire
choisir pour l'éclairage diffus d'une pièce ; mais, pour la
table de travail, on préférera la lampe à filament de char-

bon, parce que sa lumière est plus exempte de rayons ultra-violets nocifs pour la vue ; une bonne lampe de dix bougies, qu'il faut renouveler quand l'examen par transparence montre qu'elle a pris une teinte fumée, constitue l'éclairage idéal. Il faut la monter sur un pied d'environ 30 centimètres, disposé, ainsi que l'abat-jour, de façon à ne pas porter ombre sur la table.

Le papier fourni à l'enfant sera un papier bien blanc, opaque, de façon que l'écriture ne transparaisse pas d'un côté à l'autre, ce qui gêne la visibilité, et mat, non glacé, les papiers glacés ayant des reflets nuisibles pour la vue. Il y a utilité à habituer l'enfant à écrire gros.

SOINS DE LA CHEVELURE

L'état de la chevelure est très variable à la naissance. Certains enfants, surtout les bruns, naissent avec des cheveux ayant déjà plusieurs centimètres de longueur, formant des mèches et des boucles. D'autres, surtout les blonds, n'ont qu'un duvet, et ce n'est qu'après plusieurs mois que la chevelure se développe. Une pratique déplorable du peuple est de laisser ce duvet s'encrasser de sécrétions sébacées auxquelles se mélangent les poussières ; il se forme ainsi sur le sommet du crâne un enduit croûteux que les bonnes femmes appellent la calotte ou le chapeau et auquel elles se gardent bien de toucher. Il est pourtant dangereux de le conserver. Il devient souvent l'origine d'impétigo et d'eczéma du cuir chevelu, difficile à guérir. Pour débarrasser un bébé de sa « calotte », il suffit de la ramollir en appliquant sur elle un jaune d'œuf, ou une couche de cold-cream ; on laisse en place deux ou trois heures, puis on lave au savon et on sèche bien. Il suffit en général de répéter ce traitement à quelques jours de distance pour obtenir la disparition complète du «chapeau».

Quand ce « chapeau » est très épais, on peut employer de la même façon le glycérolé suivant (Bodin) :

<pre>
Glycérolé d'amidon neutre...... 40 grammes.
Goudron liquide........   5   —
Extrait fluide de Panama.... Q. S. pour émulsion.
</pre>

On évite du reste la formation du « chapeau » si on a soin, dès la naissance, de faire chaque matin la toilette du cuir chevelu en même temps que la toilette générale ; on lave le cuir chevelu avec un tampon d'ouate trempé dans l'eau tiède ; si les cheveux sont déjà longs, on les rabat d'un côté et de l'autre suivant des raies pour laver à ce niveau le cuir chevelu. Quant aux cheveux eux-mêmes, on les brosse quotidiennement de leur racine vers leur pointe avec une brosse douce.

Quand les cheveux de l'enfant commencent à devenir longs et à tomber sur la nuque, vers dix-huit mois ou deux ans, il est bon de les couper ou du moins de les raccourcir légèrement, non seulement pour les garçons, mais même pour les fillettes ; ils acquièrent ainsi plus de force, sans perdre leur finesse, à condition qu'on ne les coupe pas ras ni trop souvent.

A partir de quatre à cinq ans, le mieux est, pour les *garçons*, de couper les cheveux ras, sinon sur le haut du crâne, où on peut leur laisser quelques centimètres, en tout cas sur les côtés et en arrière. Il faudra, dès l'âge de six ou sept ans, apprendre à l'enfant à se brosser les cheveux, sans toutefois le livrer complètement à lui-même, mais en surveillant cette toilette.

L'usage veut qu'on laisse aux *filles* les cheveux longs dès qu'elles deviennent grandettes ; dès qu'ils tombent sur les épaules, on les tresse en nattes ; cette pratique est presque nécessaire, parce que les cheveux épars dans le dos salissent le dos des robes, prennent eux-mêmes les poussières et s'embrouillent tellement qu'on a peine à les démêler sans en arracher. Il faut toutefois savoir que le cheveu constamment natté perd de sa force et a tendance à tomber ; quand on constatera que des fillettes perdent abondamment leurs cheveux sans que l'état général (convalescence, anémie, faiblesse) en soient la cause, il sera bon de laisser quelques heures chaque jour les cheveux épars dans le dos. En tout cas, les nattes doivent toujours être peu serrées.

Aux approches de la puberté, on relève les nattes, on les enroule en un chignon ; ou mieux encore, on forme le chignon de faisceaux non nattés ; le chignon doit être assez lâche pour que les cheveux ne soient pas tiraillés ; il ne doit pas être au sommet du crâne, où il charge la tête pour peu que la chevelure soit abondante ; certaines céphalalgies vespérales des jeunes filles n'ont pas d'autres causes et disparaissent quand on fait baisser le chignon ; il ne faut pas non plus qu'un chignon lourd soit trop déclive sur la nuque ; il tiraille le cuir chevelu ; le mieux est de partager les tresses et de les relever à la fois par côtés et en arrière pour partager le poids du chignon. Une mère ingénieuse saura toujours concilier ces nécessités avec celles de la mode et de l'esthétique.

A cette question du chignon est liée celle du chapeau. Les grands chapeaux actuels ne peuvent être maintenus que par des épingles traversant le chignon ; par les grands vents, les cheveux ont ainsi à supporter des tiraillements violents. Il est de toute nécessité que les chapeaux des jeunes filles soient grands si l'on veut et encadrant gracieusement la figure, mais légers, de façon à ne causer ni poids sur la tête, ni tiraillements pénibles du fait du vent.

Qu'il s'agisse de cheveux d'enfants, ou de cheveux de jeunes filles, il est des pratiques qu'il faut éviter. Ce sont celle des papillotes avec lesquelles on torture les cheveux en les enserrant la nuit autour de bigoudis, ou en les entourant d'une coque de papier ; celle du fer à friser qui brûle le cheveu et le dessèche ; celle des cosmétiques, la plupart à base du substances grasses, qui graissent le cheveu et gênent la perspiration du cuir chevelu. Les soins à prendre sont beaucoup plus simples : des savonnages de tête tous les trois ou quatre jours, des frictions journalières du cuir chevelu à l'eau de Cologne, le brossage et le peignage journaliers des cheveux, voilà tout ce qui convient. Pour les cheveux longs des fillettes et des jeunes filles, il faut employer un grand peigne à larges dents, ce qui évite de casser et d'arracher les cheveux. Le peigne fin est à rejeter de l'usage habituel, surtout quand les cheveux sont portés longs.

Avec la puberté, apparaissent la *séborrhée du cuir chevelu* et les *pellicules* ; on sait en effet que l'activité des glandes sébacées est fonction de l'activité des glandes génitales ; à partir de la puberté, les savonnages de tête doivent pour cette raison être plus fréquents.

Ces *savonnages de tête* peuvent être faits simplement à l'eau de savon tiède (savon blanc sans parfum), ou encore, pour les cuirs chevelus sensibles, à la décoction de bois de Panama (80 grammes de bois en menus morceaux pour un litre d'eau). On fait suivre ensuite d'un lavage à grande eau tiède, puis d'une friction à l'alcool à 60° ou à l'eau de Cologne. Pour les garçons dont les cheveux sont tenus courts, ces savonnages peuvent facilement être faits tous les huit ou quinze jours. Pour les jeunes filles, dont les cheveux sont longs, le savonnage de la chevelure totale exige un temps et des soins tels qu'on ne peut les renouveler souvent, à moins d'avoir recours à un professionnel ; mais on peut procéder fréquemment, surtout si le cuir chevelu est séborrhéique et si les pellicules sont abondantes, à des savonnages limités au cuir chevelu et à la racine des cheveux. Pour cela, on tresse les cheveux en quatre à six nattes à partir de 15 centimètres environ de leur racine ; on lie l'extrémité des nattes ; le lien restera en place jusqu'au séchage ; on brosse ensuite le cuir chevelu avec une brosse à dents mouillée, frottée sur du savon, en passant la brosse dans des raies qu'on fait avec les doigts de la main gauche entre les racines des cheveux ; cette opération dure dix minutes ; puis on rince à l'eau tiède, en faisant couler sur le cuir chevelu l'eau d'un petit arrosoir, ou mieux d'un récipient à retournement fait dans ce but et d'usage courant chez les coiffeurs ; on rince au besoin une seconde fois ; on lotionne à l'eau de Cologne ; à ce moment seulement, on délie les nattes et on sèche avec une serviette-éponge chaude.

Pour dégraisser les cheveux, on peut aussi employer les lotions à l'éther de pétrole, à l'acétone, ou au mélange à parties égales d'alcool et d'éther ; mais ce sont là des méthodes dangereuses à cause de l'inflammabilité extrême de ces liquides. Il vaut mieux se contenter, dans l'intervalle des grands savonnages, de passer sur le cuir chevelu, dans des raies que l'on fera entre les cheveux, des tampons d'ouate trempés dans l'eau de Cologne, et avec lesquels on frictionnera quelque peu la peau.

SOINS DES MAINS ET DES PIEDS

Le nettoyage des mains et des pieds se fait, pour le jeune enfant, en même temps que la toilette générale, dans le bain journalier. Quand les grands bains ne sont plus journaliers, le bain de pieds est nécessaire pour assurer la propreté des pieds. Les chaussures de l'enfant doivent toujours être larges et ne pas comprimer les doigts de pied ; la peau fine de l'enfant supporterait la compression moins bien encore que l'adulte.

Les soins des ongles, tant aux mains qu'aux pieds, doivent être l'objet de quelques recommandations : les ongles doivent être tenus courts ; c'est le moyen que les saletés de toute sorte ne pénètrent pas et ne séjournent pas sous l'ongle ; les ongles, tant des mains que des pieds, doivent être coupés carrément, c'est-à-dire qu'il doit subsister plus de portion libre de l'ongle du côté des bords latéraux qu'à la partie médiane ; faute de cette précaution, l'angle de l'ongle a tendance, sinon à s'incarner, ce qui n'arrive guère qu'aux ongles de gros orteils pressés contre l'orteil voisin par une bottine trop étroite, du moins à pénétrer dans le sillon digito-unguéal, où il peut causer des érythèmes, du suintement, et ces décollements épidermiques, appelés vulgairement envies, que l'enfant prend parfois l'habitude d'arracher en créant autant de petites plaies qui peuvent être des portes d'entrée d'inflammations septiques.

Le nettoyage des ongles se fera chaque fois qu'il est nécessaire, en même temps que le lavage des mains, au moyen d'une brosse à ongles. Le frottement de la brosse suffit en général à débarrasser l'ongle des saletés qui ont pénétré sous lui ; il faut employer le moins possible le nettoyage de l'ongle avec un corps dur, cure-ongle en os, ivoire ou métal, encore moins avec un canif ; cette pratique a l'inconvénient d'approfondir la partie libre de l'ongle qui finit par être fort au-dessus de l'extrémité de la pulpe du doigt, ce qui, aux mains, est à la fois disgracieux et incommode.

On a souvent à lutter chez les enfants contre la mauvaise habitude dite *onychophagie*. Ce nom barbare sert à désigner l'habitude vicieuse qu'ont beaucoup d'enfants de se ronger les ongles. Chez certains, cette manie est telle que les ongles sont complètement rognés jusqu'à la chair, et que la chair elle-même est à vif et saigne. Dans les cas plus bénins, l'enfant se ronge les ongles seulement quand il est préoccupé, ou dans certaines circonstances, par exemple quand il cherche un problème, ou quand il travaille un devoir difficile.

Comme toutes les habitudes vicieuses, il faut combattre celle-ci dès son apparition ; quand elle est déjà ancienne, elle est beaucoup plus difficile à faire disparaître. Au début du mal, on peut en venir à bout par une surveillance constante de l'enfant, avec admonestation et rappel à l'ordre toutes les fois que l'habitude vicieuse est inconsciemment reprise. A cause de la difficulté de cette surveillance constante, on a aussi préconisé des moyens détournés : badigeonner les extrémités digitales avec de la teinture de quassia amara ou d'aloès succotrin, ou les frotter avec un morceau d'aloès, ou les tremper dans une solution de quinine ; l'amertume que produit l'introduction du doigt dans la bouche gêne quelque temps l'enfant ; elle n'est pas toujours suffisante, dans les cas invétérés, à modifier l'habitude vicieuse. — Faire porter en permanence de gros gants de laine dont le contact avec les lèvres est désagréable ; mais certains rongent le gant lui-même, puis l'ongle ainsi mis à découvert. — Schreiber a proposé l'emploi du masticatoire (le *chewing gumm*, dont l'usage est si répandu en Amérique) ; pendant que l'enfant mâche sa gomme à mastiquer, il ne se ronge pas les ongles, mais on risque de substituer un besoin impérieux à un autre. — Dans les cas très invétérés qui auront résisté aux quelques procédés simples cités ci-dessus, on pourra recourir au procédé de Didsbury, qui exige l'intervention d'un dentiste. Il consiste à faire coiffer les molaires inférieures d'une petite calotte en maillechort ou en vulcanite, qui, sans gêner la mastication, empêche les incisives de venir au contact l'une de l'autre : l'onychophagie devient impossible. Quand l'habitude en est perdue, mais pas avant cinq à six semaines, on décoiffe les molaires. Ce procédé est très efficace ; mais il faut toujours surveiller les rechutes possibles.

SOINS DES ORGANES GÉNITAUX

Crise génitale physiologique du nouveau-né. — Il est habituel qu'il se fasse chez le nouveau-né, peu de jours après la naissance, une poussée d'activité momentanée du côté des glandes génitales, un début de spermatogenèse chez les garçons, une ébauche d'ovulation chez les filles. Cette activité des glandes génitales s'accompagne assez souvent·

chez le garçon nouveau-né, d'un exsudat séreux dans la séreuse vaginale qui enclôt le testicule ; cet exsudat est bilatéral ou unilatéral ; la bourse est volumineuse, comme kystique ; ce kyste est transparent ; c'est l'*hydrocèle physiologique des nouveau-nés*, qui va en s'atténuant dans le cours des premiers mois et disparaît toujours au cours du premier semestre et souvent au cours du premier mois. Chez la fille nouveau-née, la poussée ovarique se manifeste quelquefois par un petit écoulement sanguin vulvaire.

Dans l'un et l'autre sexe, il se produit, en même temps que la poussée testiculaire ou ovulaire, des poussées sur les glandes mammaires (fig. 46), sur les glandes sébacées et sur les follicules pileux.

Les *glandes mammaires* se tuméfient dans les jours qui suivent la naissance ; elles prennent les dimensions d'une fraise, d'une cerise, voire même, dans

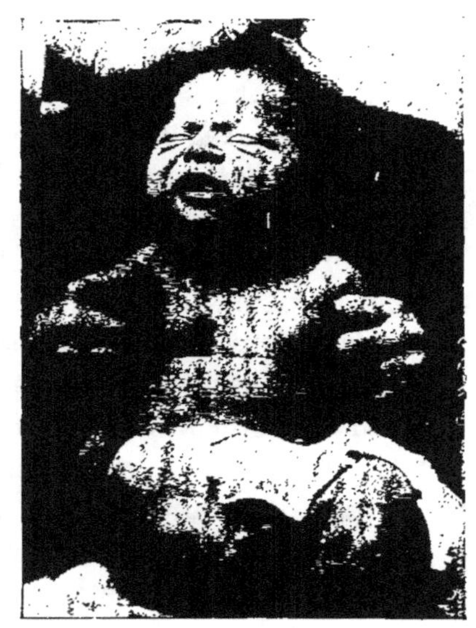

Fig. 46. — Tuméfaction mammaire des nouveau-nés. Chez ce garçon nouveau-né, la tuméfaction atteignait un degré considérable ; la sécrétion du lait était assez abondante pour qu'il pût en être recueilli en une seule traite 10 centimètres cubes ; l'analyse montre l'identité complète avec le lait de femme en pleine lactation.

quelques cas exceptionnels, d'une mandarine. Au mamelon suintent quelques gouttes de liquide opalin ayant les caractères du colostrum ; dans les cas accentués, il se fait une sécrétion de lait véritable, et j'ai pu recueillir par légère pression en une seule fois 10 centimètres cubes de lait de nouveau-né qui était, à l'analyse clinique, identique au lait de femme. Sauf ces cas extrêmes, il ne faut en aucune façon s'occuper de cette tuméfaction mammaire, et il faut se garder de presser les mamelles pour en exprimer le contenu, comme le conseillent les bonnes femmes. Ce serait le moyen de transformer cette tuméfaction physiologique en tuméfaction inflammatoire, susceptible d'aboutir à l'abcès de la mamelle.

Les *glandes sébacées* sont en même temps le siège d'une poussée d'activité exagérée. Elles sécrètent abondamment. Au visage, chaque glande sébacée gorgée de sébum blanchâtre forme un petit point blanc sous-épidermique ; on a appelé ces points blancs le *milium* des nouveau-nés. Son siège d'élection est le bout du nez, mais parfois il couvre aussi les pommettes et toute la face.

Enfin les follicules pileux fonctionnent abondamment ; tout le corps se couvre d'un fin *duvet*, connu sous le nom de *lanugo* ; il se fait souvent une petite poussée de petits poils courts sur le front. Le lanugo et les poils frontaux tombent quand régresse la poussée des glandes génitales, généralement vers la fin du premier mois.

Garçons : adhérences préputiales, phimosis, circoncision. — A la naissance, il faut visiter les organes génitaux, s'assurer que le méat urinaire est en bonne situation, qu'il ne présente ni épispadias (situation dorsale), ni hypospadias (situation ventrale), ni imperforation. Le nouveau-né a généralement une miction peu de temps après la naissance ; si, au bout de vingt-quatre et surtout quarante-huit heures, l'enfant ne s'était pas mouillé, il faudrait craindre une malformation grave, l'obstruction de l'urètre.

A la naissance, le gland n'est jamais découvert, mais il est toujours recouvert totalement par le prépuce ; l'orifice préputial semble toujours étroit, mais, dans la très grande majorité des cas, il est possible de s'assurer qu'en rebroussant le prépuce sur le pénis on met facilement à découvert le gland dans son entier. L'étroitesse de l'orifice préputial,

empêchant le gland de pouvoir être complètement découvert, conformation qui porte le nom de phimosis et à laquelle on remédie par la petite opération de la circoncision,
est au contraire relativement fréquente dans la seconde
enfance. Il faut bien admettre que cette malformation est
le plus souvent acquise, et voici par quel mécanisme elle
s'acquiert. Dans les premiers temps de la vie, et surtout
au moment de la poussée génitale du nouveau-né, il
s'accumule des sécrétions sébacées à la base du gland, le
long du petit bourrelet de la base du gland, à peine marqué
à cet âge, et qu'on appelle la couronne ; ces petits amas
sébacés sont le point de départ de minimes inflammations
locales qui passent inaperçues et qui ont pour conséquence la
formation d'adhérences lamelleuses entre le gland et le prépuce. Ces adhérences brident le prépuce et sont l'origine
du phimosis. Dans la majorité des cas de phimosis des premières années, ce sont les adhérences et non le rétrécissement de l'orifice préputial qui empêchent le retrait du prépuce. Mais ultérieurement, l'adhérence du prépuce au gland
empêche les deux organes de se développer normalement,
et l'orifice préputial devient, à un moment donné, réellement trop étroit, et l'opération s'impose.

On évitera dans la très grande majorité, et peut-être même
dans la totalité des cas, la formation d'un *phimosis* en ayant
soin de faire de temps en temps la toilette du gland de l'enfant ; on évitera ainsi la formation d'*adhérences*. Quand
ces précautions n'auront pas été prises et que des adhérences se seront formées, on arrivera en général facilement
à les rompre ; on introduit par l'orifice préputial une petite
pince à forcipressure ou un petit stylet garni d'ouate hydrophile mouillée d'eau bouillie, et on contourne le gland dans
sa partie antérieure ; on rompt ainsi les adhérences les plus
voisines de l'orifice préputial, qui sont celles qui s'opposent
le plus efficacement au recul du prépuce ; on peut alors tirer
le prépuce en arrière ; à mesure qu'on le retrousse, on voit

se tendre les lamelles formant adhérences, et on les rompt en tirant doucement dessus, les doigts de la main droite maintenant le gland, ceux de la main gauche retroussant le prépuce ; parfois il est nécessaire de passer un mince stylet sous une adhérence formant pont pour en venir à bout ; en général, on voit sortir des adhérences de petits amas de substance molle, blanchâtre, grasse, qui sont la matière sébacée ; ces amas sont surtout abondants au pourtour de la couronne du gland, c'est là aussi que les adhérences sont le plus solides, mais comme elles gênent peu en cet endroit, on peut remettre à une autre séance de les rompre ; du fait de la liberté laissée au prépuce, elles ne tardent pas à devenir plus lâches et plus fragiles.

A l'endroit où les adhérences s'inséraient sur le gland, leur rupture laisse une petite surface congestive, mais non cruentée ; un léger suintement séreux se fait quelquefois sur cette surface ; pour l'assécher et éviter un nouvel accolement, on poudre le gland avec de la poudre de dermatol, ou encore avec un mélange de poudre de quinquina ou d'aristol par parties égales, et on renouvelle ce saupoudrage tous les jours pendant quelques jours.

Dans les cas où les adhérences, non rompues à temps, ont abouti au rétrécissement définitif de l'orifice préputial, il faut recourir à la circoncision, opération d'autant plus facile que l'enfant est plus jeune. Il ne faut donc pas la remettre à plus tard quand il est reconnu que le phimosis est constitué.

Filles : sécrétions sébacées, adhérences des petites lèvres. — Chez les filles, il se fait de même des sécrétions sébacées qui s'accumulent de part et d'autre des petites lèvres et sous le capuchon du clitoris. Elles peuvent être également le point de départ d'irritations locales et d'adhérences lamelleuses, mais celles-ci n'ont pas les mêmes conséquences fâcheuses que chez le garçon. Il faut néanmoins veiller avec soin à débarrasser la fillette de ces sécrétions sébacées ; on le fait avec de petits tampons d'ouate imbibés d'eau tiède, au besoin alcalinisée avec une pincée de carbonate de soude ; il faut avoir soin de bien sécher ensuite et de poudrer avec la poudre de talc ou de lycopode, plutôt qu'avec la poudre d'amidon, qui fait pâte et est susceptible de fermenter.

Masturbation. — Toutes les affections susceptibles de provoquer une irritation locale du gland chez le garçon, du clitoris chez la fillette, poussent l'enfant à porter les mains à ces organes, à « se toucher » selon l'expression vulgaire. C'est une raison de plus pour veiller à la propreté du prépuce et des petites lèvres et à ne pas laisser s'accumuler de matière sébacée dans les plis des organes.

Beaucoup de parents attachent une importance exagérée au fait que le petit enfant, dès les premiers mois, le petit garçon surtout, porte parfois la main à ses organes génitaux et saisit sa verge à pleine main. Il n'y a là le plus souvent aucune perversion, aucune tendance morbide ; l'enfant de la première année saisit tout ce qu'il trouve à portée de sa main et joue avec sa verge comme il joue d'une main avec l'autre main. Sans voir rien d'alarmant dans la tendance de l'enfant à saisir sa verge, il faut combattre cette tendance, comme on combattrait toute autre tendance défectueuse, telle que celle des enfants qui sucent leur pouce, ou qui frottent leur occiput sur l'oreiller. Il faut donc se contenter de déplacer doucement la main de l'enfant, aussi souvent qu'il est nécessaire, et de détourner son attention par ailleurs, en lui offrant autre chose à saisir. Quand l'enfant persiste malgré tout à vouloir saisir sa verge, on fixe chaque manche au vêtement avec une épingle de nourrice ; au bout de quelque temps l'enfant a perdu son habitude défectueuse.

Dans la seconde enfance (deux à sept ans), les attouchements habituels des organes génitaux prennent plus facilement un caractère morbide. L'enfant commence par porter la main à ses organes lorsqu'une irritation locale l'y pousse, il éprouve un soulagement à se gratter, puis un certain plaisir ; il ne faut pas croire que ce plaisir soit réellement d'ordre sexuel ; ce n'est guère que chez les enfants anormaux, les futurs névropathes, qu'on est exposé à observer une précocité sexuelle aussi anormale ; le plus souvent il s'agit d'un tic analogue à tout autre tic, mais particulièrement déplorable, et contre lequel il faut agir dès qu'on le découvre, car, comme tous les tics, il est d'autant plus difficile à guérir qu'il dure depuis plus longtemps. Il faudra, par une surveillance constante de l'enfant, l'empêcher de se livrer à son habitude vicieuse, il faudra le punir si on le surprend, en se gardant toutefois de le menacer de conséquences effrayantes, qui frapperaient son imagination. Il ne faut pas qu'il voie dans cette interdiction rien de plus que pour les autres choses qu'on lui défend.

Il n'en sera plus de même chez l'enfant plus âgé, pubère ou du moins approchant de la puberté, et qui, dans la masturbation, recherche la jouissance sexuelle. La pratique de la masturbation est des plus fréquente dans l'adolescence, au moins dans le sexe mâle ; elle est la conséquence de l'éveil du besoin sexuel, souvent impérieux chez les adolescents robustes ; son retentissement sur la santé physique n'est à craindre que lorsque la pratique est répétée ; elle entraîne alors la fatigue physique et intellectuelle, l'excitabilité, l'amaigrissement ; elle n'atteint spontanément un degré aussi nuisible que chez les sujets à prédisposition nerveuse ; beaucoup plus déplorable que la masturbation solitaire est la masturbation mutuelle, tant à cause de la corruption morale qui en résulte, qu'à cause des provocations qui font naître artificiellement des besoins sexuels répétés. Aussi une surveillance constante contre ce vice est-elle nécessaire dans les agglomérations d'adolescents, surtout dans les pensionnats, et il ne faut pas hésiter à expulser rigoureusement les enfants qui pervertissent leurs camarades. Il faut également réprimer la masturbation solitaire ; quand elle n'est pas excessive, et qu'il s'agit d'un sujet normal, il suffira souvent de faire appel à ses bons sentiments, de lui faire honte de son vice, de lui en révéler les conséquences funestes, pour obtenir qu'il ne tombe pas dans des excès déplorables. Il faudra lui éviter toute occasion susceptible d'éveiller le besoin sexuel, et en particulier surveiller les lectures, les images, tableaux, spectacles. Il faudra occuper son activité physique et intellectuelle par des lectures intéressantes, des exercices salutaires ; les sports bien réglés constituent en particulier un excellent dérivatif, tant par l'entraînement physique que par la contrainte morale qu'ils imposent. Il faudra également surveiller le régime, en supprimer tout aliment excitant, en particulier les épices, le poivre, les mets aromatiques, le gibier, les crustacés, les salaisons.

Un traitement médicamenteux n'est nécessaire que dans les cas graves où les calmants, bromures, camphre, peuvent quelquefois être indiqués. Les cas intenses, invétérés, véritablement morbides, relèvent seuls d'un traitement actif qui ne sera fait avec fruit que par l'isolement momentané sous une surveillance médicale.

Puberté. — La transformation de l'enfant en homme ou en femme, la « formation », pour employer l'expression vulgaire, ne se fait pas sans peine ni fatigue. Il y a là une période critique où le sujet est d'autant plus vulnérable que, comme l'a fait remarquer Delpeuch, c'est le moment de la vie où le thorax est le moins large relativement à la taille, où le tronc est le plus petit relativement à la longueur des membres, où les viscères ont le moins de poids relativement à l'étendue de la surface cutanée ; la robusticité de l'organisme cutané est donc minima ; encore faut-il ajouter qu'à cette période le système nerveux est également plus impressionnable, et qu'à cette époque peuvent se développer les premières manifestations d'états nerveux très pénibles. Toutes ces considérations doivent nous inciter à une surveillance particulière de l'enfant qui aborde à la puberté.

Le garçon est certainement moins délicat, moins susceptible que la fille ; sa formation est plus facile ; et pourtant la transformation est déjà chez lui considérable ; vers l'âge de treize à quatorze ans, elle s'annonce par une poussée de croissance en longueur qui n'est suivie qu'ultérieurement d'un accroissement en largeur de la poitrine et des épaules et d'un accroissement de poids. La voix « mue ». Une ombre de moustache apparaît au-dessus des commissures buccales ; puis des poils frisés disséminés apparaissent au menton en même temps que d'autres poussent sur le scrotum et sur le pubis. Les dimensions de la verge et des testicules augmentent rapidement. Des érections surviennent ; ultérieurement on peut observer des éjaculations nocturnes avec ou sans rêves érotiques, et dont il n'y a pas à s'inquiéter si elles ne se répètent qu'à intervalles de plusieurs jours. Il est du reste inutile d'attirer là-dessus l'attention du jeune homme et de risquer de le tourmenter au sujet de faits qui n'ont rien que de naturel. Mais les parents attentifs pourront, sans interroger l'enfant, se rendre compte de sa physiologie génitale en surveillant les traces de sperme sur ses draps ; s'ils se rendaient compte qu'elles sont presque journalières, il faudrait en conclure, soit à une excitabilité exagérée qui exigerait un traitement par l'hydrothérapie, les exercices physiques, le bromure de camphre, soit à une masturbation pernicieuse qui exigerait, outre le même traitement calmant, des admonestations appropriées.

Chez la fille, la puberté est plus précoce : c'est vers douze ans qu'elle débute par une augmentation progressive du volume des seins en même temps que par la poussée des poils aux organes génitaux. Le premier symptôme est en général la saillie du mamelon, soulevé par l'augmentation de volume de la glande sous-jacente ; la glande forme d'abord un petit disque dur qui peu à peu s'accroît, ne tarde pas à déborder le mamelon, et à prendre la forme lenticulaire, puis la forme de calotte sphérique. Cette tuméfaction des seins est parfois douloureuse ; on peut alors calmer ces douleurs par l'application de compresses humides chaudes, recouvertes d'un taffetas gommé qui conserve l'humidité et la chaleur. En même temps que les seins se développent, des poils d'abord follets, puis plus rudes, plus longs et plus frisés, apparaissent sur le bord libre des grandes lèvres et la partie inférieure du pubis. Ce n'est qu'ultérieurement que, la région pileuse s'accroissant latéralement, la toison pubienne prendra la forme triangulaire qu'elle a chez la femme adulte.

La *première époque menstruelle* survient en général alors que la tuméfaction des seins et la poussée des poils ont débuté déjà depuis plusieurs mois. Chez certaines fillettes, elle est précédée d'écoulements séreux intermittents avec ou sans sensations de pesanteur et de congestion dans le bas-ventre ; cet état dure quelquefois plusieurs mois, avec exacerbations passagères, parfois régulièrement mensuelles ; on voit toutefois assez souvent des jeunes filles avoir subitement leurs premières règles sans que rien n'ait annoncé l'apparition du sang ; certaines jeunes filles peuvent s'effrayer de cette apparition, et il est en général meilleur de leur en annoncer la venue prochaine, quand les temps approchent, afin qu'elles sachent qu'il n'y a rien là que de normal.

Quand les règles apparaissent, il faut enseigner aux jeunes filles la nécessité des soins de propreté locaux, c'est-à-dire des lavages biquotidiens de la vulve faits à l'eau tiède et jamais à l'eau froide, ni à l'eau trop chaude. De même il faut leur enseigner qu'elles doivent se ménager pendant ces périodes, au point de vue fatigue, marches, jeux, danses et sports. L'usage de la « garniture », faite tout simplement d'une pièce de linge fin ou de gaze fixée en avant et en arrière à un ruban formant ceinture, est utile pour éviter les souillures possibles par les poussières et les impuretés de toutes sortes ; les organes génitaux se laisseraient infecter avec d'autant plus de facilité pendant cette période que la matrice saignante est une porte ouverte aux infections.

A l'occasion de la puberté se développent facilement chez le jeune garçon et surtout chez la jeune fille des états maladifs qui prennent la forme d'anémie, de chlorose, d'état dyspeptique, d'entéro-colite, de nervosisme. Il y a toute une pathologie de la puberté que nous ne pouvons aborder ici ; dans bien des cas, ces états pourront être prévenus si l'on fait appel au médecin pour qu'il impose au début de cette période critique les mesures hygiéniques et au besoin les médications préventives appropriées.

CHAPITRE VI

DÉVELOPPEMENT
DES FORCES PHYSIQUES
JEUX, GYMNASTIQUE, SPORT

Dès sa naissance, l'enfant agite ses membres ; mais ces premiers mouvements sont sans but et incoordonnés. En dehors de ces mouvements déréglés, les quelques *mouvements coordonnés* que fait l'enfant nouveau-né sont *automatiques* et purement *réflexes* (mouvements de succion). Il faut évidemment que les sens de l'enfant se soient développés et l'aient mis en relation avec le monde extérieur, pour qu'il réponde aux excitations par des *mouvements appropriés*. Dans les premiers temps de la vie, les excitations provoquent seulement des *mouvements réflexes*. Encore la plupart des réflexes d'origine cutanée que l'on étudie chez l'adulte sont-ils absents ou seulement ébauchés chez l'enfant. La *réflexe plantaire de Babinski*, loin de se faire en flexion comme chez l'adulte, se fait souvent en extension dans les premiers mois de la vie, ce qui est sans doute en rapport avec le développement incomplet des voies motrices de la moelle épinière. C'est pour la même raison que les *réflexes tendineux*, en particulier les *réflexes rotuliens*, sont habituellement exagérés chez les nourrissons. Les faisceaux pyramidaux ne complètent en effet leur myélinisation que dans le second semestre de la vie ; cette *myélinisation* se fait de haut en bas ; les fibres destinées aux membres supérieurs sont myélinisées plusieurs mois avant celles des membres inférieurs. Ainsi s'explique sans doute que les *mouvements de préhension* avec la main apparaissent avant les *mouvements de la marche.*

C'est sans doute pour la même raison (à cause de l'imparfait développement des centres et des conducteurs nerveux et à cause de l'imparfaite spécialisation des cellules nerveuses) que l'enfant des deux premières années réagit à la fatigue autrement que l'adulte. M. Lesage a montré que les bébés de cet âge sont susceptibles de garder très longtemps un ou les deux bras dans la position d'extension latérale ou dans la position d'élévation que l'adulte ou l'enfant au-dessus de trente mois sont incapables de conserver plus de deux ou trois minutes sans un effort pénible.

C'est sans doute aussi pour la même cause que des mouvements impossibles chez l'adulte le sont chez le jeune enfant, tels les mouvements isolés d'un œil ; les synergies fonctionnelles ne sont pas encore établies de façon fixe dans le jeune âge.

A partir de la naissance, on assiste à un perfectionnement graduel des facultés motrices, qui fait que les mouvements compliqués, coordonnés, nécessitant des associations multiples de contractions musculaires graduées, deviennent de plus en plus parfaits, tandis que les mouvements isolés, non adaptés, deviennent, sinon impossibles, du moins exigent de l'attention et de l'effort.

Dans les premiers mois, l'enfant se sert de ses *membres supérieurs* uniquement pour des mouvements qui paraissent sans but. Il les agite, il les frappe l'un contre l'autre. Quand il commence à reconnaître les personnes autour de lui, il manifeste sa joie de les voir, non seulement par l'expression de sa figure, et par le rire, mais par l'agitation et le battement l'un contre l'autre des membres supérieurs, et les mouvements désordonnés des jambes. Que dans ses mouvements, sa main vienne à rencontrer la bouche, le mouvement réflexe de succion se produit. Il faut éviter que l'enfant suce ainsi sa main. Ce mouvement, réflexe d'abord,

devient ensuite habituel et volontaire. Au besoin, on épin-
glerait la manche de l'enfant au maillot avec une épingle
de sûreté pour que l'enfant perde l'habitude de sucer son
pouce, ce qui le fait saliver constamment et trouble ses
digestions.

Déjà, au bout de quelques semaines, l'enfant saisit de
façon réflexe les objets qui viennent à toucher la paume
de sa main ; il les lâche au bout de quelques minutes. Au
bout de trois ou quatre mois, l'enfant fait déjà des mouvements plus coordonnés ; il porte ses mains au-devant de
ses yeux, ou à la rencontre l'une de l'autre ; il les tourne et
les retourne et semble les étudier par la vue et par le toucher. Vers cinq ou six mois, l'enfant fait des *mouvements de
préhension volontaires* des objets à portée de sa vue. Il saisit
les objets rapprochés. Il tend les mains vers les objets éloignés.

Les *mouvements de progression* passent par des phases
longues et diverses. Déjà, vers huit mois, l'enfant, laissé à
lui-même sur un tapis, sait se mettre sur le ventre, se
dresser sur ses bras et ramper, pour ainsi dire, vers l'objet
qu'il désire en se traînant à l'aide des mains ; les membres
inférieurs ne font d'abord que suivre le mouvement ; bientôt ils y aident activement, et l'enfant, se dressant sur les
mains et les genoux, marche, comme on dit, *à quatre pattes* ;
c'est la démarche habituelle entre dix et douze mois. Peu
après, l'enfant cherche à se dresser le long des objets à sa
portée. De même qu'il sait s'asseoir sur son lit, en saisissant
les barreaux latéraux du lit et en contractant ses membres
supérieurs, de même il essaie de se redresser le long d'une
chaise, par exemple, en saisissant de sa main les barreaux
ou les bords saillants du siège et en s'aidant ultérieurement
de ses membres inférieurs. Il arrive ainsi, après de nombreux
essais et de nombreuses chutes, à se tenir debout les mains
contre un siège, ou contre la muraille, il va et vient le long
de la muraille. Puis, généralement aux environs de douze

à quatorze mois, on le verra un jour quitter la muraille, et, avec un équilibre imparfait et un mouvement de dandinement, faire quelques pas debout vers une chaise au milieu de la pièce. C'est à ce moment qu'on peut dire que *l'enfant commence à marcher*. Il deviendra rapidement moins maladroit dans cet exercice, moins titubant, moins ataxique si on peut dire, et plus solide, plus régulier dans les mouvements de ses jambes.

Toute cette *éducation de la marche* est susceptible de se faire spontanément, et il vaut mieux la laisser se faire spontanément. Il est inutile, nuisible même de chercher à apprendre à l'enfant à marcher, en le prenant sous les bras, ou en le soutenant avec des *lisières*. De même les *chariots* en usage dans certaines provinces. Il faut beaucoup mieux laisser faire la nature et ne prendre d'autre précaution que de veiller aux *chutes* qui pourraient être pénibles, et pour cela mettre un tapis ou une couverture dans la chambre de l'enfant lors de ses premiers essais, veiller à retirer de la chambre tout meuble à angle aigu, pouvant blesser l'enfant dans une chute, prendre soin de lui retirer des mains, quand il s'essaie à marcher, les objets durs ou anguleux qui pourraient lui faire mal s'il tombait. Une bonne précaution, bien que tombant un peu en désuétude, est le *bourrelet*, petit chapeau circulaire à circonférence bombée débordant la tête et épargnant à celle-ci le choc contre le sol au moment de ses chutes.

L'enfant met une ténacité remarquable pour apprendre à se dresser sur ses jambes d'abord, à marcher ensuite. Il fait des tentatives multiples, au cours desquelles il s'écroule, tombe sur le dos les quatre pattes en l'air, ou en boule, ou sur le ventre, ce qui l'effraye davantage ; en général, il ne se fait pas de mal ; s'il se cogne contre un meuble ou la muraille, s'il se fait une contusion un peu forte, il devient pendant quelques jours plus prudent, mais ne tarde pas à recommencer ses tentatives. Dans la manière de faire de l'enfant, on peut déjà reconnaître son caractère futur ; les uns ne connaissent pas le danger, continuent leurs tentatives malgré les échecs, sans en varier la forme ; d'autres, les filles surtout, sont beaucoup plus prudentes, plus craintives, mais aussi plus habiles ; en général, les filles marchent plus tôt que les garçons, celles-ci vers onze à douze mois, ceux-là vers treize ou quatorze. Les gros enfants ne marchent pas plus tôt que les autres ; au contraire, ils sont gênés par leur poids ; il faut veiller à ce qu'ils ne restent pas trop longtemps sur les jambes, sous peine d'observer bientôt l'incurvation des os ; cette remarque s'applique surtout aux enfants qui auraient une ébauche de rachitisme, manifestée par la saillie des bosses pariétales et frontales et la tuméfaction des extrémités osseuses, particulièrement au poignet.

Au cours de la seconde année, l'enfant se perfectionne dans la marche. A la fin de la seconde année, il commence à courir ; cette course est simplement, d'abord, une marche à plus grandes enjambées qui ne prend qu'ultérieurement la même forme que chez l'adulte.

Jeux dans la première et la seconde enfance. — Pour l'enfant du premier semestre, tout objet sert de jouet ; dès les premiers mois, ses propres mains l'occupent beaucoup ; il les étudie en les prenant l'une avec l'autre, en les faisant tourner devant ses yeux ; puis il étudie de même par la vue et le toucher bimanuel les objets qu'il peut saisir ; il les fait passer d'une main à l'autre, les laisse retomber et les reprend, les fait passer devant ses yeux en les tournant et les retournant ; il frappe avec eux la table ou le bord de la chaise et s'amuse du son qu'ils rendent ; il a souvent une tendance fâcheuse à les porter à sa bouche ; aussi il faudra faire attention à ne lui donner que des objets inoffensifs, en bois par exemple, sans angles vifs, qui l'amusent autant que les plus beaux joujoux ; il ne faut lui laisser que des objets trop gros pour être avalés.

A partir de trois, quatre mois, il distingue déjà entre ses

jouets, marque sa prédilection, accuse même l'instinct de propriété en réclamant violemment par ses gestes ou ses cris les objets dont on lui laisse habituellement l'usage, tandis qu'il est plus facile de lui refuser ceux qu'on ne lui laisse pas habituellement prendre. Tout ce qui est brillant, éclatant, sonore, attire de préférence son attention et a sa prédilection.

Dans la seconde année, quand il commence à marcher, les balles, les petits ballons de caoutchouc qu'il fait rouler, après lesquels il court, sont des jouets très utiles. Le seau et les pelles en bois pour jouer avec le sable ont un grand succès. Mais il faut faire attention à ne pas laisser jouer l'enfant avec la terre dans les endroits qui peuvent être souillés d'immondices, exposés à recevoir les crachats des passants, avec les bacilles de tuberculose qu'ils peuvent éventuellement contenir.

Ultérieurement, à quatre ou cinq ans, le jeu de corde, les guides, le volant, le ballon sont des jeux utiles qui développent les facultés physiques de l'enfant. L'enfant a besoin de s'agiter et de courir. Il faut en général le laisser faire. Certains pourtant ont besoin d'être calmés. Il est des enfants nerveux qui s'excitent au jeu, y mettent une passion telle qu'il faut interrompre le jeu. D'autres enfants entrent rapidement en sueurs profuses. Pour tous ceux-là, il faut interrompre les jeux bruyants par des intervalles de tranquillité pendant lesquels on racontera aux enfants des histoires, ou on leur fera regarder des images. Là encore, il y a certaines précautions à prendre. Certains enfants nerveux sont très-impressionnables, et il faut se garder des histoires ou des images touchant les loups, les ogres, les bêtes féroces. L'enfant s'intéresse tout autant aux histoires calmes, et il faut les préférer.

Jeux et sports de la grande enfance. — *Gymnastique.* — Jusqu'à sept ans, il suffit de laisser l'enfant se livrer à ses jeux, en le surveillant seulement pour éviter les jeux dangereux, les efforts trop violents ou les courses trop prolongées. A partir de sept ans, il est utile d'y joindre des exercices méthodiques de gymnastique, qui sont une bonne préparation aux exercices sportifs dont l'usage, non l'abus, est excellent pour la formation physique, et même pour l'entraînement moral du jeune homme... et de la jeune fille.

Les *mouvements gymnastiques* ne doivent pas être les mouvements brusques, saccadés et brusquement interrompus de l'ancienne gymnastique française ; ces mouvements peuvent développer le volume des muscles, mais aucunement leur souplesse, ni l'utilisation parfaite de leur contrac-

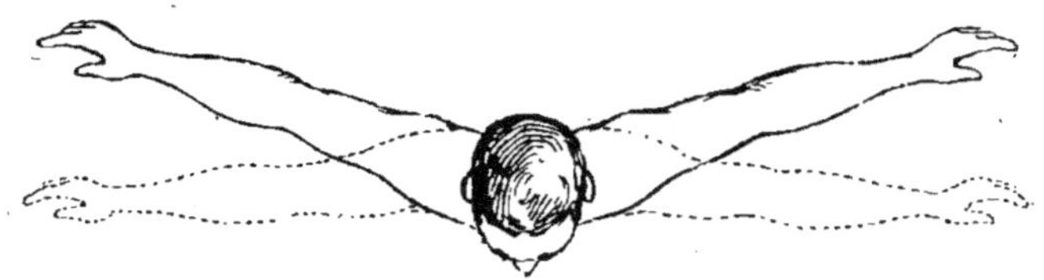

Fig. 47. — Amplitude des mouvements dans l'ancienne gymnastique française (traits pointillés) et dans la gymnastique suédoise (traits pleins).

tilité. Les mouvements doivent au contraire être exécutés selon une cadence lentement rythmée, et séparés par des temps d'arrêt suffisants ; leur amplitude doit aller au maximum, et on doit marquer une pause à ce moment. C'est le principe de la gymnastique dite suédoise, selon la méthode de Ling. Ainsi, dans la gymnastique française, l'écartement horizontal des bras, par exemple, se fait jusqu'au plan frontal (fig. 47, traits pointillés) ; on ne s'arrête pas dans cette position, mais immédiatement les bras sont ramenés dans la position primitive ; dans la gymnastique suédoise au contraire, l'écartement des bras est porté en arrière jusqu'à ses plus extrêmes limites (fig. 47, traits pleins); ce mouvement d'écartement se fait lentement, et une pause est marquée dans cette position d'extrême extension. Ainsi la contractilité des muscles, l'extensibilité des articulations,

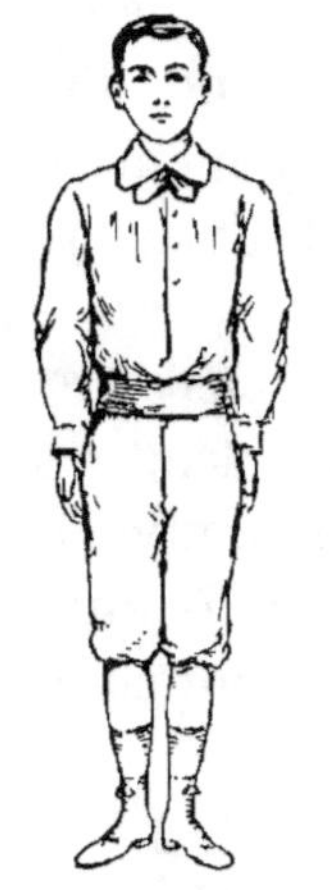

Fig. 48. — Position debout fondamentale.

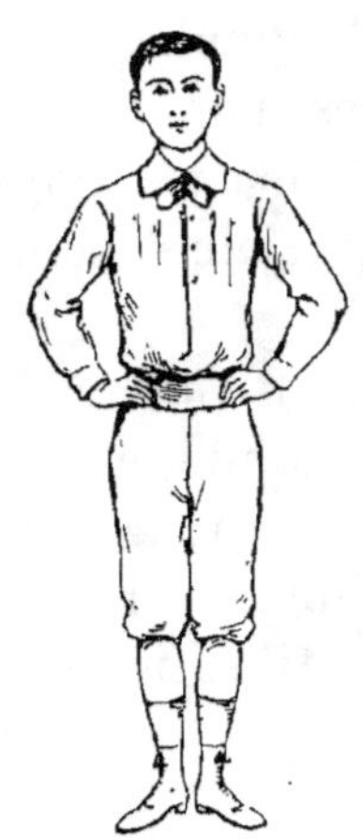

Fig. 49. — Mains aux hanches.

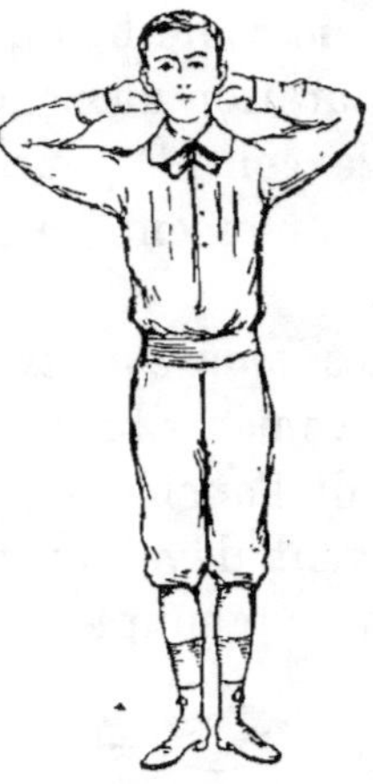

Fig. 50. — Mains à la nuque.

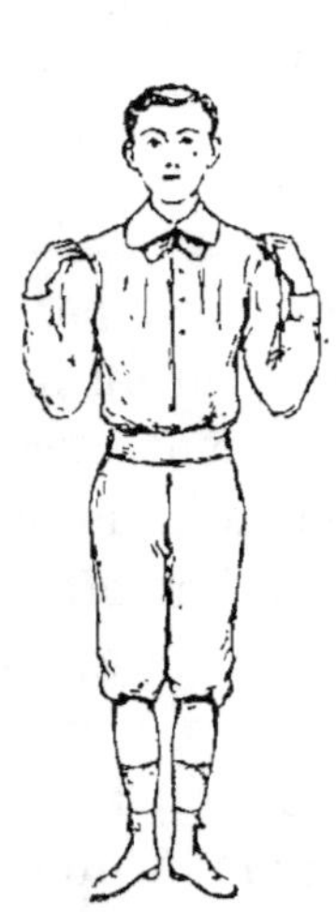

Fig. 51. — Mains aux épaules.

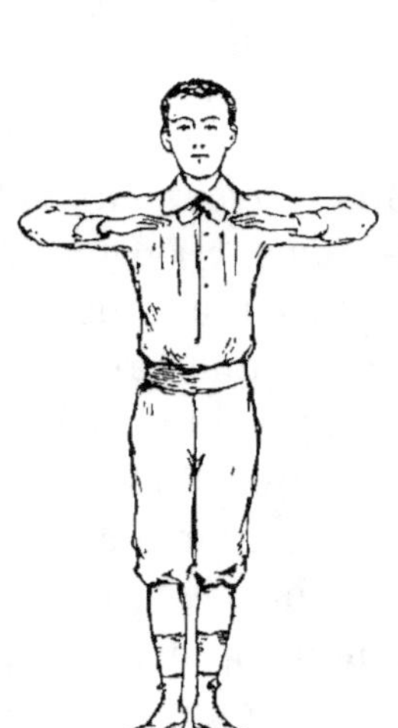

Fig. 52. — Mains à la poitrine.

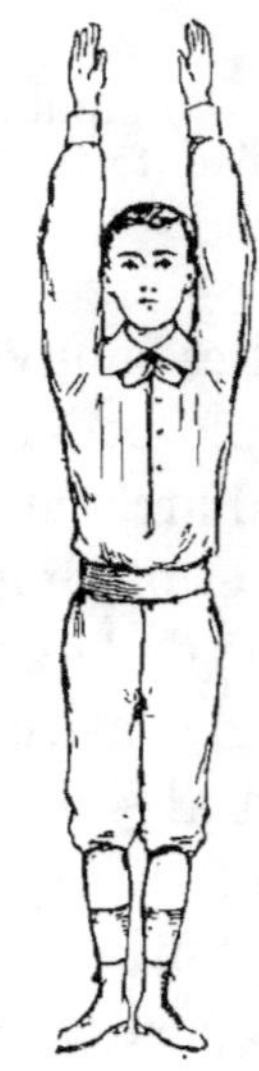

Fig. 53. — Bras tendus.

l'expansibilité de la cage thoracique et, en général, la sou-

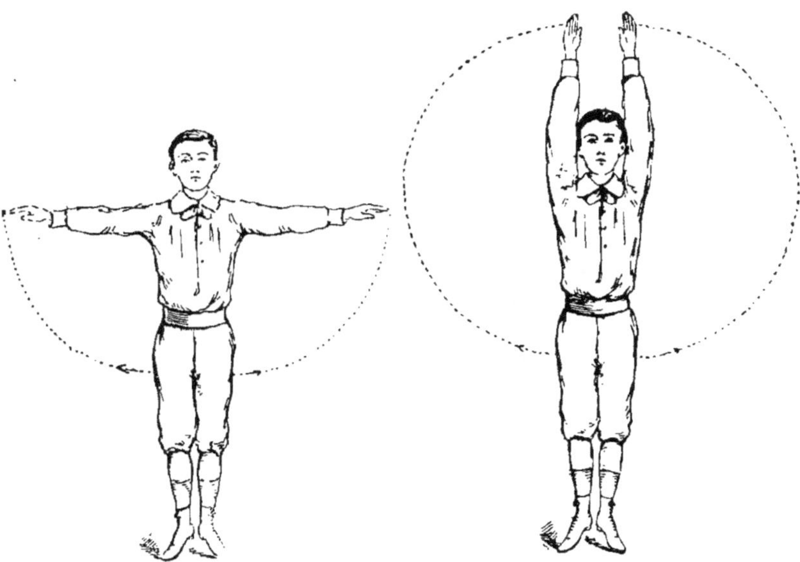

Fig. 54. — Mouvements de respiration. Premier mouvement.

Fig. 55. — Mouvements de respiration. Deuxième mouvement.

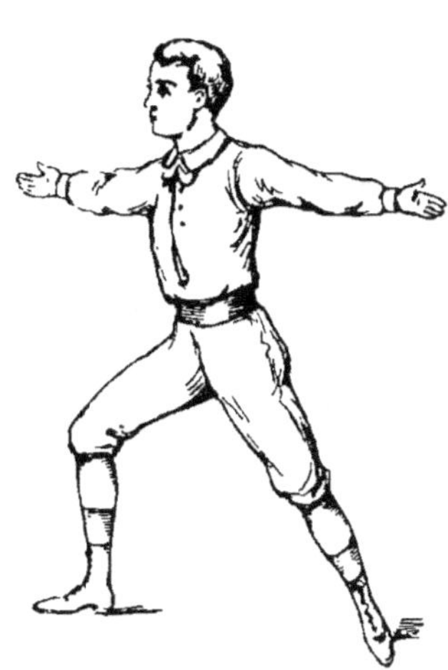

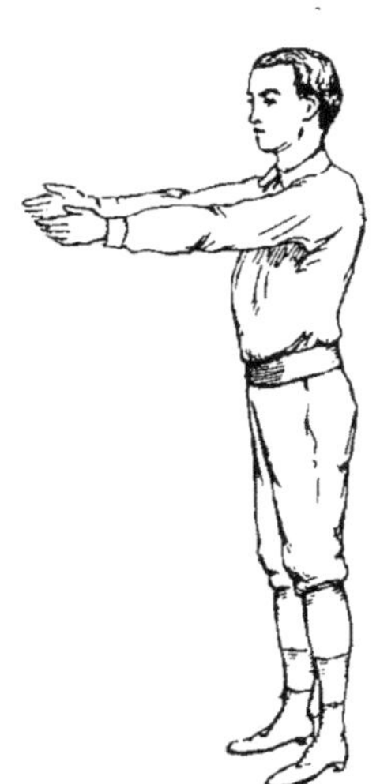

Fig. 56. — Mouvements de respiration. Troisième mouvement, 1er temps.

Fig. 57. — Mouvements de respiration. Troisième mouvement, 2e temps.

plesse et l'étendue des mouvements sont portées au maxi-

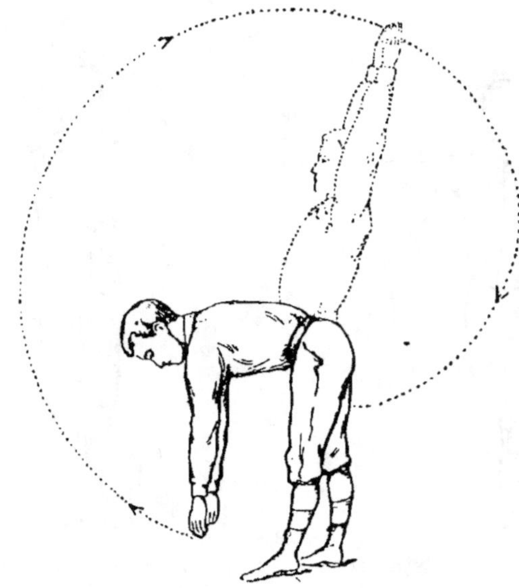

Fig. 58. — Mouvements de respiration. Quatrième mouvement,
1er temps (traits pleins) et 2e temps (traits pointillés).

mum. La succession des exercices est d'autre part réglée

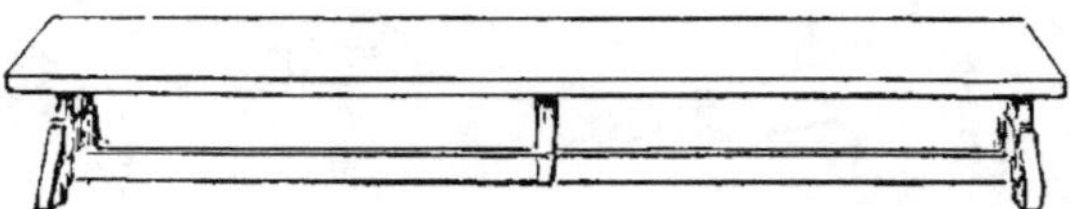

Fig. 59. — Banc pour la gymnastique pédagogique.

dans un certain ordre, de façon à exercer également toutes
les parties du corps.

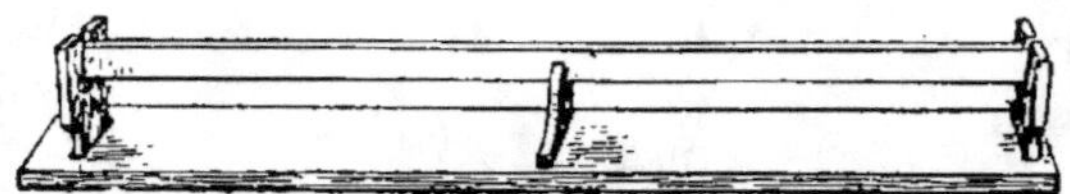

Fig. 60. — Le même banc retourné.

Autant que possible, ces mouvements gymnastiques

devront être faits par les enfants en groupe, sous la direction et au commandement d'un
maître exercé. L'enfant prend
ainsi l'habitude de l'effort en commun, de la discipline physique et
morale et de la surbordination au
chef. Pour le cas où les circonstances ne permettraient pas cette
instruction par un professeur de
gymnastique, nous donnons ici
les mouvements les plus impor-
tants (1).

Au commandement « Attention »,
l'élève prend la *position debout
fondamentale* (fig. 48) : tête droite,
épaules rejetées en arrière, abdo-

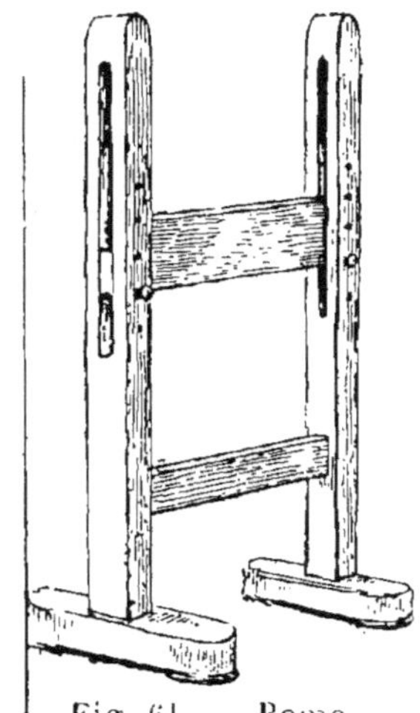

Fig. 61. — Borne.

men effacé, jarrets tendus, talons réunis, pointe des pieds
ouverte, bras tombant naturelle-
ment. Cette attitude diffère de
l'attitude classique du soldat
sans armes par l'effacement de
l'abdomen, le rejet des épaules
en arrière, la tension des jarrets,
la position naturelle des bras ;
elle n'est pas une position de
repos, mais une attitude de préparation aux mouvements. Puis
à un nouveau commandement,

(1) Nous empruntons la description
et les figures à l'excellent travail de
M. Ducroquet : *Gymnastique suédoise
pédagogique*, volume « Kinésithérapie »
de la *Bibliothèque de thérapeutique* de
Gilbert et Carnot, auquel nous con-
seillons de se reporter pour plus de
détails.

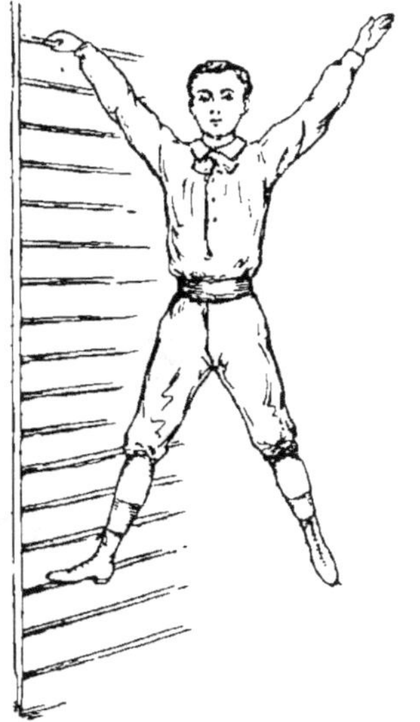

Fig. 62.— Extension des membres supérieurs et infé-
rieurs à l'aide de l'espalier.

les bras sont placés en position dite de départ, variable

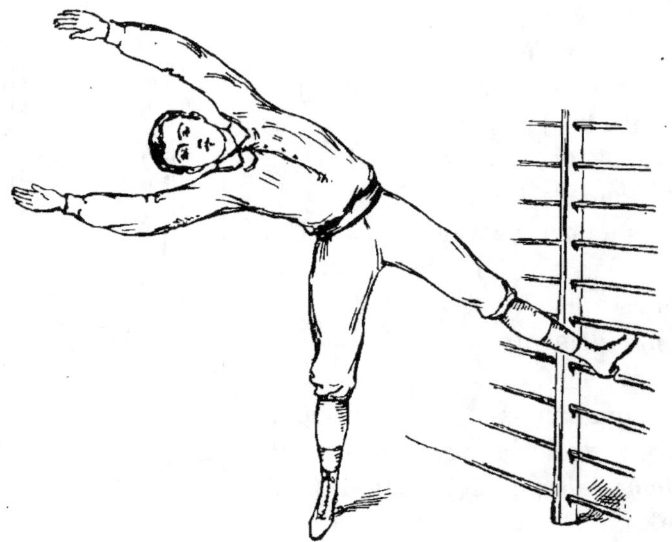

Fig. 63. — Inclinaison latérale du tronc à l'aide de l'espalier.

selon le mouvement à faire. Il y a cinq de ces positions de

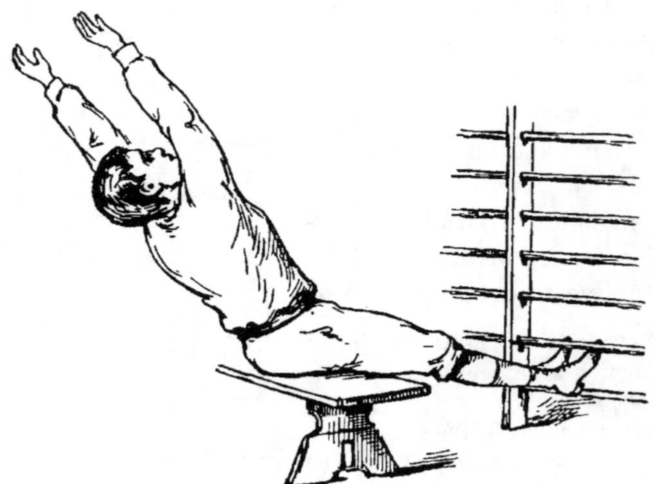

Fig. 64. — Extension du rachis à l'aide de l'espalier.

départ : mains aux hanches (fig. 49), mains à la nuque (fig. 50), mains aux épaules (fig. 51), mains à la poitrine (fig. 52), bras tendus (fig. 53). Chacune de ces positions sert de point de départ à de nombreux mouvements de flexion, d'extension, de latéralité et de circumduction des bras, des jambes, de la tête et du tronc, toujours basés sur le même principe de faire le mouvement lentement, de le porter à son extrême limite et de marquer un temps d'arrêt avant de revenir lentement à la position primitive.

Il faut y joindre les mouvements respiratoires représentés figures 54 à 58. Dans tous ces mouvements, les muscles des épaules se contractent vigoureusement pour les entraîner en arrière, tandis que la poitrine bombe largement en avant. On arrive ainsi rapidement à augmenter la capacité respiratoire des sujets.

Quand les enfants sont bien au courant des exercices précédents et qu'ils ont déjà

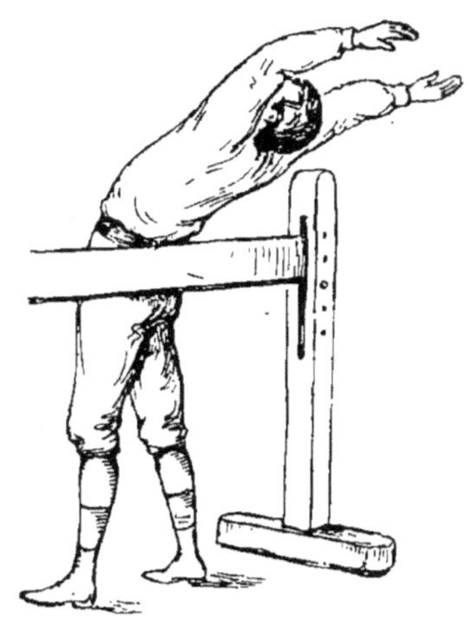

Fig. 65. — Extension du rachis à l'aide de la bome.

acquis souplesse et force, on complète chaque séance par des exercices aux appareils, qui permettent de répéter les mêmes mouvements, mais en leur donnant une plus grande intensité. Les appareils employés sont le banc (banc ordinaire, mais dont la partie inférieure possède une traverse sur laquelle on peut marcher en équilibre) (fig. 59 et 60), la bome (traverse de bois capitonnée mobile entre deux montants (fig. 61), l'espalier (large échelle fixée verticalement contre le mur) (fig. 62). Les figures 62 à 65 montrent l'emploi de ces divers appareils.

L'idéal serait de faire faire chaque jour une courte séance

de mouvements réglés ; cinq minutes suffisent au début ; ultérieurement dix minutes, un quart d'heure, avec des pauses d'une minute toutes les cinq minutes ; plus tard on y fait succéder les exercices aux appareils. En pratique, dans les cours de gymnastique ou les pensions, la leçon est hebdomadaire et d'une heure de durée ; il importe alors d'entrecouper la leçon d'intervalles de repos plus ou moins répétés et prolongés selon le degré d'entraînement et de développement des enfants.

Jeux. — Les jeux ne sauraient jouer le même rôle que les mouvements gymnastiques dans le développement physique de l'enfant et de l'adolescent. N'exerçant que certains muscles et spécialement ceux des membres, ils ne peuvent aider, comme les mouvements réglés, au développement du tronc et de la capacité respiratoire ; mais ils ont leur utilité même à ce point de vue ; ils sont d'autre part indispensables pour donner à l'enfant les distractions nécessaires entre les heures de leçons et répondre à son besoin d'activité physique. Tout bon éducateur doit être capable de faire jouer des enfants, de diriger leurs jeux, de les détourner des inventions dangereuses, de les intéresser au contraire à des jeux en rapport avec leur âge, leur sexe, leur développement physique et intellectuel, et de développer par le jeu leurs facultés d'initiative, l'acuité de leurs sens, et même leur raisonnement et leur caractère.

Peu à peu les jeux à peu près sans règle de la première enfance, poursuite, cache-cache, etc., feront place à des jeux plus réglés, jeux de barre, de ballon, et finalement aux véritables *jeux sportifs*, à l'usage des grands adolescents et des adultes, jeux de paume, de tennis, de boules, de croquet, de foot-ball. Mais une règle absolue est de ne pas introduire les enfants dans les jeux sportifs des adultes, sinon dans les plus doux d'entre eux, afin de ne pas exiger d'eux des efforts au-dessus de leur âge, et alors nuisibles et funestes au lieu d'être utiles. Le jeu de foot-ball en

particulier exige un certain développement physique, et
un directeur du jeu ; il ne faudra faire jouer ensemble à
ce jeu et aux jeux violents analogues que des enfants pas
trop différents entre eux comme âge, développement
physique et entraînement.

Sports. — Nous ne parlerons que des plus répandus
d'entre eux et que de ceux qui peuvent et doivent être
enseignés dès la grande enfance : danse, escrime, équitation,
patinage, natation, bicyclette. Un mot d'abord des marches
et des courses.

Marche. — Il est bon d'exercer de bonne heure les enfants
à la marche et de leur apprendre à supporter sans fatigue
des marches de plus en plus longues. L'enfant de la moyenne
enfance, qui est constamment en mouvement, qui court,
saute, danse toute la journée, se fatigue pourtant facilement pour une marche de quelques kilomètres ; il est vrai
qu'à peine arrivé il recommence à courir, sauter, danser,
preuve que sa fatigue est plus une lassitude, un ennui de
répéter le même mouvement qu'un réel épuisement musculaire ; il faut apprendre à l'enfant à régler sa marche, à
marcher lentement au début, à ne l'accélérer que peu à peu
et progressivement : qui veut voyager loin ménage sa
monture ; dans les premiers temps, les marches seront
faites autant que possible sur terrain plat, puis en terrain
varié ; il faudra apprendre à l'enfant à utiliser son centre de
gravité dans l'ascension des fortes côtes, en penchant le
corps en avant ; de même aux descentes, en penchant le
corps en arrière, et en abordant le sol par la plante du pied
à plat. L'alpinisme, à condition de graduer les ascensions à
la force et au développement du sujet, est un sport excellent.

Courses. — Les enfants courent constamment, et
cet exercice est excellent quand ils ont le cœur, les poumons
et les reins intègres, et quand leurs luttes de vitesse ont
lieu entre sujets d'âge, force et résistance à peu près semblables. Il n'en est plus de même pour les courses de

vitesse prolongées, lesquelles exigent un entraînement progressif, sous peine d'accidents cardio-pulmonaires qui peuvent devenir sérieux. Les courses réglées, comme le pas de gymnastique, le pas de course, sans chercher à lutter de vitesse, ou encore les courses de vitesse sur de faibles parcours de 50 mètres, 100 mètres au plus et après entraînement, sont au contraire recommandables et développent les facultés respiratoires. Il faut apprendre à l'enfant à respirer par le nez en courant, à ménager ses efforts au début de la course, à ne donner son maximum qu'en approchant du but.

Danse. — Quoique la danse exerce surtout les membres inférieurs, elle constitue un excellent exercice, qui peut être commencé de bonne heure par les fillettes et les garçonnets, et qui développe leur grâce et leur souplesse. Il est bon d'y adjoindre, selon l'usage, quelques leçons de maintien, qui sont l'occasion de développer la sociabilité.

Autant la danse est utile dans les leçons de danse et dans les petits bals intimes d'enfants habitués à danser ensemble, autant il faut se garder de mener trop tôt les adolescents dans les soirées mondaines et dans les bals où une foule entassée transpire jusqu'au petit jour dans une atmosphère étouffante. Les trop grandes matinées d'enfants ne sont elles-mêmes guère à recommander : elles contribuent beaucoup à la diffusion des maladies contagieuses ; il suffit qu'un enfant soit en incubation de rougeole, coqueluche ou scarlatine pour que, passant de main en main, il contamine tous ceux parmi les autres qui sont en réceptivité.

Pour toutes ces raisons, si la danse est très recommandable pour les enfants et les adolescents, c'est à condition qu'elle ne soit pas le prétexte de grandes réunions prolongées, mais seulement de petites séances courtes, et peu nombreuses. La jeune fille n'abordera les vrais bals qu'à sa nubilité.

Équitation. — L'équitation est un excellent exercice, non seulement pour les garçons, mais pour les jeunes filles. Il faut toutefois en user discrètement à l'approche et au cours des règles. Sauf cette restriction, cet exercice de plein air est des plus favorable ; il développe la souplesse du tronc, exerce l'attention et le sang-froid ; lorsqu'on en use modérément, il n'exige pas d'efforts, ce qui fait qu'il convient à tous les âges et à toutes les santés.

Cyclisme. — Ces remarques s'appliquent à la bicyclette ; mais, ici, le bicycliste est son propre moteur, d'où la nécessité d'un entraînement progressif, afin d'éviter la fatigue et l'essoufflement. L'enfant se laisse facilement entraîner au plaisir de la vitesse ; il faut lui éviter des courses rapides, longues et surtout les montées en vitesse ; on peut commencer la bicyclette de bonne heure, vers huit ou neuf ans, mais à condition que l'enfant soit accompagné d'une personne raisonnable, qui réglera sa vitesse sur la capacité de l'enfant et fera monter à pied les côtes un peu raides.

Il faut veiller à ce que la selle soit mise à la hauteur voulue pour que la jambe soit complètement étendue et pour que le pied soit bien en contact avec la pédale dans la position basse de celle-ci ; il faut veiller à ce que les poignées du guidon ne soient pas plus basses que la selle, ce qui entraîne une position penchée en avant qui gêne la respiration ; pour la même raison, il faut, en cours de route, tenir la tête droite ; un point important est de donner à l'enfant une bicyclette à petite multiplication, qui permet un effort un peu moins considérable aux montées, sans entraver beaucoup la vitesse en terrain plat, la souplesse de l'enfant lui permettant des mouvements de jambe plus rapides que ceux de l'adulte. La bicyclette exerce tous les muscles du corps, y compris ceux du tronc et des bras ; mais ce sont surtout les muscles extenseurs des membres inférieurs qui travaillent : c'est là que se sent la fatigue ; les courses doivent être réglées de façon à ne pas atteindre la fatigue ; elles doivent être en rapport avec l'âge de l'enfant, son développement physique et son degré d'entraînement. Un trajet qui n'est rien pour un sujet entraîné peut être des plus fatigant pour un commençant : il ne faut pas l'oublier.

Natation. — La natation serait un excellent exercice si la nécessité d'en restreindre l'emploi aux mois chauds de l'année n'empêchait un entraînement progressif. Les jeunes enfants peuvent être facilement baignés en rivière dès l'âge de cinq à six ans, mais seulement par les temps très chauds et ensoleillés, et sans trop prolonger la durée de l'immersion. Aussi ce n'est guère que dans la grande enfance qu'on peut entreprendre véritablement un enseignement de la natation avec entraînement progressif. La natation a l'avantage d'exercer la totalité des muscles du corps et d'obliger à emplir les poumons d'air, ce qui en fait un excellent exercice respiratoire. En outre, le contact de l'eau et les frictions au sortir de l'eau activent le fonctionnement cutané ; l'exposition du corps nu au soleil réalise l'héliothérapie, dont les bienfaits ne sont plus à démontrer.

Ceci s'applique aussi à la natation en mer ; nous parlerons plus loin de l'utilité pour les enfants des séjours au bord de la mer.

Patinage. — Ce serait aussi un excellent exercice, développant la souplesse, la faculté d'équilibre et le sang-froid, si dans nos climats son application (du moins en plein air, et c'est là qu'il est utile) n'était restreinte à des périodes trop courtes, espacées parfois de plusieurs années.

L'escrime, la **lutte**, l'**aviron**, la **boxe**, le **chausson** exigent un développement physique et des précautions qui font que ces sports ne peuvent être commencés dans l'enfance, mais seulement dans la grande adolescence, après l'achèvement de la puberté.

CHAPITRE VII

HYGIÈNE INTELLECTUELLE ET MORALE HYGIÈNE SCOLAIRE

DÉVELOPPEMENT INTELLECTUEL

A la naissance, l'enfant ne manifeste aucune intelligence, bien différent en cela des petits de certains animaux, les poulains, les poussins, qui, à peine nés, marchent et accourent aux appels de leur mère. C'est que le cerveau du nouveau-né humain est inachevé ; la distinction entre la substance blanche et la substance grise n'est pas nette ; toute la masse du cerveau est gris bleuâtre, hortensia ; le manchon isolant de myéline n'existe pas encore autour des conducteurs nerveux ; le développement se complète peu à peu dans le courant de la première année ; ses progrès correspondent à ceux des facultés de relation ; les fibres pyramidales des membres inférieurs se myélinisent les dernières ; leur achèvement annonce le moment où l'enfant commence à marcher.

Les seuls mouvements coordonnés à la naissance sont ceux de la *respiration* et de la *succion* ; l'un et l'autre sont purement instinctifs ; tout objet introduit entre les lèvres provoque le mouvement de succion ; c'est la seule réaction adaptée à un but dont le nouveau-né soit capable ; les autres excitations, attouchement cutané, bruit intense, secousse brusque, provoquent tous les mêmes mouvements vagues et le même cri.

Les *premières sensations* dont l'enfant semble se rendre compte, du moins vaguement, sont celles d'ordre interne, telles que la faim, sensations qu'on a appelées *cœnesthé-siques*. Quand l'estomac de l'enfant s'est vidé, l'enfant crie. Certains enfants très bien réglés au point de vue des intervalles des repas arrivent à une régularité étonnante : c'est à l'heure exacte qu'ils réclament leur nourriture ; de même pour la tétée de la nuit.

L'habitude est le grand maître de la première enfance ; en habituant bien le jeune enfant, et en étant ferme pour lui conserver ses bonnes habitudes, on arrive à le dresser comme on le désire. Inversement, on sait combien il est difficile de redresser des habitudes mauvaises.

Nous avons vu comment les organes des sens, en particulier la vue et l'ouïe, se perfectionnent peu à peu au cours des **premiers mois**. L'enfant exerce ses sens, combine la vue, l'ouïe et le toucher pour faire connaissance avec les objets qui l'entourent. Déjà, vers deux ou trois mois, il manifeste sa joie ou sa peine, en présence d'objets qui lui plaisent ou lui déplaisent, par des mouvements de tout le corps, et par des cris à l'expression desquels il n'y a pas à se tromper. *Vers quatre à cinq mois*, il sait sourire aux personnes qui lui plaisent ; il sait reconnaître les personnes qui forment son entourage habituel ; les cris deviennent modulés et variés ; il y a des essais d'émission de sons articulés, des *re*, des *gre*, des *be* et des *pe* ; la mimique s'enrichit du geste de refus qui consiste à tourner la tête deux ou trois fois de droite à gauche et de gauche à droite. Mais ce n'est que **vers la fin de la première année** que les premières syllabes véritables sont émises, les syllabes *pa... pa... pa...*, puis *ma... ma... ma...*, auxquelles l'enfant ne donne d'abord aucune signification, mais par lesquelles on lui apprend bientôt à désigner son père et sa mère.

Au début de la seconde année, le vocabulaire s'accroît rapidement ; l'enfant crée des associations entre les objets, et les mots par lesquels on les lui désigne, en les répétant souvent devant lui ; comme la possibilité d'articulation est encore limitée à quelques syllabes, c'est par des sortes d'onomatopées que l'enfant s'exprime d'abord : *poum, oua-oua, da-da, do-do, ding-ding, bé-bé, bo-bo, lo-lo.* Mais bientôt il s'exerce à répéter les sons qu'il entend et à leur attribuer leur signification.

Vers deux ans, le vocabulaire est déjà étendu, et on assiste à l'éclosion des premières petites phrases : *bébé veut pas, bébé mange gâteau.* C'est également dans le cours de la deuxième année que l'enfant commence à devenir propre et à demander le vase pour ses besoins naturels. On a cherché beaucoup à rendre les enfants propres dès la naissance. C'est une prétention des nurses anglaises : elles laissent des quarts d'heure un enfant de quelques mois sur le vase, en lui arrosant la vulve ou le pénis d'eau froide jusqu'à ce qu'il ait uriné. Au bout de plusieurs semaines de ce régime, l'enfant urine dès qu'on le met sur le pot. Les nurses prétendent avoir ainsi rendu l'enfant propre. En réalité, elles ont créé une hypersensibilité vésicale telle que ces enfants restent ultérieurement pendant des années avec le besoin fréquent d'uriner et avec des mictions nocturnes involontaires. Pour avoir voulu les rendre propres à six mois, on en a fait des pisseurs au lit à six ans et même plus tard. Il ne faut pas vouloir devancer la nature : c'est seulement vers quatorze, seize, dix-huit mois qu'on commencera à enseigner à l'enfant à demander le vase, c'est seulement vers deux ans qu'on commencera à le gronder quand il s'oublie le jour, et seulement après deux ans qu'on agira de même pour les oublis nocturnes.

A la fin de la deuxième année, l'enfant sait montrer sur demande son œil, son nez, sa bouche, l'œil, le nez, la bouche d'autres personnes ; il sait exécuter une petite commission simple. Voici, d'après Binet, une échelle métrique de l'intelligence répondant à l'enfant de développement moyen.

Trois ans. — Répéter deux chiffres. Énumérer les personnages et objets d'une gravure. Donner son nom de famille. Répéter six syllabes.

Quatre ans. — Donner son sexe. Nommer une clef, un couteau, un sou. Répéter trois chiffres. Comparer deux lignes et indiquer la plus longue. Décrire une gravure. Compter trois sous simples. Nommer quatre pièces de monnaie.

Cinq ans. — Comparer deux boîtes de poids différent et indiquer la plus lourde. Copier un carré. Répéter une phrase de dix syllabes. Compter quatre sous simples. Recomposer un jeu de patience formé de deux morceaux.

Six ans. — Distinguer la main droite et l'oreille gauche. Répéter une phrase de seize syllabes. Faire une comparaison d'esthétique. Définir des objets familiers par l'usage. Exécuter trois commissions. Dire son âge. Distinguer le matin et le soir.

Sept ans. — Indiquer des lacunes de figures. Donner le compte de ses doigts. Copier une phrase écrite. Copier un losange. Répéter cinq chiffres.

Huit ans. — Faire une lecture et en conserver deux souvenirs. Compter trois sous simples et trois doubles et donner le total. Nommer quatre couleurs. Compter de 20 à 0 en descendant. Comparer deux objets de souvenir. Écrire sous dictée.

Neuf ans. — Donner la date complète du jour. Indiquer les jours de la semaine. Définir mieux que par l'usage. Faire une lecture et en conserver six souvenirs. Rendre la monnaie sur vingt sous. Ordonner cinq boîtes d'après leur poids.

Dix ans. — Énumérer les mois de l'année. Reconnaître les neuf pièces de notre monnaie. Composer deux phrases dans lesquelles se trouveront deux mots donnés. Répondre à sept questions d'intelligence.

Douze ans. — Critiquer des phrases absurdes. Mettre

trois mots en une phrase. Trouver plus de soixante mots en trois minutes. Donner des définitions de mots abstraits. Reconstituer des phrases désarticulées.

Quinze ans. — Répéter sept chiffres. Trouver trois rimes à un mot donné. Répéter une phrase de vingt-six syllabes. Interpréter une gravure. Résoudre un problème psychologique.

Ces *tests* ont été dressés par M. Binet à la suite de nombreuses épreuves dans les écoles primaires de Paris. Ils peuvent servir à chiffrer l'avance ou le retard de l'intelligence chez un enfant. Sur 100 enfants d'école primaire, Binet en trouve 51 ayant exactement le niveau mental attribué à leur âge, 22 sont en avance (21 d'un an et un seul de deux ans), 27 sont en retard (21 d'un an et 6 de deux ans). Lorsqu'un enfant est en retard de plus de deux ans sur l'ensemble du test répondant à son âge, il faut le considérer comme un anormal. Un retard de deux ans constitue déjà une présomption grave d'arriération, due soit à un développement cérébral insuffisant, soit à des tares physiques (chétivité, adénoïdisme, myopie, hypothyroïdie, trouble grave d'un organe important) dont le médecin pourra seul apprécier la part d'influence.

ÉDUCATION

Dès le premier âge, l'enfant est déjà très accessible à l'*éducation* qu'on veut lui donner ; je ne dis pas qu'il comprend exactement la valeur de tout ce qu'on lui peut dire, ni qu'il soit accessible à un raisonnement qu'on lui tient ; mais il comprend très bien un reproche ou une gronderie et acquerra très vite, pour peu qu'on le veuille, le sentiment de ce qu'il peut et doit faire et de ce qui lui est défendu. C'est dès la première année qu'il faut se garder de gâter les enfants. Ce qu'il faut vis-à-vis d'eux, c'est de la *continuité d'humeur*, de la *fermeté*, une *opiniâtreté bienveil*-

lante. « Il est facile de remarquer que les parents qui gâtent leurs enfants (c'est le terme juste et consacré et dont l'habitude a fait disparaître le sens juste et énergique) sont en même temps ceux qui les font en moyenne le plus pleurer, ceux qui les grondent et les battent le plus. Défiez-vous d'une théorie qui séduit le cœur, mais ne doit pas abuser l'esprit : « Il faut conduire les enfants par la raison ». La raison ! mais combien connaissez-vous d'hommes faits, et même d'hommes en train de se défaire, qui puissent être conduits par la raison ; par le raisonnement tout au plus, car c'est une autre affaire. Les enfants raisonnent beaucoup plus tôt qu'on ne le croit. Les animaux raisonnent aussi : le chat qui a reçu trois fois un coup de bâton pour avoir pris du lait dans l'office finit par penser que boire du lait donne mal au rein, à moins qu'on ne le boive très vite et qu'on ne prenne aussitôt un exercice salutaire en se sauvant avec rapidité » (A. Karr).

C'est *vers trois, quatre, cinq ans* que l'enfant a le plus besoin de sentir une direction ferme, à laquelle il n'y a pas à essayer de se soustraire. Il ne faut pas manquer de *punir* l'enfant toutes les fois qu'il fait sciemment ce qu'il sait être défendu. Le châtiment ne doit pas être corporel, mais il doit être matériel : privation d'un plaisir, d'un dessert, condamnation au cabinet noir. La façon de punir vaut mieux du reste que la punition, et ce dont il faut se garder surtout, c'est, tout en grondant l'enfant, de rire de son méfait. Il faut adapter la punition au caractère de l'enfant. Certains enfants sont sujets, souvent pour des riens, à des *colères* violentes ; bien qu'il y ait là une question de tempérament, il faut néanmoins une sanction à ces colères ; il n'y a pas à chercher si l'enfant en est ou non responsable, mais à en éviter le retour; l'enfant qui y a tendance par tempérament aura plus de peine qu'un autre à s'en défaire : c'est une raison de plus pour l'y aider en le corrigeant sévèrement chaque fois, de façon que la bouffée de colère qui va le soulever éveille en même temps chez lui la crainte inhibitrice du châtiment qui la suit. Toute proportion gardée et sans aucune comparaison, le raisonnement est le même que celui de Lombroso, qui, loin de considérer les criminels-nés comme irresponsables et ne devant pas être punis, demande qu'ils soient plus punis que d'autres, parce qu'ils ont plus besoin que d'autres d'être armés contre leurs tendances anormales congénitales. Pour ces enfants coléreux, inaccessibles pendant l'accès de colère à tout raisonnement et à tout appel à de bons sentiments, la répression doit être immédiate. Pour continuer la comparaison, il faut employer la procédure du flagrant délit et associer intimement dans l'esprit l'idée de colère et celle du châtiment qui suit immédiatement, comme pour le chat celle de la tasse de lait volée et celle du coup de bâton. C'est un des rares cas où le châtiment corporel, la fessée, pourra être de mise, à condition que celui qui corrigera saura à son tour garder son sang-froid et n'apporter aucune colère, lui non plus, à sa répression.

Quand les parents ou les éducateurs auront inculqué dans l'esprit de l'enfant l'idée du bien qui est récompensé et du défendu qui est toujours suivi du châtiment, quand ils auront ainsi acquis l'autorité indispensable, l'éducation en sera tout à fait facilitée. Il ne faut pourtant pas croire que tout soit gagné. L'éducateur doit être doublé d'un psychologue, car chaque enfant a son caractère, et, à mesure que l'enfant grandit, les caractères se différencient de plus en plus, les sentiments s'affinent, et il importe de pénétrer le cœur et l'âme de l'enfant pour ne pas les froisser involontairement et les faire se fermer et rentrer en eux-mêmes. L'enfant doit se sentir en confiance avec ses parents; s'il doit craindre leurs reproches, il doit aussi savoir qu'il trouvera près d'eux aide à ses peines, secours à ses souffrances.

Mais la grande chose est l'*égalité* et la *continuité d'action de l'éducateur.* Rien de déplorable comme les parents ou les maîtres qui tolèrent un jour un acte répréhensible, et qui le punissent sévèrement le lendemain. La réprimande ou la punition ont des résultats inverses à ceux qu'on en attend quand l'enfant a conscience de ne pas les avoir méritées.

Il y a des *enfants à caractère anormal* qui sont moins accessibles que d'autres aux influences éducatrices. Il importe d'abord de bien se rendre compte en quoi consiste l'anomalie. Tantôt il s'agit d'enfants inattentifs, instables, qui ne pensent plus l'instant d'après à une réprimande qui les a vivement touchés l'instant d'avant ; d'autres sont au contraire insensibles aux conseils ou aux actes répressifs ordinaires, et il faut s'ingénier à trouver le point faible de leur sensibilité ou la punition faisant vraiment effet ; enfin il y a des enfants terribles, sur lesquels ce ne sera pas trop de tout l'ascendant, de toute l'autorité d'un maître habitué à agir sur ces natures anormales pour obtenir un résultat. Des écoles spéciales ont été créées pour de tels enfants ; il ne faut les y envoyer qu'à bon escient et en dernier ressort. Mais, lorsqu'il s'agit d'enfants vraiment anormaux, ils retireront grand profit des méthodes appliquées dans ces écoles spéciales. Il ne faut pas oublier toutefois que des tares physiques et cérébrales, que le médecin seul peut découvrir, sont souvent à la base de pareils états. Le pédagogue doit donc être doublé d'un médecin, comme cela est réalisé dans les écoles du type médico-pédagogique, comme les ont créées d'abord Séguin, puis Bourneville et, actuellement, Paul-Boncour. Le développement des perceptions sensorielles par des exercices appropriés, le développement de l'attention et de la maîtrise de soi par les mouvements de gymnastique dite orthopédique sont à la base de ce système et peuvent même trouver une application dans l'éducation de ces enfants sur la limite de la normalité, que Paul-Boncour appelle des subnormaux.

INSTRUCTION

Dès les premiers mois de la vie, l'enfant s'instruit. Il fait de lui-même l'éducation de ses sens et, grâce aux notions de plus en plus précises qu'il acquiert ainsi, il fait connaissance avec le monde. Les parents y aident en s'occupant de l'enfant, en le faisant jouer, en s'amusant de ses progrès et en l'exerçant à les poursuivre. C'est pourquoi les enfants dont on s'occupe, les premiers-nés dont les parents se sont toujours beaucoup plus occupés que de ceux qui naissent ensuite à courts intervalles, paraissent souvent « très intelligents ». En réalité, il s'agit là surtout d'un vernis qui n'empêche pas les enfants de se trouver en somme à peu près au même point au même âge en ce qui concerne le véritable développement intellectuel.

La véritable instruction commence avec l'*enseignement de la lecture et de l'écriture*. La faculté de lire et la faculté d'écrire sont, pour l'espèce humaine, des facultés d'acquisition récente ; il ne faudrait pas remonter sans doute à de bien nombreuses générations pour trouver à la très grande majorité d'entre nous des ancêtres ne sachant ni lire ni écrire ; il ne faudrait pas croire pour cela qu'il s'agisse de facultés différentes par leur essence de la faculté du langage, et de celle de la marche bipède ; la différence est que les acquisitions très anciennes s'apprennent pour ainsi dire instinctivement ; telle la marche, et, à un moindre degré, la parole articulée ; au contraire, il faut un véritable travail, et l'intervention d'un instructeur, pour apprendre à l'enfant la lecture et l'écriture.

Jusqu'à cinq ans, on n'apprendra à l'enfant les lettres qu'en manière de jeu ; agir autrement ne servirait à rien ; l'enfant à qui rien n'a été enseigné jusqu'à cinq ans a vite fait de rattraper en quelques mois celui à qui on a à grand'peine, depuis l'âge de trois ou quatre ans, appris à épeler. Les centres de la lecture ne se forment guère dans le cerveau que vers cet âge, de même que ceux de la parole articulée et de la marche bipède ne se forment pas avant un an; il serait aussi absurde de vouloir faire lire un enfant de trois ans que de vouloir faire marcher un enfant de trois mois ; il est donc inutile et même nuisible d'envoyer un enfant à l'école avant cinq ou mieux six ans; ou du moins l'école doit, avant cet âge, être simplement une garderie où l'on cherchera à éduquer les enfants et non à les instruire.

Le *barème* suivant, dû à M. Vancy, donne la moyenne d'instruction des enfants des écoles primaires de Paris :

AGE DES ENFANTS.	DEGRÉ DE LECTURE.	PROBLÈME TYPE.	ORTHOGRAPHE Nombre de fautes dans la phrase : « Les jolies petites filles étudient les plantes qu'elles ont ramassées hier. »
6 à 7 ans.	Sous-syllabique ou syllabique.	De 19 pommes, ôter 6 pommes. Combien en reste-t-il ?	16
7 à 8 ans.	Hésitant.	Soustraire 8 sous de 59 sous. Combien en reste-t-il ?	11
8 à 9 ans.	Hésitant ou courant.	Une caisse contient 604 oranges. On en vend 58. Combien en reste-t-il ?	8
9 à 10 ans.	Courant.	Pour faire une robe, il faut 7 mètres d'étoffe. Combien fera-t-on de robes avec 89 mètres et quelle sera la longueur de ce qu'il restera d'étoffe ?	6
10 à 11 ans.	Courant ou expressif.	Un ouvrier gagne 250 francs dans le mois de février qui a 28 jours. Il dépense 195 francs. Combien a-t-il économisé par jour ?	4

Ce *barème* peut servir à se rendre compte de l'état d'instruction d'un enfant. L'importance des résultats obtenus est beaucoup plus relative que celle des *tests* d'intelligence cités plus haut. Le retard d'instruction peut tenir à bien des causes extrinsèques à l'enfant, absence de fréquentation régulière de l'école par exemple. La comparaison avec les tests permettra de voir si le retard d'instruction est dû à une cause extrinsèque de ce genre, ou s'il est dû à un défaut d'intelligence.

HORAIRES DES CLASSES ET DES RÉCRÉATIONS

Les traditionnelles classes de deux heures sont trop longues pour les écoliers des premières années. Deux heures, c'est très long pour un enfant. De même que chacun mesure les dimensions à sa propre taille, et qu'une souris doit paraître énorme à une fourmi, de même chacun mesure le temps à sa propre durée, et pour un jeune enfant qui n'a derrière lui que quelques années de vie consciente, le temps paraît dix fois plus long qu'à un quinquagénaire. De là, la nécessité de ne pas laisser longtemps un enfant à une même besogne ou même à un même jeu.

Du reste, la mesure directe des facultés intellectuelles au moyen des tests dans la première et la seconde heure d'une classe met en évidence l'inaptitude moindre au travail dans cette seconde heure, due à la fatigue des enfants et à l'inattention qui en est la conséquence.

L'enfant ne se fatigue facilement que lorsqu'on ne fait pas varier la nature et la forme de l'effort qu'on lui demande. On peut demander beaucoup comme travail à un enfant, mais à condition d'alterner les travaux, de les interrompre souvent de récréations, ou au moins d'exercices physiques ou de travaux manuels. Après une classe d'une heure, il devrait être toujours accordé dix à quinze minutes de récréation. A cette condition on peut multiplier les heures de classe; toutefois il semble utile de se limiter à six ou sept heures de classe ou d'étude pour les enfants jusqu'à dix ou douze ans, et à quatre ou cinq heures de classe et trois ou quatre heures d'étude pour les plus grands. Pour les jeunes enfants, jusqu'à dix ou douze ans, l'étude doit être une répétition, une classe répétée, sous peine de constituer une période d'immobilisation nuisible, sans intérêt instructif. On développera peu à peu la faculté du travail spontané, et vers dix ou douze ans on pourra laisser complètement l'enfant à lui-même pour faire à l'étude les devoirs et pour apprendre les leçons qu'il aura à remettre ou à réciter en classe.

Une récréation un peu plus prolongée que les courts intervalles dont je parlais tout à l'heure doit couper la matinée, une autre d'une heure doit suivre le repas de midi. Vers quatre heures, nouvelle récréation d'une heure, au début de laquelle se fera le goûter.

Les matières les plus difficiles et les notions les plus nouvelles et les plus ardues, comme le calcul, les analyses, doivent être réservées pour les classes du matin. La méthode des tests montre que l'enfant est intellectuellement plus apte le matin que l'après-midi.

Ces notions s'appliquent tant aux jeunes écoliers de sept à douze ans qu'aux élèves plus âgés. Mais pour ceux-ci il devient nécessaire, à cause de l'importance des matières traitées et de la continuité que leur exposé exige, de substituer les classes de deux heures aux classes d'une heure. L'adolescent est du reste plus résistant à la fatigue intellectuelle que l'écolier, mais, même chez lui, on remarque une aptitude plus grande au début des classes que dans la seconde heure, et aux classes du matin qu'aux classes du soir.

Les récréations devront toujours être prises en plein air, autant que le temps le permettra. Dans les grandes récréations, il sera bon d'aider les enfants à organiser des jeux qui, à mesure que les enfants grandiront, pourront prendre de plus en plus un caractère sportif, jeux dont nous avons parlé au chapitre précédent.

HYGIÈNE SCOLAIRE

L'hygiène scolaire est une science qui a fait d'énormes progrès dans ces dernières années, comme en témoignent les récents congrès et les volumineuses publications qui lui ont été consacrées. Nous ne pouvons même effleurer ici la question de l'hygiène des bâtiments scolaires ; les principes directeurs de cette hygiène se confondent du reste avec ceux qui nous ont servi pour fixer l'hygiène de la chambre d'enfants, de la salle de jeu, de la salle d'études, et si nous voulions aborder l'hygiène scolaire proprement dite, c'est tout un volume qu'il faudrait y consacrer.

Disons seulement qu'il y a nécessité, à tout point de vue, de ne pas mettre dans la même classe un trop grand nombre d'élèves. Vingt-cinq est un maximum qui ne devrait pas être dépassé. Le *mobilier scolaire* doit être tel que l'enfant pour écrire n'ait aucun besoin de pencher ou de tordre le torse, ce qu'on obtient avec une distance verticale et une distance horizontale entre le siège et le pupitre appropriées à l'âge et à la taille de l'enfant. C'est à des attitudes vicieuses imposées par un mobilier défectueux que sont dues beaucoup de scolioses de l'enfance ; l'*écriture penchée* a été accusée à tort : c'est l'écriture naturelle, c'est celle qui exige le moindre effort de la main et du poignet ; elle ne nécessite aucunement une attitude dissymétrique ; elle est préférable à l'*écriture droite*, qui fatigue davantage physiquement et cérébralement. Il faut habituer les enfants à écrire gros, l'écriture fine fatiguant la vue et pouvant faciliter la myopie. Pour la même raison, les livres scolaires doivent être imprimés en gros caractères.

La *propreté des locaux scolaires* doit être absolue. Le

balayage des classes doit être fait chaque jour ; le balayage à sec doit être formellement écarté ; on emploiera le balayage humide, c'est-à-dire qu'on passera sur le sol un torchon roulé au bout d'un bois de balai, après avoir répandu sur le sol de la sciure de bois humectée d'eau phéniquée à 10 p. 1 000 ou crésylée à 2 p. 1 000 ; les tables et murs seront de même nettoyés par le passage d'un torchon trempé dans la même solution. Le nettoyage devra être fait une heure avant le début des classes, puis le local doit être largement aéré, au moins une demi-heure. Les salles de classe doivent avoir un *air* suffisamment renouvelé, soit au moyen de prises d'air et d'une cheminée d'appel si l'appareil de chauffage est à feu nu, soit par des orifices d'aération convenablement disposés. La *température* doit être maintenue à 16º environ (14º à 18º).

CHAPITRE VIII

VACANCES ET VILLÉGIATURES

NÉCESSITÉ DES VACANCES ET DES VILLÉGIATURES

L'habitude des déplacements aux moments des vacances tend à se généraliser. Dans les grandes villes, les plus basses classes peuvent en faire profiter les enfants, soit en usant des réductions accordées par les compagnies de chemins de fer pour envoyer à peu de frais les enfants chez des parents restés à la campagne, soit en profitant des œuvres très multipliées de colonies scolaires ou créations analogues.

Cette habitude est à encourager, car le changement d'air, à certaines saisons de l'année, a le meilleur effet sur les enfants, même sur ceux qui habitent habituellement la campagne. A plus forte raison les enfants des villes ont-ils besoin de faire des séjours à la campagne ; ils en reviennent, dans la très grande majorité des cas, plus robustes, ayant fait provision de santé pour le reste de l'année.

Ce bon effet des séjours à la campagne ne s'observe que si le séjour est suffisamment prolongé. Dans les premiers huit jours, il y a une période d'accoutumance qui est même fatigante et pénible pour certains enfants plus sensibles. Ce n'est guère que dans la seconde semaine au printemps, et qu'au bout d'une quinzaine de jours dans la saison chaude que le bon effet du déplacement est évident et va s'accentuant de plus en plus. Aussi hygiénistes et pédagogues sont-ils d'accord pour accumuler les vacances en deux périodes suffisamment longues, quinze jours au moins à Pâques, deux mois aux grandes vacances, en supprimant en revanche autant que possible les petits congés de la Pentecôte, des jours gras, de Noël et du nouvel an, qui pourraient être sans inconvénient réduits aux seuls jours fériés.

Ces déplacements de vacances sont favorables à tous les âges. Le nourrisson lui-même s'en trouve bien parfois : M. Marfan a montré l'heureux effet que les cures d'altitude ont sur l'eczéma des nourrissons. L'enfant de la seconde enfance, de deux à sept ans, devrait, si l'on en avait la possibilité, passer toute l'année à la campagne. L'écolier et le collégien doivent profiter autant que possible des vacances de Pâques et des grandes vacances pour quitter la ville pendant toute leur durée. Enfin l'adolescent fera de ses vacances une excellente saison de sports pendant laquelle il développera très utilement sa vigueur physique au grand avantage du développement parallèle de sa vigueur morale et de sa force intellectuelle.

CHOIX D'UNE VILLÉGIATURE

Le choix d'un endroit convenable pour faire passer aux enfants le temps des vacances est très important. Faute d'un choix judicieux, l'enfant, au lieu du bon résultat escompté, risquerait de revenir à la ville affaibli ou portant le germe de maladies graves. La poussée annuelle de fièvre typhoïde qu'on observe à Paris en septembre et en octobre est due au retour de Parisiens porteurs de germes typhiques absorbés avec l'eau des mauvais puits ou l'eau de rivières contaminées qu'ils ont bue pendant leur villégiature. Ils y sont d'autant plus sensibles qu'ils sont habitués à boire le restant de l'année à Paris l'excellente eau pure qui alimente la ville depuis l'amenée à Paris des sources de la Vanne et de la Dhuys, choisies pour leur pureté entre toutes celles qui émergent dans un rayon de 150 kilomètres autour de la capitale. Il est donc indispensable de se renseigner sur la nature de l'eau qui alimente la localité où l'on villégiature. Il ne faut pas se contenter du dire des gens du lieu, qui toujours sont persuadés qu'ils ont la meilleure eau du monde, même quand la typhoïde est dans le pays en permanence, et qui racontent toujours que les médecins du pays ont analysé l'eau et ont déclaré qu'il n'y en a pas de meilleure. La seule bonne garantie est l'existence d'une canalisation d'eau de source ; on sait que les petites localités ne peuvent guère faire ces travaux qu'avec une subvention de l'État, et que celle-ci n'est accordée qu'après vérification de la potabilité de la source. Dans les villégiatures où il n'y a pas de canalisation de ce genre, il faudra se résigner soit à boire de l'eau bouillie, soit à boire des infusions (thé léger, tilleul, chiendent, camomille), soit à faire usage d'eaux de table telles qu'Évian, Thonon, Chateline et tant d'autres, ou d'eaux minérales appropriées au tempérament de chacun.

Quel que soit le lieu de villégiature, on se gardera des situations dans des fonds de vallées humides, ou trop rapprochées de cours d'eau ou d'étangs, ou trop abritées sous des arbres trop épais. A la saison des villégiatures, il faut rechercher les situations aérées, les sommets de collines, ou du moins les situations à flanc de coteau, les maisons ombragées certes, mais avec une disposition des arbres telle que les vents puissent circuler sous eux, entre eux et tout autour de la maison.

Souvent le choix d'une villégiature se pose entre le bord de la mer, la montagne, ou la simple campagne. Chacune a ses indications spéciales.

Pour les enfants du premier âge, le bord de la mer convient moins bien que la simple campagne ou la demi-altitude. La mer est particulièrement nuisible aux nourrissons nerveux, excitables, ayant eu des convulsions, sujets aux insomnies, ainsi qu'à ceux qui ont tendance à l'eczéma ou à l'urticaire, et à ceux dont les digestions laissent à désirer. La montagne est particulièrement favorable aux nourrissons atteints d'eczéma rebelle; ils y guérissent souvent (Marfan).

Les enfants plus âgés se trouvent en général très bien du séjour au bord de la mer ; il a en particulier des résultats merveilleux chez les enfants lymphatiques, chez ceux qui sont porteurs de ganglions volumineux du cou, chez ceux qui ont de grosses amygdales et des végétations adénoïdes. Il faut au contraire se méfier du bord de la mer pour les enfants sujets aux crises d'entérite ou de colite muco-membraneuse, ou aux crises de vomissements incoercibles, ou aux migraines, ou à l'eczéma, ou à l'urticaire ; la mer doit être interdite aux enfants atteints d'affections des yeux ou des oreilles, aux tiqueurs, aux choréiques, aux rhumatisants, aux convalescents de coqueluche encore sujets à de la toux quinteuse, aux enfants atteints de bronchite chronique, aux tuberculeux pulmonaires. Au contraire, les tuberculoses osseuses et ganglionnaires s'en trouvent très bien, surtout à Berck, La Baule et Biarritz.

Le *bain de mer* est donné chaud ou froid. Aux enfants de deux ans, trois ans, on donnera avec avantage un bain de mer chaud (35°) en baignoire, d'une durée de cinq minutes, plusieurs fois par semaine. A partir de **quatre** ans, les enfants peuvent prendre le bain froid. Les petits enfants sont souvent effrayés du flux et reflux des lames ; on peut commencer par leur donner les premiers bains dans des creux de rocher, ou dans des dépressions de la plage de sable, où l'eau reste à marée basse et où on a l'avantage de les mettre dans une eau plus calme et réchauffée par le soleil. Pour ces jeunes enfants, le bain doit être seulement de quelques minutes ; il faut faire sauter les enfants dans l'eau ; on ne donnera le bain que les jours ensoleillés.

A partir de six à sept ans, l'enfant peut prendre le bain de lame comme l'adulte, mais jamais plus d'un bain par jour; mais il ne faut pas oublier qu'il se refroidit plus vite, si on n'a pas soin de le faire constamment se remuer dans l'eau, courir, sauter ou essayer de nager. A cause de ce refroidissement plus facile, il faudra donner des bains courts, d'autant plus courts qu'il s'agira d'un enfant plus jeune et que la température de l'eau et la température extérieure seront plus basses. Dix à quinze minutes sont une durée moyenne très suffisante. Il faut sécher très complètement tout le corps. Il ne faut pas rentrer immédiatement après le bain, mais laisser l'enfant jouer quelque temps sur la plage.

En dehors du moment du bain, on laissera le plus possible les enfants jouer sur la plage, sauf par les temps de grand vent ; certaines stations sont précieuses parce qu'elles sont situées entre mer et forêt, celle-ci offrant un refuge aux enfants les jours de vent : telles Arcachon, Paris-Plage, Biarritz.

La *montagne* est indiquée pour les enfants affaiblis et anémiques ; les cures d'*héliothérapie* que la pureté de l'air permet d'y faire sont particulièrement favorables aux tuberculeux, tant aux tuberculoses pulmonaires au début qu'aux tuberculoses péritonéales et même intestinales, et aux tuberculoses locales ; la montagne est au contraire contre-indiquée en cas d'affections cardiaques.

Un certain nombre de stations climatiques et thermales sont spécialement recommandables aux enfants. Voici les principales.

Stations maritimes. — On peut distinguer : 1º les *stations de la Manche* : elles conviennent surtout aux sujets lymphatiques à nutrition languissante, aux rachitiques, qui s'y transforment, et aux sujets atteints de tuberculoses locales ; la mer y est froide ; les bains doivent être très courts; leur action tonique est d'autant plus pronon-

cée. Berck et les autres stations de la même plage, Merli-
mont, Paris-Plage, le Touquet sont particulièrement spécialisés pour recevoir les enfants, et Berck possède des
ressources médico-chirurgicales très utiles pour les enfants
malades. Au contraire, les stations du Nord sont particulièrement à craindre pour les enfants nerveux et excitables.
Pour les enfants en bonne santé, tout le littoral du Calva-
dos, de Trouville à Courseuilles, dit *Côte de Caen*, présente
une série de plages de sable que leur proximité de Paris
rend très fréquentées.

2° Les *stations de Bretagne* ont l'avantage de présenter
une beaucoup plus grande variété d'orientation et de
situation, soit en saillie, soit au fond d'abris plus calmes;
on utilisera au mieux cette variété selon l'âge et le tempérament des enfants. La côte de Saint-Malo (*Côte d'Éme-
raude*), bien abritée, mais avec fortes marées, convient
aux enfants délicats et déprimés.

3° Les *stations de l'océan Atlantique*, spécialement entre
la Loire et la Gironde, sont moins excitantes, mais aussi
moins toniques que les stations précédentes. Elles conviennent aux anémiques et aux enfants menacés de tuberculose pulmonaire.

4° Les *stations de la Côte d'Argent*, Arcachon, Biarritz,
Saint-Jean-de-Luz, Hendaye doivent à leur situation
méridionale l'avantage de pouvoir servir en outre de
séjour d'hiver ou de printemps. Arcachon et Saint-Jean-de-
Luz, bien abrités, conviennent aux tuberculeux pulmonaires au début ; Hendaye, aux anémiques; Biarritz, plus
avancé en mer, doit à ses sources chlorurées sodiques de
Briscous l'avantage de joindre la cure hydrominérale à
la cure marine, et convient aux lymphatiques qui ont besoin
d'être tonifiés et pour lesquels on pourrait cependant
craindre le climat plus rude des plages de la Manche. Au
printemps, Biarritz est calmant, en même temps que tonique ; les enfants atteints de mictions nocturnes involontaires

peuvent y être envoyés à cette époque de l'année et reviennent souvent guéris.

5º Les *stations de la Méditerranée* conviennent aux enfants délicats, s'enrhumant facilement, qui supporteraient mal les coups de vent de l'Océan. La fin de l'hiver et le début du printemps y sont l'époque la plus favorable, tant en ce qui concerne la *côte du Roussillon* que la *Côte d'Azur*.

Joignons-y, sur l'autre rive de la Méditerranée, les stations du golfe de Tunis, *Hammam-Lif* et *Korbous*, qui partagent avec Biarritz le privilège remarquable de joindre à la cure marine l'action de sources fortement chlorurées sodiques.

Stations de montagne. — Les hautes altitudes ne conviennent qu'aux grands enfants ; pour les plus petits, il ne faut pas dépasser 800 mètres, qui est l'altitude de *Saint-Gervais*. A Saint-Gervais, on enverra les enfants atteints de maladies cutanées, ainsi que les lymphatiques pour qui le bord de la mer serait contre-indiqué pour une raison quelconque (blépharite, otite par exemple), les arthritiques, les nerveux anémiques. *Chamonix* convient aux grands enfants et aux adolescents, pour qui les ascensions constituent un sport recommandable.

Stations thermales. — *Forges-les-Eaux* (Seine-Inférieure) est une bonne station de campagne, assez éloignée de la mer pour que l'excitation du climat maritime ne s'y fasse plus sentir, assez près cependant pour qu'elle soit bien aérée et jouisse d'une atmosphère tonique. Les eaux légèrement ferrugineuses et manganésiques aident à la croissance des jeunes organismes débilités.

Pougues convient plus spécialement aux grands enfants dyspeptiques. On y traite avec grand avantage la dyspepsie des collégiens.

Bourbon-l'Archambault convient aux jeunes rhumatisants et aux convalescents de paralysie infantile, ainsi qu'aux enfants débilités et malingres.

La France possède toute une série de sources chlorurées sodiques fortes, précieuses dans le traitement du lymphatisme, des engorgements ganglionnaires, de la scrofule et du rachitisme. Les unes de basse altitude, comme *Salies-de-Béarn* (53 mètres) et *Salies-du-Salat* (292 mètres) ; d'autres plus élevées en altitude, comme *Salins-du-Jura* (360 mètres) et surtout *Salins-Moutiers* (480 mètres), à qui la proximité de *Brides* permet de jouir des avantages de cette station plus importante ; ajoutons-y une **station** maritime, *Biarritz*, dont nous avons déjà parlé.

Aux anémiques et aux prétuberculeux convient *La Bourboule*, qui joint à l'action de ses eaux arsenicales celle de l'altitude.

Aux enfants atteints d'asthme et de bronchite chronique, le *Mont-Dore, Saint-Honoré*.

Aux enfants atteints de rhino-pharyngite chronique, d'hypertrophie des amygdales, de végétations adénoïdes, d'engorgements ganglionnaires scrofuleux, *Challes* et *Luchon*.

Aux enfants atteints de troubles urinaires et d'albuminurie : *Saint-Nectaire*.

Aux arthritiques : *Capvern*.

Aux choréiques : *Bourbon-Lancy*.

Aux constipés et aux enfants atteints d'entérite : *Châtel Guyon*.

DEUXIÈME PARTIE

HYGIÈNE DE L'ENFANT MALADE

CHAPITRE PREMIER

PETITS SOINS A DONNER AUX ENFANTS MALADES

Chambre du malade.

Lorsqu'un enfant est malade, la première chose à faire est de le mettre au lit, et de lui assurer la tranquillité la plus complète. Si donc l'enfant a des frères ou sœurs qui partagent sa chambre, il faut, ou bien transporter le malade dans une chambre où il sera seul, ou bien le laisser dans sa chambre, mais en retirer les frères et sœurs. En général, il vaut mieux laisser l'enfant dans la chambre qu'il occupe en temps ordinaire, à moins qu'on ne puisse disposer d'une autre plus grande et mieux orientée.

Pour assurer au malade la tranquillité nécessaire, il faut qu'il n'y ait auprès de lui qu'*une seule personne à la fois*. Cette personne gardera en général le *silence*, sauf pour donner de bonnes paroles à l'enfant quand il parle, quand il se plaint, quand il réclame un soulagement à son mal. Il est bon aussi en général de laisser la pièce dans une *demi-obscurité*, en fermant les contrevents ou les rideaux.

C'est une erreur de croire qu'un enfant malade a besoin dans sa chambre d'une température élevée. Il n'y a pas de raison d'augmenter la *température habituelle* de la chambre ; celle de 16º à 18º est la meilleure, comme à l'état de santé ; il serait même bon, l'été, de pouvoir réfrigérer la chambre, surtout dans le traitement des gastro-entérites d'été ; le plus souvent on n'a d'autre ressource que de fermer hermétiquement porte et fenêtres aux heures chaudes de la journée, ce qui maintient, à quelques degrés près, la température de la nuit ; dans les grandes villes, dans les appartements munis de radiateurs pour le chauffage à eau chaude alimentés sur la conduite d'eau de la ville, on peut, l'été, obtenir une réfrigération appréciable en faisant circuler dans la canalisation des radiateurs l'eau de la ville qui, à Paris, a une température à peu près constante de 14º. On peut encore, à défaut de radiateurs, dans les appartements munis de salle de bains, emplir d'eau de la ville la baignoire de la salle de bains et renouveler l'eau plusieurs fois par jour ; cette eau à 14º rafraîchit l'appartement si on a soin de laisser ouvertes les portes communiquant avec la salle de bains. L'hiver, il faut au contraire chauffer la chambre ; même si elle est chauffée par canalisation d'eau, il est bon de faire un feu dans la cheminée, afin de renouveler l'air par le tirage qui s'établit ; ce feu est du reste commode pour chauffer les linges et, éventuellement, pour pratiquer devant le feu le change de l'enfant.

Il ne faut pas craindre d'*aérer* la chambre de l'enfant malade. Quand la température extérieure est douce, on peut tenir avec avantage une fenêtre ouverte quelque temps. Quand il fait dehors trop froid ou trop chaud, on se contentera d'aérer en ouvrant les communications avec les pièces voisines.

Pendant le temps où on aérera, l'enfant sera maintenu couché avec les couvertures remontées jusqu'au menton. Quand fenêtres et portes auront été fermées et que la température de la pièce sera revenue entre 16º et 18º, si l'enfant est assez peu malade pour s'asseoir volontiers sur son lit, on le lui permettra, mais à condition de lui mettre un petit corsage de coton ou de laine à manches, afin qu'il ne se refroidisse pas.

Toilette de l'enfant malade.

En cours de maladie, on fera chaque matin et même plusieurs fois par jour, la toilette de la surface du corps, de la figure, des cavités nasales et buccale, de la chevelure, comme d'habitude. La seule différence est qu'on la fait, l'enfant restant au lit, et que le débarbouillage final à l'eau fraîche doit être fait à l'eau tiède si l'enfant est fébrile ou inanitié. Dans beaucoup de maladies, susceptibles d'entraîner des exaltations de virulence des microbes de la bouche et des fosses nasales, la toilette de ces cavités devra même être faite plusieurs fois par jour, et avec des solutions antiseptiques, telles que : eau oxygénée coupée, solution de perborate de soude, eau légèrement iodée ou chloratée, etc., et on terminera en instillant dans les fosses nasales quelques gouttes antiseptiques (huile résorcinée ou goménolée.

Alimentation de l'enfant malade.

Le régime varie avec la maladie. Certaines maladies chroniques comme la tuberculose demandent une alimentation abondante.

Dans les maladies aiguës fébriles. — C'est presque toujours la diète avec abstention d'aliments solides qui s'impose.

Chez le nourrisson au sein, on sera souvent amené à diminuer l'abondance des tétées ; souvent l'enfant refuse de lui-même de prendre abondamment le sein ; afin d'éviter de perdre son lait, la mère ou la nourrice fera bien d'extraire le lait surabondant, soit en se trayant, soit au moyen d'un tire-lait.

Chez l'enfant au biberon, on donnera un lait plus coupé et des biberons moins abondants.

Chez l'enfant en cours de sevrage, il sera nécessaire le plus souvent de revenir au régime lacté intégral.

L'enfant plus grand prendra uniquement des liquides ; on insistera surtout sur le lait, qui est le liquide le plus nourrissant, tout en étant dépourvu de toute toxicité ; on complétera le lait par d'autres liquides : tisanes, eau lactosée, bouillon de légumes, bouillon de poulet, bouillon de viande ; ces derniers toutefois sont rigoureusement interdits dans les maladies susceptibles de se compliquer d'affections rénales, et en particulier dans la scarlatine.

Voici quelques recettes sur les façons de préparer ces boissons :

Eau lactosée. — 50 grammes de lactose fondus à froid dans un litre d'eau.

Bouillon de légumes frais. — On fait bouillir, pendant trois heures, dans deux litres d'eau, quelques pommes de terre (100 grammes), quelques carottes (100 grammes), quelques navets (250 grammes), deux cuillerées de pois (50 grammes) ou, à défaut, de haricots secs. Après la cuisson, on filtre sur un tamis, et on ajoute 2 grammes de sel par litre de liquide restant. Il faut compter en effet que l'ébullition a fait réduire environ de moitié les deux litres primitifs.

Bouillon de légumes secs. — On fait bouillir, pendant trois heures, dans deux litres d'eau une cuillerée à soupe (environ 30 grammes) de blé, orge mondé, maïs concassé, haricots blancs secs, pois secs, lentilles. On filtre, et on ajoute 2 grammes de sel par litre de liquide restant.

Eau d'orge. — On fait bouillir deux heures dans un litre d'eau quatre ou cinq cuillerées d'orge mondé ; on filtre ; on peut sucrer, selon le goût.

Eau de riz. — On prend 150 grammes de riz, qu'on lave en le plaçant dans 250 centimètres cubes d'eau froide qu'on porte lentement à près de 100°. On décante et on égoutte. On jette alors un litre d'eau sur ce riz lavé et gonflé, et on fait bouillir lentement, en vase clos, en ajoutant de l'eau s'il est besoin pour maintenir le volume d'un litre ; on passe enfin à travers un linge lavé à l'eau bouillante.

On peut aussi faire l'eau de riz avec la farine de riz. On en délaie 20 grammes dans un quart de litre d'eau froide et on verse le mélange dans trois quarts de litre d'eau bouillante. On maintient à l'ébullition lente pendant dix minutes. (M. Labbé).

Tisanes. — On met une pincée du végétal (environ 2 grammes) dans une casserole ou une théière ; on ajoute 250 grammes d'eau bouillante ; on laisse en contact vingt minutes ; on filtre.

Les tisanes les plus recommandables sont celles de fleurs de tilleul (calmante), de feuilles d'oranger (calmante), de stigmates de maïs (diurétique), de sommités de menthe (stomachique), de fleurs de bourrache (sudorifique), de queues de cerises (diurétique), de fleurs de camomille (stomachique), de chiendent (diurétique), de fleurs pectorales (pectorale), de fleurs de pensée sauvage (rafraîchissante), de bourgeons de sapin (pectorale), de boldo (cholagogue), de fleurs de reine-des-prés (antirhumatismale), de coriandre (antiventeuse), de maté (stimulante).

Lait de poule. — A employer surtout pour les enfants qui refusent le lait. Battre un jaune d'œuf avec un peu d'eau froide, et y ajouter peu à peu, en battant sans cesse, un verre d'eau sucrée chaude (à 50° pour ne pas cuire l'œuf) ; quand le mélange est bien homogène, aromatiser avec une cuillerée à soupe d'eau de fleurs d'oranger.

Dans les convalescences. — On commencera par ajouter à l'alimentation liquide des potages au tapioca, ou à la crème de riz ou d'orge, puis un œuf à la coque peu cuit sans pain, puis un peu de purée de légumes, ou de légumes verts cuits hachés, puis du poisson maigre cuit au court-bouillon, enfin du poulet rôti et de la viande rouge, rôtie ou grillée.

Dans les maladies chroniques. — Dans les maladies chroniques, surtout s'il existe des troubles digestifs, et dans les convalescences difficiles ou prolongées, il est nécessaire d'avoir recours à certains aliments plus spécialement adaptés à des organismes affaiblis. On peut employer en particulier les *bouillies* au lait ou au bouillon de légumes, soit faites avec des *farines ordinaires* (blé, orge, riz), soit avec des *farines torréfiées*, ce qui leur donne plus de goût, et ce qui les rend plus appétissantes. On peut aussi employer les *gruaux*, c'est-à-dire les grains décortiqués : gruau de blé, gruau d'avoine ; l'orge mondé et le riz tel qu'il est livré dans le commerce sont des gruaux ; on varie avec les *flocons* d'avoine (gruau d'avoine laminé), et les *semoules* de blé, d'avoine ; le tapioca n'est autre qu'une semoule de manioc ; il y a parfois avantage à employer les *fécules* (farines privées de gluten), au nombre desquelles il faut ranger, outre les fécules de riz et de pomme de terre, le salep et l'arrow-root ; mais les fécules sont moins reconstituantes.

Quand les bouillies, les potages et les crèmes préparés avec ces différentes substances sont difficilement ou incomplètement digérés par l'enfant, il est indiqué d'employer les *farines maltées*. Il en existe dans le commerce un grand nombre de marques ; il existe en outre dans le commerce des extraits de malt en poudre dont il suffit d'ajouter une cuillerée à café à la bouillie pour en obtenir la liquéfaction ; il faut ajouter le malt au moment où la bouillie retirée du feu s'est refroidie aux environs de 70° à 80° ; une température supérieure détruirait le ferment et empêcherait l'action du malt. Ces bouillies et potages maltés ont un goût agréable tenant à la transformation d'une partie de l'amidon de la farine en sucre ; aussi les enfants les acceptent-ils volontiers.

Les *purées* de graines légumineuses (haricots, lentilles,

pois) sont plus fortifiantes, mais aussi moins légères. La purée de pommes de terre réunit la digestibilité, le pouvoir nutritif et l'action antiputride sur le contenu intestinal.

Le *lait caillé* saupoudré d'un peu de sucre en poudre est un excellent aliment pour les enfants malades ; très nourrissant, il peut suppléer la viande quand celle-ci est interdite (albuminurie). Pour préparer le lait caillé, il faut se servir de lait de vache n'ayant pas subi l'ébullition. On le fait tiédir. La température optima est 37°,8. On en emplit un récipient tel que saladier, grand bol ou plat creux. On y ajoute pendant qu'il est tiède une cuillerée à café de présure par litre de lait, on mélange un instant, puis on laisse reposer sans agiter. Au bout d'une dizaine de minutes, le lait est coagulé. On peut le consommer tel quel, avec simple addition de sucre. Ou peut aussi le mettre égoutter dans un vase *ad hoc* percé de trous, ou dans une corbeille garnie d'un linge fin. Le coagulum reste sur le linge : c'est le fromage blanc. Le liquide qui s'écoule est le *petit-lait*. C'est une boisson douceâtre, laxative, excellente dans certains cas pour les enfants.

La présure se trouve toute prête à l'emploi dans le commerce sous forme d'un liquide citrin de conservation facile. On trouve aussi dans le commerce des ferments coagulants en poudre susceptibles de remplacer la présure et dont une pincée suffit pour coaguler un litre de lait (*pegnine* Rogier, *lab-lacto-ferment* de Mialhe).

Je ne parle pas ici des autres préparations de lait fermenté, *yoghourt, koumys, képhir, babeurre,* dont la préparation familiale est difficile, et que l'on achète facilement dans le commerce si elles sont prescrites par le médecin.

Quand les viandes sont mal supportées, on peut donner le suc de viande, ou la gelée de viande, que l'on peut mélanger à de la purée de pommes de terre ; sous cette forme, l'enfant les accepte très facilement.

Pour préparer la *gelée de viande*, on prend des tranches minces de filet de bœuf bien débarrassées de la graisse et des tendons et aponévroses ; on les racle fortement sur l'une et l'autre face avec le dos d'un couteau en pressant fortement ; on passe ainsi maintes fois le couteau en raclant jusqu'à ce que la viande ne contienne plus que les parties conjonctives des faisceaux musculaires ; chaque passage du couteau ramène un peu de gelée rosée que l'on recueille. L'aspect en est agréable ; si toutefois l'enfant répugnait à la prendre, on peut la façonner en boulette que l'on roule dans du sucre en poudre.

Le *suc de viande* se prépare plus simplement à l'aide de presse-viande que l'on trouve dans le commerce (presse-viande Petit). Ces presses développent, grâce à un levier et à une vis, une pression considérable, qui fait sourdre de la viande un suc que l'on recueille à un orifice qui se trouve au fond de l'appareil. Quand on enlève de la presse les tranches de viande, elles sont minces et forment comme une semelle de cuir. Ce jus de viande se prend pur, ou mélangé à du bouillon ou à des purées.

Thermométrie.

Dès qu'un enfant est malade, il faut s'assurer si sa température n'a pas varié. Une température rectale au-dessus de 37°,5 est l'indice de fièvre. En cours de maladie fébrile, on prendra la température deux fois par jour, le matin au réveil, et le soir à cinq heures, ou plus souvent encore sur l'indication du médecin.

La *température rectale* surpasse de 0°,5 la *température axillaire* et de 0°,3 la *température buccale* prise sous la langue.

La température de l'enfant se mesure avec les mêmes thermomètres que pour l'adulte (thermomètres à maxima, dits à la minute). Les plus commodes sont ceux à compression supérieure, qui évitent la nécessité de secouer le thermomètre pour faire redescendre le mercure ; il suffit de comprimer la partie supérieure du thermomètre. La courbe s'établit sur les feuilles *ad hoc* comme pour l'adulte.

Chez l'enfant comme chez l'adulte, c'est en prenant la température dans le rectum qu'on a le résultat le moins sujet à erreur. Aussi, comme chez le jeune enfant n'existent pas les raisons de répugnance du sujet ou de convenance qui font souvent substituer, pour le grand enfant ou l'adulte, la température axillaire ou la température buccale à la température rectale, c'est toujours celle-ci qu'on prendra.

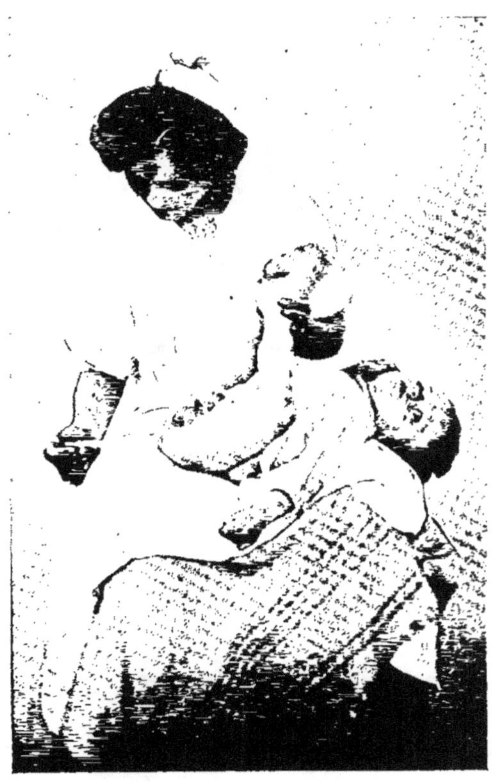

Fig. 66. — Mesure de la température rectale (nourrisson).

Quand il s'agit d'un nourrisson, la femme qui prend la température (fig. 66) tient l'enfant couché sur le dos sur ses genoux, la tête de l'enfant vers le côté gauche de la femme, les membres inférieurs de l'enfant étant maintenus relevés par la main gauche de la femme qui enserre les articulations tibio-tarsiennes de l'enfant entre les doigts de cette main gauche. La main droite est ainsi libre pour introduire et maintenir en place le thermomètre, dont la cuvette a été préalablement *vaselinée*. La colonne de mercure met, avec un bon thermomètre, environ deux minutes pour atteindre son maximum. Pour plus de sécurité, on laisse le thermomètre en place trois minutes.

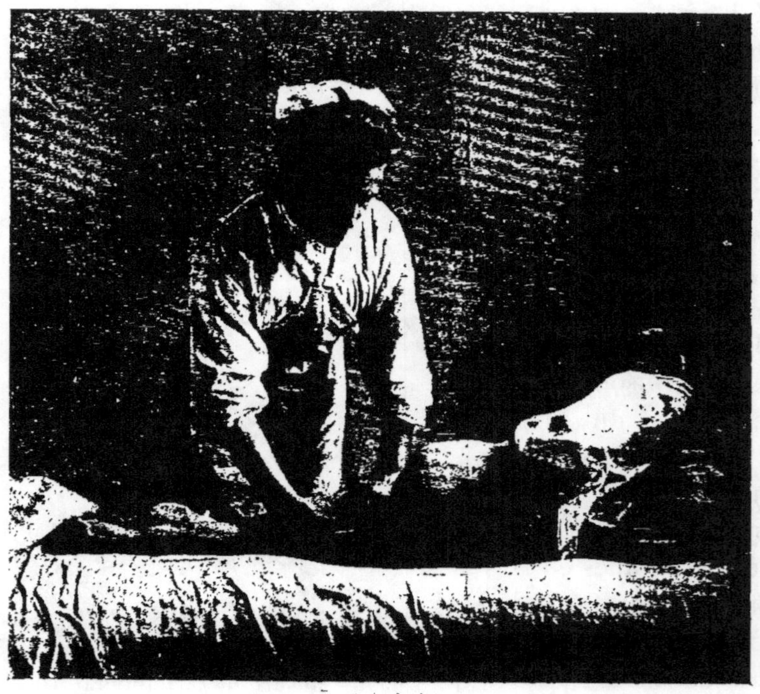

Fig. 67. — Mesure de la température rectale (grand enfant).

Lorsqu'il s'agit d'un grand enfant, on procède comme pour l'adulte. On fait coucher l'enfant sur le côté, la jambe de ce côté étendue, l'autre jambe repliée (fig. 67); on introduit la cuvette dans l'anus et on laisse en place trois minutes.

Avant de servir, le thermomètre doit avoir été *stérilisé*, cette précaution est nécessaire : des maladies peuvent

être communiquées par l'usage d'un même thermo-
mètre s'il n'a été stérilisé (entérites, dysenteries, vulvites) ;
il y a des thermomètres qu'un dispositif spécial, une vaste
ampoule supérieure, permet de stériliser par la chaleur ;
encore deviennent-ils vite inexacts par les ébullitions
répétées auxquelles ils sont soumis ; les thermomètres
ordinaires ne supporteraient pas l'ébullition sans se
briser ; on les stérilise en les nettoyant avec soin après
l'usage, puis en les plongeant plusieurs heures dans une
solution d'oxycyanure de mercure à 1 p. 1 000, solution
préférable à celle de sublimé, à cause de son défaut de
toxicité.

En général, en cours de maladie, la température du
soir dépasse celle du matin ; un retour matinal à la température normale peut fort bien ne pas être définitif ; si
cette *défervescence* se produit le soir, il y a plus de chance
qu'elle soit persistante ; une température du soir égale
à celle du matin, ou plus basse, fait espérer une défervescence complète le lendemain. Ce sont là des règles
très générales qui sont susceptibles de nombreuses exceptions dans un certain nombre de maladies.

Urines.

Il est souvent utile de recueillir les urines de l'enfant
malade, afin d'en faire une analyse. Pour les enfants déjà
grands, cela ne comporte aucune difficulté ; pour les bébés
qui urinent dans leurs langes, cela est plus ardu. Voici un
procédé simple qui permet de recueillir une quantité
d'urine suffisante pour une analyse sommaire. On emmail-
lotte l'enfant comme d'habitude, mais en mettant un gros
paquet d'ouate hydrophile entre ses jambes. Comme l'enfant urine habituellement dix à vingt minutes après la tétée, on vérifie à ce moment s'il est mouillé, et s'il l'est,
on presse au-dessus d'un verre l'ouate imbibée d'urine,
et on en recueille ainsi une certaine quantité.

Si l'on veut évaluer la quantité d'urine émise en vingt-quatre heures par un nourrisson, on peut déterminer d'une façon assez approximative le poids de chaque miction en pesant chaque paquet d'ouate sèche mis entre les jambes de l'enfant, puis en pesant l'ouate mouillée, et en ajoutant la différence des deux poids au poids de l'urine recueillie. Afin qu'il n'y ait pas d'urine qui échappe en mouillant les jambes de l'enfant, on peut, au lieu d'emmailloter l'enfant, se contenter d'entourer la moitié inférieure de son corps jusqu'à la ceinture d'une feuille de taffetas gommé, substance qui maintient très bien la chaleur.

Il existe aussi dans le commerce des instruments destinés à recueillir l'urine des enfants. Ils ne donnent pas beaucoup plus d'exactitude que les procédés plus simples et plus économiques décrits ci-dessus.

Administration des médicaments.

On fait prendre facilement à l'enfant des premiers mois ce que l'on veut, en le lui versant dans la bouche. Le nourrisson plus grand a déjà de la défense, tourne la tête, ferme la bouche, et recrache ce qu'on y a introduit. Avec les moyens enfants, l'administration d'un médicament devient parfois l'occasion d'une lutte homérique, si amusamment décrite par Feydeau dans sa comédie presque classique : *On purge Bébé*. Il y a des substances pour lesquelles l'enfant a une vive répugnance ; ce ne sont pas celles qui déplaisent le plus à l'adulte. Les enfants en général acceptent relativement bien les substances grasses, même nauséabondes, comme l'huile de ricin et l'huile de foie de morue ; au contraire, les amers sont si formellement refusés qu'il vaut mieux renoncer à les faire prendre par la bouche ; on n'a pas la ressource du cachet, qui permet de faire absorber à l'adulte une substance sans qu'il en sente le goût ; ainsi la quinine ne peut guère être donnée à l'enfant qu'en suppositoire; ou encore, on peut employer certains sels de quinine à peu près dépourvus d'amertume, l'*euquinine* (éthyl-carbonate de quinine), et l'*aristoquinine* (aristochine des Allemands) (carbonate neutre de quinine); ces sels se présentent sous forme d'une poudre insoluble dans l'eau; c'est sans doute à cette insolubilité qu'est due l'absence d'amertume; on les mélange à un peu de confiture, et l'enfant les prend sans s'en apercevoir.

Beaucoup de substances à goût désagréable, comme l'*antipyrine*, le *sulfate de magnésie*, l'*ipéca*, sont bien acceptées par l'enfant quand on les prescrit sous forme de solution additionnée d'un sirop aromatisé tel que le sirop de fleurs d'oranger.

L'*huile de ricin* est en général bien acceptée en nature par les enfants au-dessous de deux ans ; certains lèchent la cuiller et disent : « Encore ! » Plus tard, il est prudent d'incorporer l'huile à des substances qui en masquent l'odeur et le goût. On peut la mélanger à un jus d'orange, ou à du café au lait. Un bon procédé pour les enfants déjà grands et qui aiment la bière, consiste à verser de la bière dans un verre en la faisant couler de haut pour la faire mousser ; puis on verse l'huile sur la mousse en ayant soin qu'elle n'atteigne pas la paroi du verre ; l'huile s'incorpore à la mousse et est avalée sans que l'enfant s'en aperçoive.

L'*huile de foie de morue* est prise avec beaucoup moins de répugnance quand elle est refroidie, et se digère mieux. C'est une des raisons pour lesquelles on n'en prescrit ordinairement pas l'été. Une excellente précaution est de laisser la bouteille passer la nuit dehors, sur le rebord de la fenêtre, et de donner l'huile ainsi refroidie le matin dès le réveil. On peut donner immédiatement après une pastille de menthe qui enlève le goût.

Malgré ces précautions, malgré les bonnes paroles, malgré les promesses, il arrive qu'on se heurte à une résistance opiniâtre qui ne peut être vaincue que par la violence. Il faut autant que possible éviter les procédés de ce genre chez les enfants, toutefois il faut bien les employer quand nécessité s'impose. On n'est alors pas trop de deux personnes pour cela. L'une maintient l'enfant pour l'empêcher de se débattre ; elle s'assied en le prenant entre ses genoux pour maintenir les membres inférieurs et empêcher les coups de pieds ; d'une main elle maintient les deux mains de l'enfant au-devant de la poitrine de celui-ci ; de l'autre main, placée sur le front de l'enfant, elle lui relève la tête (fig. 74).

A la seconde personne incombe le soin de faire ouvrir la bouche et de faire avaler le médicament. Beaucoup d'enfants se débattent et ouvrent la bouche pour crier ; il suffit dans ce cas de saisir le moment où la bouche est béante pour y introduire le manche d'une cuillère avec laquelle on la maintient ouverte. D'autres nés malins ferment hermétiquement les mâchoires et les lèvres ; si on pince alors le nez de l'enfant, il se trouve bientôt obligé d'ouvrir la bouche pour respirer. Il en est d'extrêmement malins qui se contentent d'ouvrir les lèvres en fermant les mâchoires ; l'air passe entre les dents et peu leur importe qu'on leur pince le nez. Il faut alors glisser le manche de la cuiller entre la joue et les arcades dentaires, puis renverser la cuiller pour que son manche soit dirigé horizontalement. En agissant par de petits mouvements de ce manche sur l'extrémité postérieure de l'interstice des mâchoires, on arrive à y introduire l'extrémité du manche de la cuiller ; alors, par de petits mouvements de levier, on écarte un peu, par la force, les arcades dentaires l'une de l'autre et on glisse entre elles la cuiller jusque dans la gorge, ce qui force l'enfant à ouvrir la bouche.

Une fois la bouche ouverte, on verse dans le fond de la bouche la cuillerée préparée de substance médicamenteuse, qui, en général, est immédiatement déglutie. Toutefois, si on a affaire à un enfant très récalcitrant et en outre entraîné à ces sortes de scènes, il arrive que l'enfant sache fermer son pharynx, comme il ferme la bouche, et qu'il vous renvoie immédiatement à la figure le contenu de la cuiller. C'est avec de tels enfants qu'il faut recourir à l'administration nasale. L'enfant étant bien maintenu couché sur le dos, la tête un peu déclive, on verse doucement la cuillerée de médicament dans la narine, comme on fait du lait pour le nouveau-né dans le gavage par le nez (fig. 67). Pour ce mode d'introduction, il vaut mieux un liquide de consistance aqueuse qu'un sirop trop épais ; ou encore il faudrait diluer ce dernier en l'étendant d'eau ; il y aurait alors à introduire plusieurs cuillerées au lieu d'une, mais c'est la première la plus difficile ; une fois l'enfant bien maintenu, on pourrait en introduire autant qu'il serait nécessaire.

Il n'est pas besoin de dire que, dans toutes ces manœuvres, il importe de conserver une placidité parfaite, un sang-froid absolu ; il importe aussi de ne pas renoncer à l'entreprise devant les imprécations de l'enfant. Quand l'enfant sait qu'il n'est pas le plus fort, il devient les autres fois plus facile.

Gavage.

Le gavage est souvent nécessaire pour les nouveau-nés trop débiles pour pouvoir faire les mouvements de succion et de déglutition et pour les prématurés. Il peut aussi s'imposer quelquefois pour de grands enfants atteints d'anorexie mentale.

On peut employer deux procédés : le gavage par le nez, ou le gavage à la sonde œsophagienne.

Le *gavage par le nez* est plus simple et ne nécessite pas d'instruments spéciaux, mais il ne peut être employé que si les fosses nasales sont en bon état et non sécrétantes. C'est du reste heureusement le cas chez les nouveau-nés.

Pour pratiquer le gavage par le nez (fig. 68), la femme couche le nouveau-né sur ses genoux, la tête un peu déclive, et avec une cuillerée à café, elle verse doucement du lait dans l'orifice d'une des narines. Il faut relever tout dou-

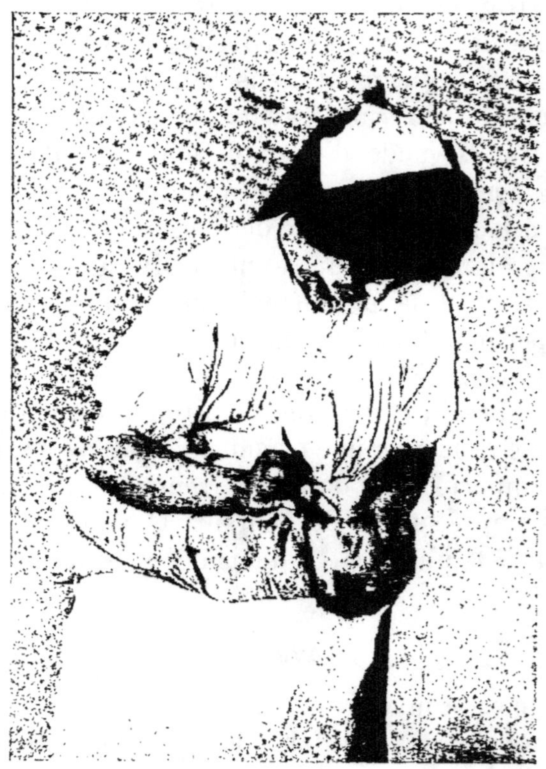

Fig. 68. — Gavage à la cuiller par le nez.

cement la cuiller, de façon que le lait glisse en un mince filet le long de la paroi inférieure des fosses nasales, puis le long de la paroi latérale du pharynx, où il est saisi par le mouvement péristaltique réflexe de l'œsophage. Si on versait trop vite, le lait déborderait la narine d'une part, et d'autre part pourrait être rejeté par la bouche, et même pénétrer dans le larynx, ce qui provoquerait une toux expulsive.

Le *gavage à la sonde* œsophagienne se pratique au moyen d'un petit entonnoir de verre gradué, auquel est adaptée

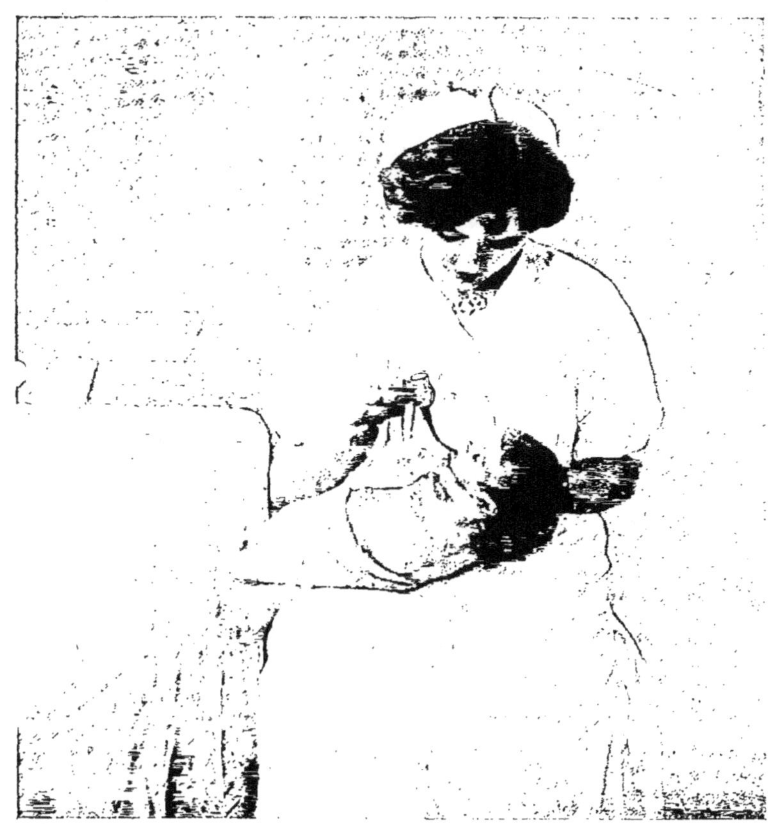

Fig. 69. — Gavage à la sonde œsophagienne.

une sonde en caoutchouc rouge n° 15 à 18, du modèle des sondes urétrales, à œil latéral. On introduit l'index de la main gauche dans la bouche de l'enfant pour déprimer légèrement la base de la langue, puis, avec la main droite, on pousse l'extrémité de la sonde dans la partie la plus profonde du pharynx, en maintenant la sonde dans le plan médian. On pousse peu à peu de façon à faire progresser la sonde dans l'œsophage. Quand une douzaine de centimètres ont dépassé l'arcade gingivale, l'extrémité de la sonde est dans l'estomac. On redresse alors l'entonnoir verticalement, on y verse la quantité suffisante de lait qui s'écoule dans l'estomac (fig. 69) ; puis on retire la soude brusquement ; si on la retirait doucement, une portion du lait refluerait dans la bouche avec la sonde, ce qu'il faut éviter.

Lavements.

On est quelquefois obligé de donner un lavement au nourrisson, quand il est *constipé*. En cas de *gastro-entérite* ou d'*entéro-colite*, des lavements peuvent être prescrits pour nettoyer ou désinfecter l'intestin, ou y porter des liquides modificateurs. Il faut distinguer les *lavements évacuateurs*, destinés à provoquer une selle et à débarrasser l'intestin de son contenu, et les *lavements à garder* (lavements modificateurs, lavements médicamenteux, lavements nutritifs).

LAVEMENTS ÉVACUATEURS. — Chez le nourrisson, le procédé le plus simple est d'employer la poire en caoutchouc. Les anciens modèles comportaient une poire munie d'un embout en os ou en corne, susceptible par sa dureté de blesser l'anus de l'enfant ; on était alors conduit à y adapter une sonde molle en caoutchouc. Ces complications inutiles sont supprimées par les nouveaux modèles de poire, où la poire elle-même s'effile en un embout de caoutchouc, en continuité directe avec sa substance (fig. 70). On commence par aspirer le liquide dans la poire ; pour cela, on vide d'air la poire en la comprimant avec la main ; on met l'orifice de l'embout dans le liquide à injecter, et on cesse de comprimer ; le liquide monte dans la poire et l'emplit ; on introduit alors directement dans l'anus l'embout mouillé par le liquide et par suite glissant facilement, et on presse sur la poire pour introduire le liquide dans le rectum. Il faut presser doucement et progressivement; si on presse trop fort, on provoque une contraction du rectum qui repousse le liquide dans l'ampoule anale ; celle-ci serait susceptible de se distendre après plusieurs lavements ainsi administrés, et la constipation deviendrait opiniâtre. Si, au contraire, on pousse le liquide doucement, il remonte facilement jusque dans le côlon; l'évacuation porte, par suite, sur une plus grande étendue d'intestin, et d'autre part, on évite la distension de l'ampoule rectale.

Les liquides employés doivent être tiédis à la température du corps de l'enfant. L'eau bouillie suffit généralement ; mieux vaut encore l'eau légèrement salée (1 p. 100) ; on peut aussi employer l'eau additionnée d'un dixième de glycérine, ou l'huile d'amandes douces. Les lavements huileux sont surtout prescrits contre les oxyures, petits vers qui se trouvent assez fré-

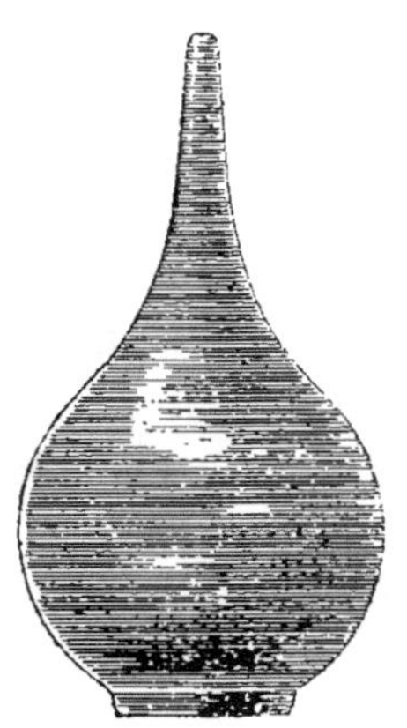

Fig. 70. — Poire à lavements.

quemment dans le rectum des enfants, surtout à la campagne.

Lavements a garder. — Avant de donner un lavement à garder, il faut que l'intestin soit vidé ; aussi, si l'enfant ne vient pas d'avoir une selle, il faut faire précéder le lavement à garder d'un lavement évacuateur.

Plus encore que ce dernier, le lavement à garder doit être introduit tout doucement. On fait coucher l'enfant sur le côté gauche, pour que la pesanteur conduise le liquide injecté vers le côlon descendant. Quand le lavement est terminé, on remet l'enfant sur le dos, puis sur le côté droit, dans l'espoir de faire pénétrer le liquide jusque dans les côlons transverse et ascendant, afin de mieux assurer l'absorption.

Malgré ces précautions, certains enfants rejettent le lavement à garder. On peut alors adapter à l'embout de la poire une sonde en caoutchouc rouge, du modèle des sondes urétrales et qu'on pousse dans le rectum jusqu'à une quinzaine de centimètres. On est sûr alors d'introduire le liquide dans le côlon, lequel réagit beaucoup moins que le rectum pour chasser le liquide.

Bains thérapeutiques.

BAINS FROIDS. — Ils sont prescrits surtout dans les *fièvres graves*, avec état d'agitation, avec trémulation musculaire, avec subdélire, avec sécheresse de la langue et de la peau ; ils constituent le traitement habituel des formes sérieuses de *fièvre typhoïde*, et peuvent être employés également dans les formes les plus graves des *fièvres éruptives*, en particulier dans les formes ataxo-adynamiques de la *scarlatine* et de la *rougeole*. Dans la pneumonie et la bronchopneumonie, on préfère en général, sauf indications particulières, les bains chauds, ou les enveloppements humides du thorax.

Les bains froids sont donnés à 32°, 30°, 28° selon les cas. Il est bon de donner les premiers à 32° ; on pourra refroidir les suivants si l'effet obtenu n'est pas suffisant. L'enfant est plongé d'un coup dans le bain, et doit y tremper jusqu'au cou. En même temps, on met sur le front une compresse trempée dans l'eau à même température ; cette application empêche une tendance au mal de tête et à la congestion céphalique, et fait que le bain est mieux supporté (fig. 71). La durée de l'immersion est, pour le premier bain, de trois à cinq minutes ; ultérieurement elle peut être portée à dix minutes. Si toutefois il survient des frissons, ou un état violacé des pommettes et des lèvres il faut retirer l'enfant du bain. Au sortir du bain, on roule l'enfant dans une couverture de laine, on le transporte dans son lit, on lui fait boire un peu d'infusion tiède. Quand il s'est bien réchauffé, on déroule la cou-

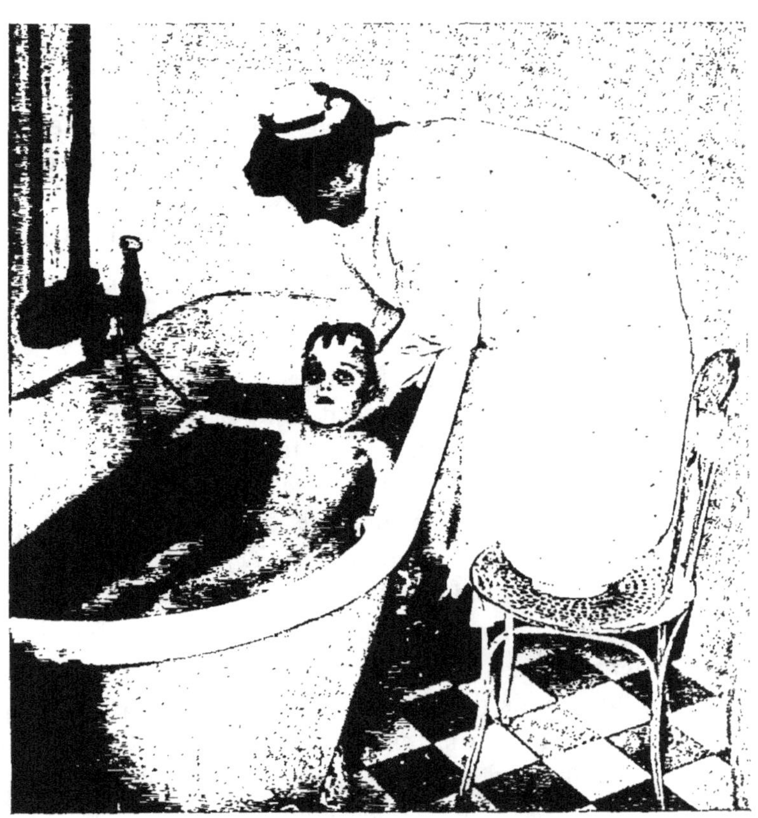

Fig. 71. — Administration d'un bain froid à un enfant atteint de fièvre typhoïde. Compresse mouillée d'eau froide maintenue sur le front.

verture, on essuie très complètement le corps, et on replace l'enfant dans ses draps.

Je considère comme inutile de prendre la température avant et après le bain. On trouve souvent un demi-degré de fièvre en moins après le bain, mais l'inverse arrive quelquefois. Le principal mérite du bain n'est pas de faire baisser la température, ce que le pyramidon et la cryogénine assureraient d'une façon plus prolongée; l'effet le plus précieux du bain est de provoquer un meilleur fonctionnement de la peau se traduisant dans les heures qui suivent par un état moite, au lieu de la sécheresse brûlante antérieure, de provoquer une certaine augmentation de la sécrétion urinaire et de la sécrétion salivaire, ce qui empêche que la langue se sèche, et de procurer assez souvent une heure ou deux de sommeil après le bain, tandis que l'insomnie permanente et très pénible est la règle chez les typhiques non baignés.

Il suffit en général de donner quatre bains par vingt-quatre heures, qu'on peut répartir ainsi : six heures, onze heures, quatre heures et neuf heures.

BAINS CHAUDS. — On les prescrit surtout dans les fièvres à détermination pulmonaire : *bronchopneumonie, pneumonie*, rougeole compliquée de *bronchite capillaire* ou de *congestion pulmonaire*, ainsi que dans la *méningite cérébro-spinale*, et dans les *états convulsifs* (fig. 72).

La température du bain peut varier, selon les cas, entre 36° et 38°; 36° dans les convulsions sans état fébrile, 38° si la température rectale est à 39° ou 40°. En principe il ne faut jamais donner de bain à température supérieure, ni même égale, à la température rectale du malade. Le bain chaud peut durer de cinq à quinze minutes. Au sortir du bain, on essuie soigneusement l'enfant avec des linges chauds, et on le replace dans son lit préalablement bassiné.

BAINS SINAPISÉS. — On appelle ainsi les bains auxquels on a ajouté de la farine de moutarde. On emploie, soit les bains généraux sinapisés, soit les bains partiels sinapisés et en particulier les *bains de pieds sinapisés* ; les uns et les autres ont leurs indications principales dans les *congestions pulmonaires* et les *bronchites capillaires*. Les bains de pieds sinapisés sont donnés chauds, à 38º ou 40º. Comme il se dégage de l'eau chaude sinapisée des vapeurs irritantes, il faut recouvrir les jambes de l'enfant d'une serviette

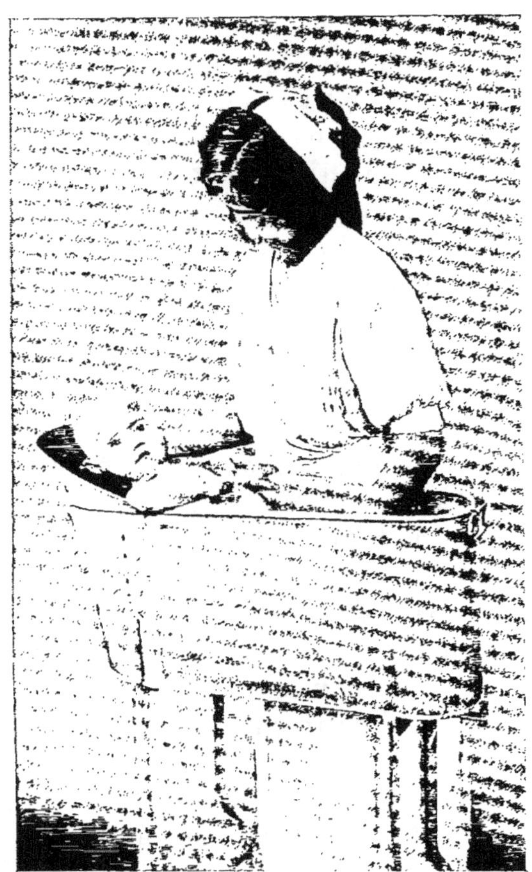

Fig. 72. — Administration d'un bain chaud dans la méningite cérébro-spinale.

La main de l'infirmière soutient la tête de l'enfant.

recouvrant le récipient d'eau chaude, afin que les vapeurs ne montent pas vers ses yeux. Les *bains généraux sinapisés* peuvent être, selon les cas, donnés chauds (36º à 38º) ou tièdes (34º). Il faudra recouvrir la baignoire d'un drap entourant le cou de l'enfant, toujours pour éviter que les vapeurs de moutarde piquent les yeux.

BAINS SALÉS. — Ils s'emploient dans le traitement du rachitisme, du lymphatisme et de l'anémie. Il faut les donner tièdes (35°), d'une durée de quinze à vingt minutes, et mettre un kilo de gros sel gris de cuisine pour 40 litres d'eau. Au bord de la mer, on donnera des bains d'eau de mer tiède, additionnés d'un demi-kilo de sel pour 40 litres d'eau ; on a conseillé aussi l'emploi, au lieu du sel ordinaire, du sel de morue, c'est-à-dire du sel dans lequel ont été conservées les morues salées et qu'il est facile de se procurer à bas prix chez les épiciers. On fait aussi des bains salés très actifs en employant les sels concentrés ou les eaux-mères des eaux salées naturelles de Salies-de-Béarn ou de Biarritz-Briscous, préparées en faisant évaporer l'eau en totalité (sels concentrés) ou en partie (eaux-mères), et en rejetant les cristaux qui se forment les premiers et qui sont formés de chlorure de sodium à peu près pur. Il reste donc surtout dans l'eau-mère ou dans les sels les iodures, les bromures, les sulfates et autres principes, dont l'adjonction au chlorure de sodium caractérise la source. Pour reconstituer le bain naturel, il faudra ajouter aux 40 litres d'eau du bain, outre une bouteille d'eau-mère, ou un paquet de sels concentrés, un demi-kilo de sel marin. L'eau-mère conserve plus les qualités de la source que les sels concentrés ; ces derniers sont moins chers à cause de la plus grande facilité de transport.

Les bains salés ont l'inconvénient de provoquer chez certains enfants des érythèmes cutanés et des éruptions urticariennes. Il faut les proscrire chez les eczémateux et les impétigineux, ou tout au moins diminuer la quantité de sel, et ajouter au bain 100 ou 200 grammes de poudre d'amidon.

BAINS AROMATIQUES. — Ajouter au bain un litre ou deux de vin aromatique.

BAINS D'AMIDON. — Ils sont recommandés dans les

affections cutanées et prurigineuses. On ajoute à un bain de 40 litres, 500 grammes de poudre d'amidon. Il faut avoir soin de ramollir d'abord l'amidon en le délayant dans une casserole avec un litre d'eau froide ; puis on ajoute un ou deux litres d'eau chaude et on agite quelques minutes. On ajoute alors le tout à l'eau du bain.

BAINS DE SON. — Ils sont prescrits dans les affections irritatives de la peau. On fait bouillir trois litres de son dans autant d'eau ; afin d'éviter que les pellicules du son se collent désagréablement à la peau, on ne vide pas directement dans le bain le son ainsi préparé, mais on le verse dans un sac ; l'eau qui s'écoule est reçue dans le bain, et le sac lui-même, contenant le son, est jeté au fond du bain.

BAIN DE GÉLATINE. — Calmant et fortifiant. On met tremper une heure dans l'eau froide quelques feuilles de gélatine (200 grammes), puis on porte l'eau à 90° environ jusqu'à ce que la gélatine soit totalement fondue ; on ajoute alors à l'eau du bain.

BAIN DE TILLEUL. — On fait infuser dans 5 litres d'eau bouillante 250 grammes de fleurs de tilleul, et on ajoute à l'eau du bain, après avoir passé sur une passoire ou sur une serviette. Les pharmaciens et herboristes ont généralement deux qualités de tilleul, l'une pour tisane, soigneusement triée, l'autre pour bain, moins soigneusement récoltée, mais très suffisante pour cet usage.

BAINS ANTISEPTIQUES. — A la suite des maladies contagieuses et spécialement des fièvres éruptives, il faut donner aux enfants un bain antiseptique. On ajoute à l'eau du bain la solution suivante :

Alcool à 90°........................ 200 grammes
Thymol............................. 5   —

et on savonne au savon blanc de Marseille toute la surface du corps de l'enfant.

Dans les infections cutanées, on emploie les bains antiseptiques au sublimé. On ajoute au bain :

Bichlorure de mercure............	} āā 2	grammes.
Chlorhydrate d'ammoniaque........		
Alcool à 90°.....................	200	—

Il ne faut pas abuser des bains dans les affections cutanées ; la peau ramollie par l'eau devient plus sensible.
Se souvenir aussi que le sublimé abîme les baignoires de
zinc, et un peu aussi les baignoires émaillées. On recom-
mande pour ces bains l'emploi de baignoires en bois.

Enveloppements humides.

Ils s'emploient surtout sur le thorax et dans la bronchopneumonie. On prend des compresses formées de linge
usagé, ou des vieux mouchoirs ; on trempe la compresse
dans l'eau à la température de la chambre (16° à 18°), on
l'essore pour en expulser l'excès d'eau, et on l'applique
sur le thorax, en en entourant celui-ci ; on superpose ainsi
plusieurs compresses, de manière que le thorax en soit
enveloppé de toutes parts. On fait ensuite par-dessus un
enveloppement hermétique avec un tissu imperméable,
tel qu'une large feuille de taffetas gommé, et on maintient
le tout par plusieurs tours d'une large bande.

Le contact de la compresse froide est immédiatement
suivi d'une réaction de la peau, qui rougit et s'échauffe,
et échauffe à son tour les compresses. Quand on défait
l'enveloppement, on voit la compresse émettre des vapeurs
du fait de cet échauffement.

Quand l'enveloppement est bien imperméable, la chaleur se conserve longtemps et on peut laisser la compresse
en place plusieurs heures. En cas contraire, une évaporation
se fait au point non recouvert par l'imperméable, et les
compresses se refroidissent. Elles sont dès lors nuisibles.

Il ne faut donc pas faire l'enveloppement trop prolongé si l'on n'est pas sûr qu'il ait été parfaitement exécuté.

Cataplasmes, ouataplasmes, sinapismes.

Cataplasmes de fécule. — On les emploie en médecine infantile pour les appliquer sur les croûtes d'impétigo du visage, afin de les ramollir et de pouvoir les détacher.

Délayer 100 grammes de fécule dans un peu d'eau froide pour en faire une pâte, mettre un litre d'eau à bouillir, y verser peu à peu la pâte sans arrêter l'ébullition et continuer celle-ci quelques minutes encore après que toute la pâte a été ajoutée à l'eau. Verser sur un linge fin et appliquer quand la température est suffisamment tombée pour que le contact puisse être supporté.

Cataplasmes de farine de lin. — On les emploie surtout arrosé de laudanum pour appliquer sur le ventre en cas de coliques intestinales.

On délaie 125 grammes de farine de graine de lin fraîchement moulue dans 250 d'eau ; on chauffe en remuant constamment jusqu'à ébullition ; le mélange prend alors une consistance mucilagineuse. On l'étale sur le milieu d'un linge fin, dont on replie ensuite les quatre côtés de manière à enfermer la pâte complètement. On retourne le cataplasme et on l'arrose de XX à XXX gouttes de laudanum. On attend qu'il soit tombé à la température du corps pour l'appliquer. Pour éviter qu'il se refroidisse et se dessèche, on applique par-dessus un taffetas gommé.

Cataplasmes sinapisés. — On les emploie pour produire une révulsion d'autant plus active que l'action de la chaleur et de l'humidité s'ajoute à l'action révulsive. Dans les *bronchites*, les *pleurésies*, ils rendent des services appréciables.

On les prépare de deux façons :

1º *Pour les grands enfants.* — On fait un mucilage de

graine de lin comme ci-dessus, mais au moment de le verser sur le linge, on saupoudre préalablement celui-ci de farine de moutarde. Cette pratique est meilleure que celle qui consiste à saupoudrer le cataplasme sur sa face extérieure après achèvement complet ; dans cette dernière méthode, les parcelles de farine de moutarde se collent à la peau fine de l'enfant et peuvent l'irriter trop, et être ensuite difficiles à détacher.

Combien de temps faut-il laisser en place un cataplasme ? On ne peut fixer un chiffre ferme. Le plus ou moins d'activité du révulsif est fonction de nombreux éléments : la farine perd de son activité en vieillissant ; elle en perd, quand elle est chauffée au-dessus de 75°, en sorte que si le mucilage a été versé très chaud sur la farine, il détruit un peu son activité ; enfin, selon qu'il a été mis plus ou moins de farine de moutarde, la rubéfaction est plus ou moins vive ; en général, cinq minutes, dix minutes au plus chez de grands enfants suffisent à provoquer une rubéfaction forte de la peau, persistant une heure ou deux.

2° *Pour les nourrissons.* — Il faut craindre pour leur peau fine une rubéfaction trop intense ; on l'évite en faisant cuire la farine de moutarde avec la farine de lin, ce qui détruit en partie l'essence vésicante de la moutarde. On met un quart de la première farine pour trois quarts de la seconde, et on prépare comme un cataplasme de farine de graine de lin. On peut laisser en place un quart d'heure à une demi-heure en surveillant toutefois la rubéfaction. Il importe de prêter la plus grande attention à ne pas appliquer le cataplasme trop chaud, et à ne pas brûler l'enfant.

SINAPISMES. — Les sinapismes sont peu employés chez les jeunes enfants qui ont la peau trop fine. Chez les enfants déjà grands, ils s'emploient comme chez l'adulte. Les plus commodes sont le sinapisme Rigollot, et le sinaplasme, sorte d'ouataplasme sinapisé qui s'emploie comme le ouataplasme.

OUATAPLASMES. — Ils remplacent le cataplasme de

graine de lin avec l'avantage d'une facilité plus grande
d'emploi et d'une propreté plus grande. Ils se trouvent
dans le commerce sous forme d'une feuille d'ouate dont
une des surfaces est recouverte d'un mucilage desséché
adhérent. Par immersion dans l'eau tiède, le mucilage se
gonfle ; l'ouataplasme est alors bon à être appliqué ; on
livre en même temps une feuille de gutta-percha laminée
qui sert à recouvrir l'ouataplasme pour lui conserver l'humidité et la chaleur.

Lavages et irrigations des cavités naturelles.

Tous ces lavages et irrigations peuvent se faire, soit avec
des appareils mécaniques ou irrigateurs, dont le type est
l'irrigateur Eguisier, soit avec un simple bock muni d'un
tuyau de caoutchouc et d'une canule appropriée à la cavité
qu'il s'agit d'irriguer ; ce dernier procédé est le plus avantageux, parce qu'il permet de graduer selon les besoins la
force du jet ; il suffit pour cela de faire varier la différence
de niveau entre le bock et l'orifice de la canule ; on peut du
reste accrocher le bock à un clou fixé au mur à la hauteur
voulue ; on a ainsi les deux mains libres, ce qui est souvent utile si l'enfant n'est pas docile.

Lavages et irrigations des fosses nasales, de la
bouche et de la gorge. — On leur a reproché de provoquer des otites, quand le liquide d'irrigation pénètre dans
la trompe d'Eustache et par elle dans l'oreille moyenne.
Ce reproche est fondé en ce qui concerne les irrigations faites
avec un jet trop fort, et quand on n'a pas soin d'incliner la
tête de l'enfant fortement en avant et en bas pendant
l'irrigation, ce qui facilite le retour de l'eau. Aussi ne faut-
il pas abuser des irrigations de la gorge et du nez. Néanmoins, dans les *angines* et les *coryzas* avec exsudats sanieux
et abondants, les irrigations sont, non seulement utiles,

mais indispensables, et il ne faut pas hésiter à les employer, mais en prenant les précautions nécessaires.

L'enfant est assis sur son lit, ou sur une chaise, avec une cuvette au-devant de la poitrine. On le fait se pencher fortement en avant de façon que la face regarde directement en bas. *Quand il s'agit d'irriguer les fosses nasales*, la canule est remplacée par un embout nasal en corne, en os, ou en caoutchouc durci, épousant la forme de la narine, c'est-à-dire ayant la forme d'un œuf coupé en deux selon un méridien ; on adapte cet embout à une des narines qu'il obture ; le bock doit être très peu élevé ; le liquide doit emplir la narine sans faire le jet ; quand la narine est pleine, le liquide déborde la cloison des fosses nasales et ressort par l'autre narine. Si la tête est suffisamment penchée en avant, aucune goutte d'eau ne doit ressortir par le pharynx, le voile du palais fait barrage. Quand le liquide ressort clair, on change l'embout de narine, ce qui établit le courant d'eau en sens contraire ; on continue jusqu'à ce que le liquide ressorte clair. Pour ces irrigations, il vaut mieux ne pas employer l'eau pure, mais l'eau tiède légèrement salée, à 8 grammes par litre, qui est isotonique au sérum sanguin. On peut aussi employer des solutions légèrement antiseptiques, eau chloralée, eau phéniquée, eau iodée; surtout quand il s'agit de coryzas fétides ou infectants.

Quand il s'agit d'irriguer la gorge (fig. 73), l'embout est remplacé par une canule appropriée. Les meilleures, quand il s'agit d'un enfant, sont les canules en étain ; elles ne risquent pas de se casser dans la bouche de l'enfant comme les canules en verre ; il peut les mordre sans les trop détériorer, tandis que les canules en caoutchouc durci peuvent être coupées rapidement par les dents ; et il ne risque pas d'abîmer ses dents en les mordant, car l'étain, tout en étant rigide, n'a pas la dureté du fer ; il a aussi l'avantage de ne pas se rouiller. On met le bock à hauteur assez grande

pour produire un jet atteignant le fond de la gorge ; on fait
prendre à l'enfant la position tête inclinée face au sol,

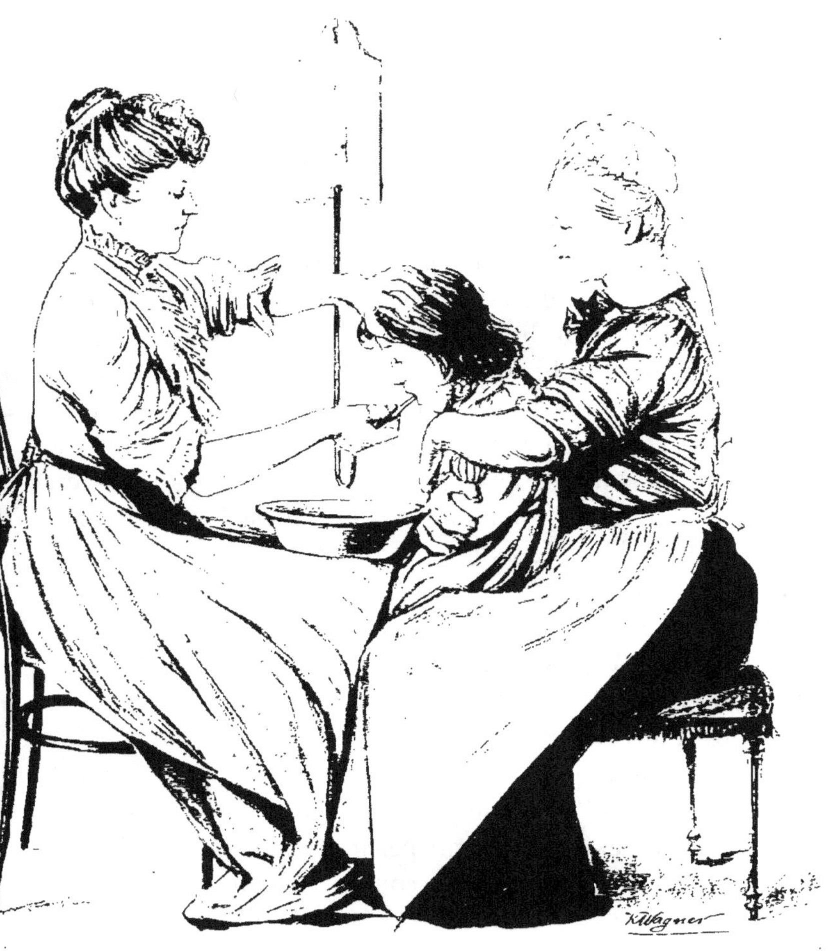

Fig. 73. — Irrigation de la gorge.

bouche béante, et on dirige le jet vers le fond de la gorge :
le liquide reflue par la bouche de côté et d'autre de la
canule. S'il s'agit d'un jeune enfant ou d'un enfant récalcitrant, un peu de liquide est susceptible d'être dégluti ;

il faut donc n'employer que des solutions non toxiques, d'autant plus que l'irrigation agit surtout mécaniquement. On peut employer l'eau boratée salée, contenant pour un litre d'eau 4 grammes de sel et 6 grammes de borate de soude.

LAVAGES ET IRRIGATIONS DE L'OREILLE. — Ils sont indiqués quand il y a *inflammation* ou *suppuration*, soit du *conduit auditif externe*, soit de l'*oreille moyenne*, quand un abcès formé dans celle-ci s'est ouvert dans le conduit auditif externe après avoir perforé le tympan.

Pour y procéder, on fait asseoir l'enfant la tête droite ; on s'assied à côté de lui, face à l'oreille à soigner. Comme il s'agit ici de cavités de capacité minime, il est suffisant d'employer une seringue de moyen calibre, au lieu du bock (fig. 73). Cette seringue doit être munie d'un embout mousse ou arrondi à l'extrémité, afin de ne pas blesser l'enfant s'il fait des mouvements intempestifs. Un bassin est placé sous l'oreille pour recevoir le liquide ; il est soutenu, soit par un aide, soit par l'enfant lui-même. La seringue est chargée du liquide de lavage : eau bouillie, eau salée boratée, eau oxygénée coupée au dixième, etc., selon les prescriptions du médecin.

Avant d'introduire la seringue, l'opérateur commence par saisir le pavillon de l'oreille avec une main pour le tirer un peu en haut et en arrière. Cette manœuvre redresse le conduit auditif externe, ce qui permettra au jet du liquide de pénétrer jusqu'au fond du conduit. On introduit alors à l'entrée du conduit auditif l'extrémité de l'embout de la seringue ; il ne faut pas le faire pénétrer de plus d'un demi-centimètre, afin de laisser sur ses côtés un espace suffisant pour le reflux de l'eau. Si on ne prenait pas cette précaution, l'eau se trouverait emprisonnée sous pression dans le conduit et pourrait pénétrer dans les diverticules de la caisse en entraînant du pus, ce qui aurait de graves inconvénients. En poussant le piston de la seringue, on a donc soin de veiller à ce que l'eau ressorte facilement sur les côtés de l'embout. On irrigue ainsi, en rechargeant au besoin plusieurs fois la seringue, jusqu'à ce que le liquide ressorte propre ; puis on sèche soigneusement le conduit

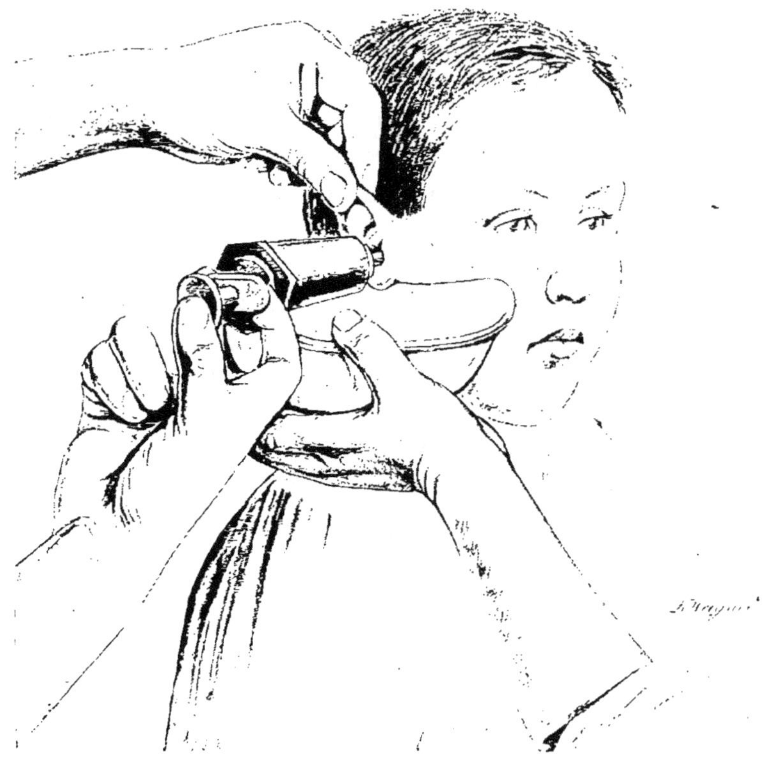

Fig. 74. — Irrigation de l'oreille.

avec un rouleau d'ouate, on instille au fond du conduit, selon les prescriptions du médecin, quelques gouttes de glycérine phéniquée au dixième, ou de tel autre antiseptique, et on met un tampon d'ouate sec peu serré dans le conduit.

IRRIGATIONS VULVO-VAGINALES. — Elles sont nécessaires dans les *vulvo-vaginites des petites filles.* Celles-ci sont, soit à microbes banaux, auquel cas elles guérissent vite par.

quelques lavages, soit à gonocoques : dans ce dernier cas, il faut s'attendre à être obligé de pratiquer une série de lavages pendant une quinzaine de jours, pour obtenir la rétrocession de l'écoulement purulent.

Le gonocoque est le microbe de la blennorragie ; beaucoup de parents ont une propension, quand on le découvre chez une fillette, à croire qu'elle a été infectée du fait de manœuvres criminelles ; en réalité, la fillette s'infecte très facilement, sur les bancs des promenades publiques, sur les chevaux de bois, pour peu qu'elle porte un pantalon ouvert, ou encore sur les sièges des cabinets, où parce que quelque personne de son entourage, femme ou petite fille, est atteinte de leucorrhée d'origine gonococcique. Il convient donc d'empêcher les parents d'avoir à tort des soupçons d'attentat criminel ; ils pourraient s'attirer les plus grands ennuis pour des dénonciations faites à la légère.

Avant de procéder à une irrigation vaginale, il faut faire d'abord un *nettoyage de la vulve* ; la fillette est couchée sur le lit, sur le dos, sans oreiller, les cuisses écartées ; on a eu soin de garnir le lit d'une toile caoutchoutée ; on place entre les jambes un petit bassin ovalaire en contact avec le périnée et le bord interne des cuisses, de façon que le liquide s'écoule directement dans le bassin. On écarte les lèvres de la vulve avec les doigts d'une main, et de l'autre main, on saisit un tampon d'ouate imprégné de liquide et on laisse couler un jet de liquide tiède sur la vulve. Le liquide employé est, dans les vulvites simples, de l'eau boratée, dans les vulvites à gonocoques, une solution de permanganate de potasse à 25 centigrammes pour un litre d'eau. Cette solution, très active contre le gonocoque, a l'ennui de tacher désagréablement les linges, aussi faut-il garnir soigneusement le lit quand on l'emploie.

Quand la vulve est bien nettoyée, on procède à l'irrigation vaginale. On emploie un bock à injections muni, à l'extrémité du tube de caoutchouc, d'un embout à robinet, auquel on peut adapter une sonde en caoutchouc n° 14 à 16, à œil latéral, du modèle des sondes urétrales. On introduit l'extrémité de cette sonde dans le vagin, par l'orifice hyménéal, et on fait couler doucement le liquide. Deux précautions sont nécessaires : d'abord, il faut que le liquide coule doucement, sans faire de jet, ce qu'on obtient en mettant entre le bock et la vulve une différence de niveau ne dépassant pas une vingtaine de centimètres ; ensuite il faut que le retour du liquide injecté se fasse facilement, sans aucun obstacle ; on obtient cela en assurant avec les doigts une béance de la vulve suffisante pour qu'un certain espace subsiste entre la sonde et les bords de l'orifice hyménéal ; si ce dernier était particulièrement étroit, on serait obligé de prendre une sonde plus fine. Si on ne prenait pas ces précautions, on s'exposerait à faire pénétrer le liquide dans les organes génitaux internes, matrice et trompes, et à provoquer une poussée de péritonite à gonocoques, affection à début dramatique, qui, chez la fillette, guérit néanmoins toujours très bien, et très complètement, mais qu'il importe cependant d'éviter.

CHAPITRE II

MALAISES FRÉQUENTS
CHEZ LES ENFANTS
ET PREMIERS REMÈDES A Y APPORTER

TRAUMATISMES

Bosses. — Quelle que soit la surveillance dont on entoure l'enfant, il arrive un jour ou l'autre qu'il tombe, soit simplement de sa hauteur, soit de son lit ou d'une chaise où il a grimpé.

Le jeune enfant tombe généralement la face en avant, et ce sont les saillies frontales qui portent le plus généralement contre le sol. Quand le choc n'a pas été trop violent et quand le front n'a pas heurté de petits cailloux pointus ou coupants, la peau elle-même est à peine meurtrie, mais il se forme immédiatement un soulèvement ou *bosse*. Cette formation de bosses à la suite de chocs sur le front, ou le crâne en général, est spéciale à l'enfant et ne se voit plus chez l'adulte. C'est que les os du crâne de l'enfant ont une structure spéciale ; l'os est très vasculaire, et est recouvert d'un périoste lui-même très vascularisé et séparé de l'os par une couche molle ostéogénique; lors d'un choc, le périoste est violemment séparé de l'os ; les vaisseaux saignent et le sang soulève le périoste en formant entre le périoste et l'os un épanchement en forme de calotte sphérique. Le sang ne tarde pas à se résorber : quelques jours y suffisent ; mais la saillie persiste beaucoup plus longtemps, parce que la couche ostéogénique du périoste, soulevée avec lui, a proliféré et a fabriqué une mince lentille osseuse. Ce n'est que très lentement que les choses se remettent ensuite en l'état.

On peut limiter le soulèvement du périoste, et par suite réduire la bosse au minimum, si on a soin, immédiatement après le choc, de faire une compression de quelques minutes sur le point atteint. Le meilleur moyen est d'appliquer un corps dur et plan, et celui qu'on a le plus généralement sous la main est une pièce de 5 francs, ou à défaut une pièce de 10 centimes.

Tout soin ultérieur est superflu.

Plaies. — Les chutes s'accompagnent souvent d'excoriations ou de déchirures de la peau, donnant lieu à des plaies contuses souvent souillées de terre. D'autre part, les enfants sont susceptibles de se blesser avec des instruments tranchants divers, donnant des plaies linéaires. Toutes ces plaies saignent en général beaucoup, parce que la peau de l'enfant est très vascularisée. Pour la même raison, les plaies de l'enfant se cicatrisent en général rapidement. Mais elles s'infectent facilement si on n'a pas soin de bien les nettoyer et de les panser aseptiquement.

Quand un enfant s'est excorié ou coupé la peau, la première chose à faire est de *laver la plaie à grande eau*, afin de chasser les parcelles de terre ou les poussières qui auraient pu pénétrer dans la plaie. Ce nettoyage est très important et doit être fait le plus tôt possible après l'accident. Les plaies souillées de terre, surtout les plaies anfractueuses, quand des corps étrangers ont pu se loger dans les chairs, sont susceptibles de donner cette terrible infection, presque toujours mortelle, qu'on appelle le *tétanos*. On l'évite presque à coup sûr si on a soin de faire un lavage soigneux de la plaie à grande eau aussitôt que possible. Certes, il vaudrait mieux faire ce lavage à l'eau bouillie ; mais il est rare qu'on ait de l'eau bouillie sous la main ; au lieu de perdre du temps à en faire bouillir, puis refroidir, il vaut mieux immédiatement laver à l'eau pure ; celle qu'on emploie pour la boisson est suffisamment exempte de germes pathogènes pour valoir en cas semblable à peu près l'eau bouillie. Pour plus de sûreté, on peut y ajouter, si on en a sous la main, un liquide ou une poudre antiseptique, eau oxygénée, perborate de soude, eau boriquée, eau phéniquée.

En général, cette grande irrigation suffit à arrêter le sang. Si toutefois la plaie saigne beaucoup, il faudra, après l'avoir nettoyée, faire sur les points saignants une compression en appliquant un tampon d'ouate trempé dans l'eau, puis exprimé, et en appuyant dessus fortement avec la main. En général, au bout de quelques minutes, on peut soulever le tampon, le sang est arrêté.

Il n'en serait pas de même si une *artériole* était intéressée par la coupure ; on reconnaît cet accident à un mince jet de sang rouge projeté continuellement en l'air et retombant en pluie sanglante ; en ce cas, il faut faire une forte compression directement avec la pulpe du doigt et faire prévenir le médecin de venir d'urgence afin de lier l'artériole.

Quand le sang est arrêté, il faut *panser* la plaie. Quand il s'agit de petites plaies linéaires non béantes, ou d'excoriations superficielles, non pénétrantes et bien détergées, il peut suffire d'appliquer sur la plaie une rondelle de taffetas d'Angleterre, de sparadrap, ou d'emplâtre antiseptique, qu'on trouve chez les pharmaciens et dont on devrait toujours avoir quelques feuilles à la maison. S'il s'agit de plaies larges et béantes, à bords nets, il peut y avoir avantage, pour obtenir une cicatrisation plus active et pour avoir une cicatrice linéaire à peine visible, au lieu d'une large cicatrice déprimée déplaisante à l'œil, à ce que les bords de la plaie soient maintenus rapprochés par quelques agrafes ou quelques fils de suture placés par le médecin. Dans ce cas, on se contentera d'appliquer sur la plaie des compresses stérilisées humectées de solutions antiseptiques, et on fera prévenir le médecin. Dans les plaies étendues, contuses, à bords déchiquetés, cette réunion des bords de la plaie n'est pas possible à obtenir, et il faudra traiter la plaie par des pansements antiseptiques, jusqu'à ce qu'elle se trouve cicatrisée par le progrès du bourgeonnement et de l'épidermisation. En cas de plaies contuses et anfractueuses qui ont été souillées de terre, il pourra être utile de faire à l'enfant, pour avoir certitude d'éviter un tétanos éventuel, une injection sous-cutanée de *sérum antitétanique*. Le médecin en sera juge.

Piqûres accidentelles; corps étrangers. — L'enfant peu' se piquer avec des instruments piquants : épingles, aiguilles, crochets à ouvrage, épines de ronces ou d'autres plantes, échardes de bois ; l'extrémité de ces objets pointus peut se casser au fond de la piqûre et constituer corps étranger. Souvent ce corps étranger a entraîné avec lui des microbes, et autour du corps étranger, il se forme un petit foyer suppuré qu'on appelle vulgairement *un mal blanc* ; ce sont surtout les *épines* et les *échardes de bois* qui provoquent le mal blanc. Ce mal blanc peut ensuite être le point de départ de lymphangites, de nouveaux abcès et même de septicémie grave. Aussi faut-il toujours chercher à extraire l'épine ou l'écharde entrées sous la peau ; on y arrive souvent avec une aiguille flambée ; mais cela demande une certaine adresse ; si on n'y parvient pas, il faut avoir recours au médecin. Quand le corps étranger s'est logé sous l'ongle, entre l'ongle et la chair du doigt, on risque de l'enfoncer plus avant si on cherche à l'avoir en passant sous l'ongle. Il vaut mieux user l'ongle avec un petit canif ou une lime à ongles au point où siège le corps étranger, de façon à l'aborder par sa pointe et à le refouler vers l'extérieur, en lui faisant parcourir en sens inverse le chemin qu'il a pris pour venir où il est.

Les *pointes d'aiguille* brisées dans les chairs sont souvent beaucoup plus difficiles à avoir, et cela d'autant plus qu'elles s'enfoncent dès qu'on les touche, ou simplement par les mouvements musculaires, et jouissent ainsi d'une grande mobilité. Pour peu qu'elles aient pénétré profondément, le médecin est souvent obligé d'en faire l'extraction sous les *rayons X*, qui permettent de voir nettement la situation du débris métallique.

Les *crochets* brisés dans les chairs sont encore plus difficiles à extraire, parce qu'ils font hameçon et ne peuvent rétrocéder. Aussi est-il prudent de ne confier aux fillettes que des crochets en os et non des crochets métalliques, trop dangereux.

Si on craint qu'un corps étranger resté dans les chairs ait été souillé de terre ou de fumier, le tétanos est possible, et il est prudent de faire une injection de *sérum antitétanique* qui empêche son apparition.

Piqûres et morsures venimeuses (*serpents, guêpes et abeilles, moustiques*). — Dans les pays où il y a des *vipères*, il est bon d'avoir toujours du sérum antivenimeux de Calmette ; en cas de morsure de vipère, on fait saigner la petite plaie par pression ; on peut même aspirer avec la bouche pour en extraire le venin (manœuvre sans danger du reste pour l'opérateur, puisque le venin peut être absorbé impunément par voie digestive) ; on met une ligature sur le membre au-dessus du point piqué, puis on fait une injection sous-cutanée de *sérum antivenimeux* ; la technique est la même que pour le sérum antidiphtérique et le sérum antitétanique, c'est-à-dire qu'on injecte 20 centimètres cubes de sérum dans le tissu cellulaire sous-cutané, dans un pli de la peau de la région latérale de l'abdomen.

Les piqûres de *guêpes* et d'*abeilles* n'exigent d'injection de sérum antivenimeux que si les piqûres ont été multiples. Quand il y a une seule piqûre, et si, peu après la piqûre, on peut déposer sur la petite plaie une goutte d'alcali ou une goutte de vinaigre, l'un et l'autre détruisent chimiquement le venin, et l'enflure et la douleur sont très réduites.

Les piqûres de *moustiques* sont très désagréables à l'enfant par leur multiplicité et le prurit qu'elles occasionnent ; elles peuvent empêcher l'enfant de dormir. Le plus souvent les moustiques ne viennent pas le jour dans les régions découvertes, ils restent dans les bois ; c'est le soir seulement qu'ils quittent les bois et viennent dans les habitations. Pour garder l'enfant des moustiques, il faudra donc fermer la fenêtre de sa chambre avant que le soleil baisse ; si malgré cela des moustiques ont pénétré dans la chambre, on peut s'en débarrasser de la façon suivante : on place dans la chambre, loin du lit de l'enfant, dans un plat, une couche d'eau coupée au dixième de *formol* du commerce (formol à 40 p. 100) ; au milieu du plat on retourne un bol ; dans le creux du milieu du pied du bol, on place une couche d'huile et une petite veilleuse en terre glaise comme on en emploie dans les églises ; la petite flamme de la veilleuse attire les moustiques qui sont asphyxiés par les vapeurs de formol et tombent dans le plat. On peut en outre entourer le lit de l'enfant d'une *moustiquaire*. On peut encore enduire l'enfant d'*huile camphrée*. Dans les cas où les moustiques sont très abondants, il est plus sûr d'employer à la fois tous ces procédés.

Morsure de chien soupçonné d'être enragé. — Il faut laver la morsure à grande eau, la laisser saigner, la cautériser jusque dans les points les plus anfractueux avec de la teinture d'iode ou de l'alcool à 60°, ou de l'acide chromique au dixième, ou encore avec une pointe en ignition, puis conduire le plus tôt possible l'enfant à un Institut Pasteur. Si le chien a été abattu, en faire faire l'autopsie par un vétérinaire, et si les résultats en sont douteux, porter la tête du chien à l'Institut Pasteur pour qu'on vérifie, par inoculation du cerveau, s'il était réellement enragé.

Brûlures. — Il faut distinguer les brûlures selon le degré. Pour les brûlures du premier degré (rubéfaction), il suffit de badigeonner la région avec une solution d'acide picrique à saturation ; pour les brûlures du second degré (soulèvements épidermiques avec formation de cloques pleines de sérosité), on agit de même, mais après avoir percé les cloques avec une aiguille flambée et après avoir évacué la sérosité qui s'y trouve ; pour les brûlures du troisième degré (escarrification de la peau), le mieux est d'appliquer sur la brûlure du liniment oléo-calcaire, puis une gaze stérilisée ; les brûlures profondes doivent être traitées par des pansements humides, comme des plaies anfractueuses.

Il ne faut pas oublier que des brûlures étendues sont toujours graves, si superficielles soient-elles ; quand les brûlures s'étendent à plus de la moitié du corps, il y a danger de mort avec des phénomènes comparables à ceux de l'urémie. Dans les brûlures moins étendues, mais profondes, il y a danger de cicatrices vicieuses qui gêneraient ensuite considérablement les mouvements du membre. Dans tous ces cas, l'intervention du médecin s'impose.

Gelures, engelures, gerçures. — Les *gelures* sont des lésions causées par le froid. Il en est de tous les degrés comme les brûlures ; mais on n'observe en général chez l'enfant, dans nos climats, que celles du degré le plus bénin, connues sous le nom de *gerçures* et d'*engelures*.

Les *gerçures* se produisent surtout sur la peau humide exposée au froid ; elles consistent en excoriations du fond des plis de la peau ; elles siègent de préférence aux mains, mais aussi parfois à la figure ; on les évite en ayant soin d'assécher très complètement la figure et les mains de l'enfant après avoir fait sa toilette et avant qu'il ne sorte au froid. On les guérit en passant à la surface de la région atteinte une couche de glycérine neutre qu'on essuie incomplètement ; avant de sortir, on étale sur les régions atteintes une légère couche de *cold-cream*.

Les *engelures* consistent en nodosités rougeâtres et violacées apparaissant sur les régions les plus sensibles au froid, en particulier aux mains, aux pieds, aux oreilles et au bout du nez. Pour les éviter, faire faire à l'enfant matin et soir une immersion des mains et des pieds dans de l'eau très chaude, puis sécher très complètement, frictionner avec de l'eau de Cologne et poudrer avec un mélange à parties égales de poudre de talc et de poudre d'amidon. On peut encore faire des badigeonnages locaux avec de la teinture d'iode coupée par moitié d'alcool à 90°. A l'intérieur, il faut donner l'iode, soit sous forme de teinture d'iode (10 gouttes chaque matin dans un bol de lait ou de café au lait), soit sous forme de sirop de raifort iodé (une cuillerée à dessert avec le repas du matin).

Quand les engelures sont ulcérées, il faut faire prendre matin et soir des bains locaux d'eau bouillie bien chaude, additionnée d'un quart d'eau oxygénée à 12 volumes, et dans l'intervalle des bains appliquer une pommade telle que la suivante :

Vaseline.	$\overline{aa}$ 15 grammes.
Lanoline	
Oxyde de zinc.	4 —
Précipité rouge.	1 gramme.

Sur les engelures de la figure, on se contentera de badigeonnages à l'alcool et d'application de la même pommade, sans préjudice du traitement iodé interne.

Coup de soleil, insolation. — Il ne faut jamais laisser un enfant au soleil l'été sans qu'il soit muni d'un chapeau à larges bords, qu'il est bon de doubler d'une étoffe bleue ou verte. L'action directe des rayons solaires sur la peau fine des enfants est pernicieuse et provoque des rougeurs douloureuses, suivies de desquamation, parfois même des vésiculations. Le seul traitement de ces *coups de soleil* est l'application du cold-cream amidonné :

Lanoline.	20 grammes.
Eau de roses.	10 —
Poudre d'amidon.	5 —

Au bord de la mer, il arrive fréquemment que le soleil,

frappant les mollets nus de l'enfant qui viennent d'être trempés dans l'eau de mer, provoque, tant par l'action directe des rayons lumineux, que par les efflorescences salines irritantes dues à l'évaporation de l'eau de mer, une irritation locale qui doit être traitée de la même façon.

L'*insolation* est plus sérieuse ; elle est due à l'éléva'ion de température du corps et du cerveau, à la suite d'exposition prolongée au soleil, dans une atmosphère échauffée elle-même par les rayons et leurs réverbérations, et quand la brise fait défaut. L'enfant perd connaissance, la figure est rouge, la respiration rapide, le pouls imperceptible. Il faut ouvrir les vêtements du sujet, dégager le cou, mettre à nu la poitrine ; porter l'enfant dans un endroit frais, lui asperger la figure et la poitrine d'eau fraîche, mais non glacée, en frictionnant constamment pour éviter la va o-constriction de la peau ; faire boire un demi-verre d'eau fraîche ; ramener l'enfant à la maison, le mettre au lit, au repos absolu ; ne le laisser se lever que le lendemain.

AFFECTIONS CUTANÉES

ECZÉMA.

L'eczéma prend parfois chez des nourrissons prédisposés une extension et une intensité telles qu'il constitue un état grave, non seulement au point de vue de l'intégrité de la peau, mais au point de vue de la vie elle-même. De tels cas demandent à être suivis de près par le médecin, car le traitement général et le traitement local doivent varier selon les circonstances, l'âge, les réactions et la tolérance de l'enfant. Le traitement intempestif, et par des procédés trop énergiques, d'eczémas très étendus, risque de provoquer des accidents généraux graves. Il en est surtout ainsi dans les eczémas couverts de croûtes masquant des suppurations. Dans des cas de ce genre, il ne faut agir que très prudemment et d'après l'avis presque journalier du médecin.

Les quelques conseils que nous donnons ici s'appliquent donc uniquement aux eczémas localisés, fréquents chez l'enfant, surtout dans les plis de la peau, spécialement derrière l'oreille, dans les plis graisseux du cou, dans les plis inguino-scrotaux et dans la région du siège. Pour peu que ces eczémas aient tendance à s'étendre, il faut recourir au médecin.

Quand ces eczémas des plis sont humides et suintants, il faut les laver fréquemment avec des décoctions émollientes, eau de guimauve, ou eau de son tièdes, en ayant soin de bien déplisser le pli de peau, non seulement quand on le lave, mais aussi et surtout quand on le sèche après avoir lavé ; après avoir bien séché, on applique une couche de la pommade suivante :

> Glycérolé d'amidon........ .... 20 grammes.
> Oxyde de zinc......... .... 2 —

et on alternera avec l'application de la poudre suivante :

> Talc................................ 10 grammes.
> Oxyde de zinc.......... .... ⌇ ãã 5 —
> Sous-nitrate de bismuth........... ⌇

Quand l'eczéma commence à être moins suintant, on espace les applications de pommade qu'on remplace par celles de poudre. Finalement on supprime la pommade et on continue à poudrer jusqu'à ce que la peau ait repris son aspect normal.

Le traitement local n'est qu'une partie, et peut-être pas la plus importante, du traitement de l'eczéma. Il faut y joindre un traitement général consistant en une très stricte application des prescriptions hygiéniques et alimentaires, en certaines modifications de l'alimentation, qui, chez les enfants eczémateux, doit plutôt être inférieure à la ration normale ; il faudra rechercher une nourriture légère et rafraîchissante ; mais les prescriptions de ce genre doivent être adaptées à l'âge, au tempérament, à la constitution de l'enfant, et le médecin devra fixer l'alimentation en tenant compte de ces divers éléments.

IMPÉTIGO, GOURME.

On appelle vulgairement *gourme* des lésions croûteuses que les enfants présentent parfois au visage, spécialement au pourtour du nez et des lèvres, et quelquefois aussi sur les membres et même sur le tronc. Ce nom de *gourme* est défectueux, car il désigne scientifiquement une maladie microbienne du cheval, susceptible de se transmettre à l'homme, et qui n'a rien de commun avec la prétendue gourme des enfants. Celle-ci est scientifiquement désignée sous le nom d'*impétigo*.

La première chose à faire pour débarrasser un enfant de l'impétigo est d'abord de faire tomber les croûtes ; pour cela on les ramollit par des applications de cataplasmes de fécule de pomme de terre ; quand elles sont molles, elles se détachent facilement ; sous elles apparaît une surface rouge suintante, sur laquelle il faut appliquer la pommade suivante :

Vaseline.	15 grammes.
Lanoline.	5 —
Précipité rouge.	1 gramme.

On alterne cette pommade avec des applications de compresses de gaze stérilisée imbibées d'*eau d'Alibour* dont voici la formule :

Camphre	5 grammes.
Safran pulvérisé	2 —
Sulfate de cuivre.	10 —
Sulfate de zinc	35 —
Eau	1 litre.

On coupe de moitié eau chaude pour l'emploi.

On obtient en général rapidement la guérison des lésions par ce traitement. Si toutefois on échouait, on peut aussi badigeonner les lésions, toujours après avoir fait tomber les croûtes, avec la *solution hydro-alcoolique de bleu de méthylène* :

Bleu de méthylène....................   1 gramme.
Alcool à 80°...........................   20 grammes.
Eau.................................   180   —

ou avec la *solution de fuchsine phéniquée de Ziehl* (Triboulet) :

Fuchsine..............................   1 gramme.
Acide phénique ....   5 grammes.
Alcool à 80°.........................   12   —
Eau distillée.........................   100   —

ou encore avec une *solution de nitrate d'argent* à 1 p. 100.

Ces solutions ont toutefois l'inconvénient de colorer momentanément la peau de l'enfant, la première en bleu, la seconde en rouge, la troisième en noir.

Il importe de faire attention que l'impétigo fait partie du groupe des *pyodermites*, affections contagieuses d'un enfant à l'autre, et, sur le même enfant, d'un point du corps à l'autre. Il importe de prendre vis-à-vis de l'impétigo les mêmes mesures de prophylaxie que pour les pyodermites (Voy. au chapitre *Prophylaxie des affections contagieuses*).

PRURIT, DÉMANGEAISONS, URTICAIRE.

Lorsqu'on voit qu'un enfant se gratte, il faut tout d'abord penser à la possibilité d'une affection parasitaire. Si les lésions de grattage prédominent au cou et à la partie supérieure du tronc, il faut soupçonner le parasitisme du cuir chevelu ; on découvrira alors dans les cheveux les parasites eux-mêmes ou au moins leurs œufs ou *lentes*.

La cause du prurit généralisé, qu'il s'accompagne ou non

de rougeurs de la peau et de ces élevures blanches semblables à des piqûres d'orties qui ont reçu pour cela le nom d'*urticaire*, est parfois plus difficile à découvrir. Certains enfants ont une peau très sensible et il suffit de la moindre irritation pour provoquer chez eux le prurit, avec ou sans érythème, avec ou sans urticaire. Il suffit parfois que le vêtement de toile en contact avec la peau ait été lavé au chlore ou simplement à l'eau de Javel (hypochlorite de chaux), pour que le contact de ce vêtement provoque l'affection. On est guidé, pour remonter à la cause, par ce fait que les démangeaisons et les lésions se limitent en ce cas presque complètement aux surfaces en contact avec le vêtement. Le contact direct de la flanelle ou de la laine avec la peau a le même résultat chez certains enfants. Dans plusieurs cas, on a incriminé l'élément colorant de certaines toiles de couleur.

Une autre cause fréquente à la campagne est l'intervention d'agents d'origine végétale ou animale. Certaines plantes, certains arbres émettent à diverses saisons de l'année, mais surtout au printemps, du pollen, ou des poils qui recouvrent les graines, dont le contact est irritant pour la peau. Il en est de même des poils de certaines chenilles, surtout les chenilles processionnaires, poils que le vent emporte. Il suffit d'un nid de chenilles processionnaires dans un jardin pour que les enfants qui jouent sous l'arbre où est ce nid soient atteints de démangeaisons parfois violentes. Comme ces chenilles vivent en colonies nombreuses, et tissent des nids volumineux semblables à des toiles d'araignée très serrées, on aperçoit facilement ces nids ; il est donc facile, quand on est renseigné, de les découvrir et de les détruire. Les pins sont l'arbre préféré par ces chenilles processionnaires.

En juillet, août et septembre pullule dans les jardins un petit acarien, le *Trombidion* ou *Rouget*, appelé vulgairement *aoutat* ; c'est une petite bête rouge, grosse comme un grain de mil, munie de huit pattes, ayant l'aspect général d'une petite araignée. Quand cet animal court sur la peau, il provoque de très vives démangeaisons. Un autre acarien semblable, rouge aussi, le *Tetranychus telarius*, vit sur les platanes des boulevards des villes et, à la chute des feuilles, quitte les arbres pour hiverner dans les habitations. Il cause des démangeaisons aussi vives que celles que provoque le rouget.

Le prurit et l'urticaire peuvent aussi reconnaître des *causes alimentaires.* Il existe à cet égard de grandes *susceptibilités individuelles.* Il y a des enfants qui ne peuvent manger de *fraises* sans avoir une violente poussée d'urticaire, souvent accompagnée de vomissements. J'ai été une fois appelé en consultation auprès d'un jeune garçon de quatre ans qui avait été pris le jour même de vomissements violents suivis d'un état de dépression alarmant ; le médecin traitant pensait à un début d'appendicite grave ; ayant remarqué sur le tronc deux papules d'urticaire, j'appris que l'enfant était sujet à l'urticaire et à des vomissements chaque fois qu'il mangeait des fraises ; aussi se gardait-on de lui en donner ; il avait été la veille à une petite réunion d'enfants et on lui avait fait manger uniquement des pâtisseries ; mais je découvris dans les vomissements de petites graines de fraise, et, enquête faite, on apprit que parmi les gâteaux servis la veille, il y avait des tartelettes de fraises dont on ne s'était pas méfié.

Chez d'autres enfants, ce sont certains poissons, surtout les *poissons gras* (maquereaux, saumons), qui provoquent l'urticaire, ainsi que les *coquillages.* Au bord de la mer, le contact de certains animaux marins, en particulier les étoiles de mer, peut provoquer un prurit violent.

L'abus des *épices,* des *aliments poivrés* ou trop *salés* a aussi pour conséquence une tendance au prurit.

Enfin un certain nombre de prurits sont sous la dépendance d'élaboration vicieuse des aliments par un *tube digestif fonctionnant mal* ou par un *foie insuffisant.* Ces derniers prurits disparaissent par une alimentation appropriée à l'état du tube digestif, et dont la base doit être, selon les cas, soit le régime lacté, soit le régime des féculents. Dans les cas d'urticaire d'origine digestive, les lésions prennent souvent une forme assez spéciale chez l'enfant des premières années ; elles se composent de vésicules claires enchâssées dans le derme et entourées d'une zone érythémateuse. C'est à cet aspect qu'on a donné le nom de *strophulus*. Le traitement est le même que pour l'urticaire banale.

AFFECTIONS DES VOIES RESPIRATOIRES

EPISTAXIS (SAIGNEMENT DE NEZ).

Le nourrisson saigne rarement du nez. L'*épistaxis* est au contraire fréquente dans la grande enfance et l'adolescence. Un léger choc sur le nez suffit pour la provoquer, ou un léger traumatisme dans la narine. Parfois même, sans aucun choc local, l'enfant se met à saigner du nez, quand il est tombé assis sur le siège par exemple, ou après avoir violemment couru, et quelquefois même sans cause appréciable.

Quand l'épistaxis survient chez un enfant en pleine santé, il n'y a pas à y attacher d'importance. Il en est autrement quand l'épistaxis survient alors que depuis un ou deux jours on remarquait un changement dans les allures de l'enfant : abattement, fièvre légère, céphalalgie. Il ne faut pas oublier que l'épistaxis fait partie, avec ces signes, des symptômes de début de la *fièvre typhoïde*.

En général l'épistaxis de l'enfant s'arrête facilement. Le point qui saigne est généralement un point particulièrement vascularisé de la cloison des fosses nasales (fig. 75), siégeant à un ou deux centimètres de l'entrée des fosses nasales. Il suffit le plus souvent de comprimer, du côté qui saigne, l'aile du nez contre la cloison des fosses nasales, en l'y maintenant quelque temps avec un doigt et en appuyant un peu fortement, pour que le saignement de nez se tarisse. Parfois ce procédé simple ne suffit pas ; le sang cesse bien de couler par la narine, mais il continue à saigner dans la fosse nasale, l'emplit et reflue par la bouche ou par l'autre narine. Un certain nombre de moyens simples facilitent l'arrêt du

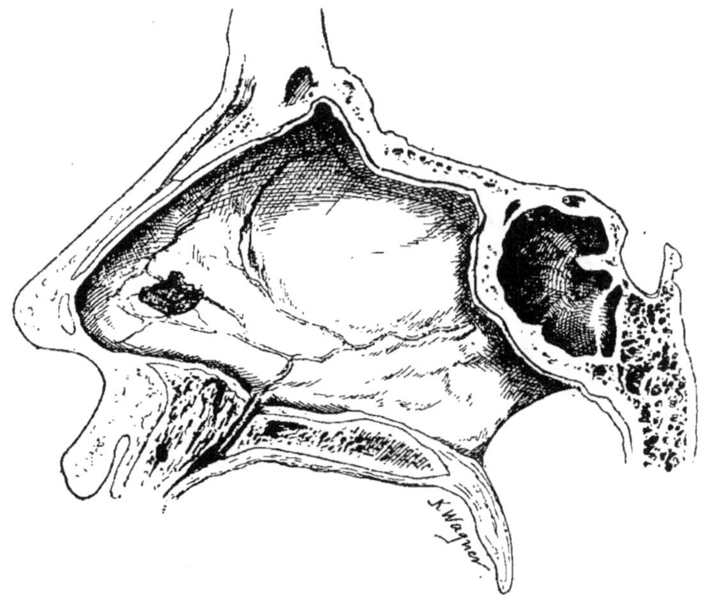

Fig. 75. — Coupe antéro-postérieure de la fosse nasale gauche. La tache noire représente la tache vasculaire qui est l'origine la plus habituelle du saignement de nez.

sang : l'élévation des bras en l'air, l'application d'un corps froid dans le dos (clé), l'application de sinapismes sur les membres inférieurs, la ligature des membres par des mouchoirs un peu serrés, l'absorption d'eau fraîche, l'aspiration par le nez d'eau très fraîche, ou mieux encore d'eau chaude à 40° et plus.

Un certain nombre d'applications médicamenteuses dans la narine arrêtent en général facilement et sûrement l'épistaxis. Quand un enfant y est sujet, il est bon d'avoir toujours sur soi une des substances que nous allons énumérer.

Antipyrine. — On en fait priser une pincée à l'enfant ; ou encore on en dissout une pincée dans quelques gouttes d'eau et on en imbibe un tampon d'ouate hydrophile que l'on place dans la narine. On peut aussi faire dans la narine

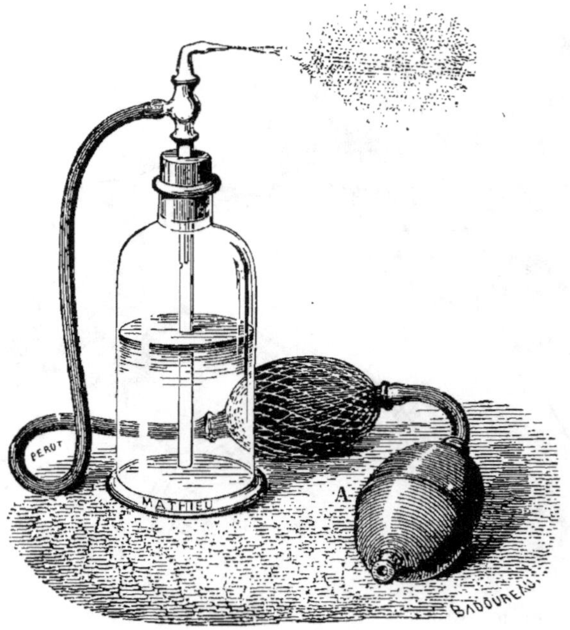

Fig. 76. — Pulvérisateur.

des pulvérisations avec un pulvérisateur (fig. 76) empli de solution d'antipyrine à 5 p. 100.

Eau oxygénée. — Elle est préférable encore à l'antipyrine. Le tampon imbibé d'eau oxygénée à 12 volumes, et placé dans la narine, provoque la formation d'une écume mousseuse que l'on essuie ; puis le tampon peut être, sans inconvénient, laissé en place quelques heures et même vingt-quatre ; quand on le retire, il est sec et sans adhérences, ce qui n'est pas le cas avec l'antipyrine ; aussi avec cette dernière risque-t-on de provoquer un retour de l'hémorragie, si on ne retire pas le tampon avec grande précaution et après l'avoir imbibé de nouveau d'eau pour le ramollir.

Dans les épistaxis abondantes, graves et rebelles, il faut avoir recours au *tamponnement* de la fosse nasale qui se fait en y bourrant des bandelettes de gaze hydrophile stérilisée imbibée d'eau oxygénée.

Quand un enfant est atteint d'*épistaxis à répétitions*, il peut être utile de le faire voir à un spécialiste. Il suffit parfois d'une *cautérisation* sur la tache vasculaire, au niveau d'une petite *dilatation veineuse*, pour faire cesser définitivement les hémorragies.

CORYZA, RHUME DE CERVEAU.

Chez le grand enfant, le *coryza* est la même petite maladie désagréable que chez l'adulte, et n'offre pas plus de gravité. Ne pas oublier toutefois que les éternuements et le catarrhe nasal qui signalent le début du coryza, peuvent aussi être le premier symptôme d'une rougeole.

Le *coryza du nourrisson* est beaucoup plus ennuyeux ; comme les fosses nasales sont très étroites à cet âge, le gonflement de la muqueuse provoque leur obstruction totale ; l'enfant ne peut plus respirer que par la bouche, ce qui lui est pénible, et ce qui provoque la dessiccation des muqueuses labiale et buccale. En outre, cette obstruction empêche l'enfant de téter ; dès qu'il applique la bouche contre le mamelon, il étouffe, puisque les fosses nasales ne laissent plus passer l'air ; il se rejette violemment en arrière, puis reprend le sein,

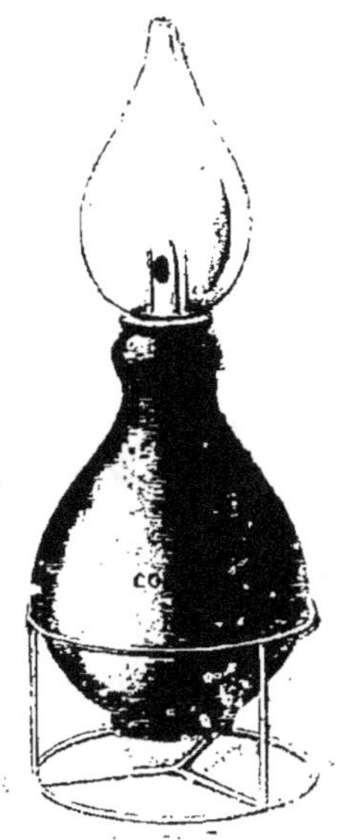

Fig. 77. — Mouche-bébé d'Escat.

étouffe de nouveau, se fâche, s'agite, crie ou fait de l'inanition, de l'agitation, de la fièvre, devient facilement la proie de complications secondaires telles que bronchite, broncho-pneumonie. Il ne faut donc jamais négliger le coryza du nourrisson et particulièrement du nourrisson des premiers mois.

Il faut dégager les fosses nasales des mucosités qui les obstruent; pour cela, il importe d'y introduire à plusieurs reprises de petits rouleaux d'ouate imbibée d'eau bouillie, et qu'on ressort en entraînant des mucosités filantes ; puis on termine en introduisant un dernier rouleau d'ouate imbibé d'*huile résorcinée* à 1 p. 50. On peut aussi passer dans la narine une petite plume de poule, de ces plumes qui forment le duvet, imbibée d'huile résorcinée. On peut aussi employer, pour aspirer les mucosités, soit une petite poire en caoutchouc analogue aux poires à lavements, soit l'ingénieux appareil d'Escat, dit *mouche-bébé* (fig. 77). Enfin, il faut nourrir l'enfant à la cuiller, avec du lait que la nourrice se tirera, et lui mettre aux jambes des bottes d'ouate, pour éviter le refroidissement.

Ne pas oublier que la diphtérie commence quelquefois par du coryza purulent.

CORNAGE, TIRAGE, SUFFOCATIONS, CROUP ET FAUX CROUP.

On dit qu'un enfant *corne* quand sa respiration devient bruyante, et que chaque mouvement respiratoire s'accompagne d'un bruit strident, s'entendant à distance, produit par des vibrations se produisant au passage de l'air, soit dans les fosses nasales ou le pharynx (végétations adénoïdes, soit dans le larynx (malformation laryngée), soit dans les bronches (compression des bronches par un ganglion, corps étrangers des voies aériennes).

Le *tirage* est le retrait qui se produit au cou, au-dessus du sternum et des clavicules, et à l'épigastre, au-dessous du plastron sterno-costal, quand un obstacle s'oppose à la pénétration suffisante de l'air par les voies naturelles. Chez le jeune enfant, dont le gril costal est très souple, le tirage peut porter sur le plastron sterno-costal lui-même qui, à chaque inspiration, présente un mouvement de retrait.

Le *croup* est l'invasion du larynx par des fausses membranes fibrineuses produites par le bacille diphtérique (voir *Diphtérie*). Le croup est donc la diphtérie du larynx. L'obstruction du larynx par ces fausses membranes a pour conséquence du tirage. Quant au cornage, il ne se produit guère dans le croup ; au contraire, la voix est voilée parce que les cordes vocales, recouvertes de fausses membranes, cessent de vibrer convenablement.

Dans le croup, ces accidents s'installent progressivement ; on a, en général, déjà remarqué que l'enfant était malade et on a pu prévenir le médecin avant que le tirage ait pris de l'intensité. Le *faux croup* a au contraire un début beaucoup plus effrayant, bien que son pronostic soit beaucoup moins sévère. C'est au milieu de la nuit que les parents sont réveillés par la respiration bruyante de l'enfant, et par sa toux rauque, enrouée mais non éteinte, ressemblant à l'aboiement d'un chien ; l'enfant tire, il a peine à faire pénétrer l'air dans la poitrine, et il semble qu'il va étouffer. Tous ces phénomènes sont dus à une inflammation de la muqueuse laryngée, à une simple *laryngite*, qui, chez un adulte, se traduirait seulement par de la toux et de l'enrouement. Mais chez le jeune enfant, dont le larynx est beaucoup plus étroit, la tuméfaction de la muqueuse gêne le passage de l'air ; en outre, il s'ajoute le plus souvent à cet élément un élément spasmodique, c'est-à-dire que les muscles du larynx entrent convulsivement en contraction, ce qui augmente l'obstacle à l'introduction de l'air et ce qui provoque les *crises de suffocation*.

Comme ces crises de faux croup surviennent brusquement au milieu de la nuit, et qu'il peut y avoir difficulté à faire venir à cette heure le médecin, il importe que les parents connaissent le remède à y apporter. Le meilleur, ce sont les *applications chaudes* sur la peau du cou, au-devant du larynx ; la révulsion qui se produit à ce niveau sur la peau, décongestionne le larynx et calme le spasme convulsif des muscles laryngés. Pour faire ces applications, on procède de la façon suivante : on porte à l'ébullition une casserole d'eau ; on plonge dans cette eau bouillante une grosse *éponge* et on porte cette éponge sur une serviette-éponge qu'on a pris soin d'étaler auparavant sur le marbre d'une commode ou d'une toilette ; on roule la serviette-éponge autour de l'éponge et on exprime l'eau dont l'éponge est imprégnée, en tordant la serviette comme font les blanchisseuses quand elles expriment le linge sortant de la lessive. Quand il ne sort plus d'eau, on déroule en partie la serviette, on s'assure avec le dos de la

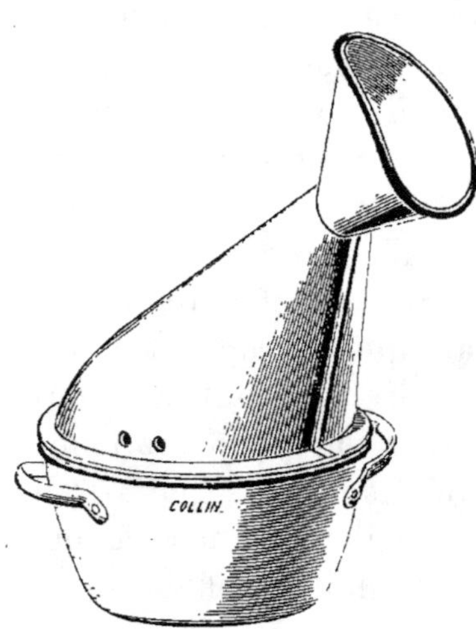

Fig. 78. — Inhalateur.

main qu'au niveau de l'éponge, la température est tombée suffisamment pour que l'enfant puisse supporter sans brûlure le contact de la serviette, et on noue la serviette autour du cou de l'enfant, sans serrer, et en la plaçant de telle façon que la partie contenant l'éponge se trouve au-devant du larynx. Il faut que la chaleur soit suffisante pour provoquer une rougeur de la peau de la face antérieure du cou. En général, cette application est suivie d'un apaisement notable de la suffocation. On peut y joindre des bottes d'ouate, ou des sinapismes sur les membres inférieurs, ou un bain de pieds sinapisé, et des boissons chaudes calmantes (tisane de feuilles d'oranger, tisane de tilleul). Enfin il est bon d'humidifier l'air de la pièce en y faisant bouillir une casserole d'eau, ou encore de faire respirer à l'enfant de l'air humide au moyen du petit appareil appelé *inhalateur* (fig. 78), qu'on remplit d'eau bouillante.

TOUX, RHUMES.

La toux est un symptôme fréquent dans les affections des voies respiratoires, rhume, laryngite, bronchite, bronchopneumonie, pleurésie, grippe, coqueluche. Dès qu'un enfant tousse, il importe de le tenir à l'intérieur, afin qu'un coup de froid ne puisse transformer en affection sérieuse une indisposition insignifiante. Chez les nourrissons, les bottes d'ouate, chez les enfants plus grands les bains de pieds sinapisés et les cataplasmes sinapisés ne peuvent qu'avoir bon effet et aucun inconvénient.

Les toux quinteuses sont soulagées par les boissons chaudes et les applications chaudes autour du cou. En présence de toux prenant le caractère de toux quinteuse, il faut se méfier d'un début de coqueluche.

TROUBLES DIGESTIFS

VOMISSEMENTS.

Il faut étudier séparément les vomissements chez le nourrisson et chez l'enfant plus grand.

Vomissements du nourrisson. — Il faut distinguer la régurgitation et le vomissement proprement dit. La *régurgitation* est le retour dans la bouche d'une gorgée du lait qui vient d'être absorbé. Elle est le résultat des contractions de l'estomac qui se produisent à intervalles réguliers dans l'heure qui suit la tétée, comme on peut le constater par la radioscopie : que le cardia ne se ferme pas suffisamment au moment où l'estomac se contracte, et un jet de lait, caillé en flocons par son séjour dans l'estomac, reflue dans l'œsophage et dans la bouche. Il n'y a pas à s'inquiéter de régurgitations isolées, ne revenant qu'à longs intervalles. Quand les régurgitations reviennent à tous les repas, et plusieurs fois à chaque repas, il y a souvent nécessité à diminuer et à espacer les tétées ; le médecin en sera juge.

Le lait régurgité risque de pénétrer dans les fosses nasales et dans le larynx s'il ne peut immédiatement s'écouler de la bouche ; c'est à cause de cela qu'on prescrit de coucher l'enfant des premiers mois, non pas directement sur le dos, mais incliné sur le côté. On conseille de préférence le côté droit parce que, dans cette position, la pesanteur aide à la progression du lait vers le pylore.

Le *vomissement* est bien différent de la régurgitation, par ce fait qu'il ne s'agit plus d'une gorgée de lait revenant sans aucun effort à la bouche, mais d'une forte contraction expulsive de l'estomac, rejetant en bloc une grande proportion de son contenu. Le vomissement s'accompagne d'un état pénible, agitations, plaintes, sueurs, pâleur, ou au contraire rougeur, de la face, phénomènes qui font défaut dans la régurgitation. En pratique, on peut considérer qu'il y a régurgitation quand la quantité de lait rejetée ne dépasse pas la valeur d'une cuillerée à soupe et quand ce rejet se fait dans la demi-heure ou au plus l'heure qui suit le repas. Il y a vomissement quand le lait est rejeté abondamment, ou quand il est rejeté tardivement.

Il faut distinguer les vomissements accidentels et les vomissements habituels.

Le *vomissement accidentel* peut se voir au début de la plupart des maladies du nourrisson, telles que fièvre éruptive, grippe, bronchite, mais il caractérise plus spécialement le début d'une gastro-entérite ou d'une banale indigestion. La première chose à faire, en attendant la venue du médecin, est, après avoir nettoyé la bouche de l'enfant, de le mettre au lit, et de suspendre l'alimentation.

Les *vomissements habituels* peuvent relever de plusieurs mécanismes. Le *vomissement par aérophagie* se voit chez l'enfant qui avale à chaque gorgée une gorgée d'air en même temps que la gorgée de lait. De tels enfants, au lieu de s'endormir après la tétée, sont inquiets, agités, rouges ; ils se plaignent, ils crient, jusqu'au moment où ils expulsent bruyamment le contenu de leur estomac. Alors ils se calment et s'endorment. Cela se renouvelle sinon à toutes les tétées, du moins à beaucoup d'entre elles. On comprend que ces enfants s'amaigrissent et s'affaiblissent.

On peut s'assurer *de visu* que la déglutition de l'air est bien la cause de ces états en observant de tels enfants à l'écran radioscopique, qui montre la bulle d'air normale de l'estomac beaucoup plus volumineuse chez eux et les contractions stomacales beaucoup plus violentes.

En général, on fait facilement expulser l'air dégluti, et on évite le vomissement, par la petite manœuvre suivante. Après la tétée, au lieu de coucher l'enfant, on le promène un instant couché sur le ventre sur le bras gauche de la personne qui le porte, et incliné à environ 45 degrés. De la main droite on frappe légèrement le dos du nourrisson, et on lui imprime de petites secousses. Très fréquemment, on obtient ainsi le rejet bruyant d'une grosse bulle d'air ; à la suite de cette expulsion, si on couche l'enfant, il s'endort tranquillement.

Les *vomissements par dyspepsie* se voient tant chez les enfants suralimentés que chez les enfants insuffisamment alimentés et chez les enfants mal alimentés. Après avoir commencé par avoir des vomissements accidentels, par indigestion ou embarras gastrique passagers, ces enfants arrivent ensuite à avoir des vomissements se répétant souvent, presque à chaque tétée. Ils arrivent à un état d'irritabilité gastrique tel que la plus petite quantité de lait est vomie. Il ne faudra pas moins que toute la science du médecin, aidée d'une étude minutieuse des faits et d'une observation attentive, pour arriver à trouver dans ces cas la meilleure façon d'alimenter l'enfant.

Enfin certains nourrissons vomissent parce que leur pylore ne s'ouvre pas ou s'ouvre insuffisamment au bol alimentaire. Il peut s'agir alors soit de spasme du pylore, soit d'hypertrophie acquise ou congénitale du sphincter pylorique. Ces *vomissements pyloriques* surviennent une demi-heure ou une heure après le repas, après une période d'agitation, de cris, de contractions stomacales ; ils se font par un jet violent. L'amaigrissement est rapide. La constipation est la règle, parce que le lait n'arrive pas à l'intestin.

Vomissements de la seconde enfance. — L'enfant vomit facilement. Il suffit qu'une influence quelconque soit venue troubler une digestion, pour que celle-ci s'arrête, et que l'estomac ne tarde pas à expulser son contenu. Une émotion (peur, colère ou même grande joie), un froid brusque surtout sur le ventre, un traumatisme local ou général, survenant dans l'heure qui suit le repas, peut avoir cette conséquence. D'autres fois, la digestion est troublée sans aboutir au vomissement, l'estomac reste fatigué, la langue sale, l'intestin sensible, les digestions des repas ultérieurs sont pénibles et il arrive que c'est le repas suivant, ou même un des repas du lendemain, qui n'est pas toléré et est rejeté par vomissement. L'ingestion de mets mal appropriés, de fruits crus insuffisamment mâchés, ou trop mûrs, de lait aigri, de viande ou de poisson avancés peuvent avoir le même résultat, tantôt sur la digestion même des mets en question, tantôt sur un des repas ultérieurs.

Qu'y a-t-il à faire en présence d'un enfant qui vomit ? — Tout d'abord faciliter le vomissement : soutenir la tête de l'enfant, en lui offrant la paume de la main pour y appuyer son front, lui dire en même temps de bonnes paroles le réconfortant, le faire se pencher en avant, au-dessus d'une cuvette, pour éviter que les matières vomies pénètrent dans les fosses nasales ou le pharynx ; si les efforts de vomissement n'aboutissent pas, y aider par titillation de la luette ou en faisant absorber un peu de tisane tiède, ou simplement d'eau tiède ; une fois le vomissement effectué, laver la bouche de l'enfant, et au besoin les fosses nasales, le faire se coucher, le laisser tranquille, afin qu'il s'endorme si possible. Ne refaire d'essais d'alimentation que six heures après, et avec des aliments chauds et légers.

En dehors de ces indigestions banales, le vomissement dans la seconde enfance peut indiquer le début d'une fièvre éruptive (spécialement la scarlatine), d'une pneumonie, d'une grippe, d'une paralysie infantile, d'une appendicite ; il se voit aussi dans les formes gastro-intestinales de l'urticaire et du purpura. Aussi, si la cause de l'indigestion n'apparaît pas évidente dans un écart alimentaire ou un choc physique ou moral, il faut faire prévenir le médecin.

Nous devons dire un mot des *vomissements incoercibles cycliques* qui effraient toujours beaucoup les parents, et cela se comprend. Certains enfants, surtout des fils d'arthritiques, de goutteux, de nerveux, sont pris sans cause apparente autre qu'un état de malaise remontant quelquefois à plusieurs jours, de vomissements, qui se répètent à chaque ingestion d'aliments, fût-ce une gorgée d'eau pure. Parfois même des nausées surviennent en l'absence de toute ingestion. Dans l'intervalle des vomissements et nausées, l'enfant reste tout d'abord gai ; ce n'est que par suite de l'affaiblissement dû à l'inanition forcée que l'enfant devient abattu, amaigri, languissant, pour peu que la crise de vomissements se prolonge quelques jours. Puis, brusquement, tout rendre dans l'ordre et l'enfant, après quelques jours de réalimentation, d'abord timide, puis plus substantielle, revient rapidement à son bon état antérieur.

On ne sait pas en somme à quoi sont dus les vomissements incoercibles. L'haleine a l'odeur d'acétone et on trouve de l'acétone dans l'urine, mais l'acétonémie est-elle la cause des vomissements cycliques ou leur conséquence, puisqu'on la voit aussi dans l'inanition simple? On sait seulement que les enfants prédisposés à ces vomissements ont des crises de ce genre tantôt spontanément, tantôt à l'occasion d'un événement insignifiant, éruption dentaire, fatigue, déplacement, etc. Les enfants sujets aux vomissements cycliques sont plus tard des migraineux, des eczémateux. Il s'agit en somme d'une *manifestation arthritique*.

Le traitement est bien réduit. On cherche à faire tolérer à l'enfant des cuillerées à café d'eau gazeuse glacée alcalinisée avec un peu de magnésie. Surtout, comme il a tendance à se refroidir à cause de l'inanition, il faut le maintenir au lit, le bien couvrir, l'entourer au besoin de linges chauds ou de boules d'eau chaude, et attendre que cela passe, la guérison venant sûrement après un laps de temps de deux à quatre jours, très exceptionnellement huit à dix jours.

HOQUET.

Le hoquet survient assez fréquemment chez le nourrisson peu de temps après l'absorption du repas. Il indique un état d'hyperexcitabilité de la muqueuse gastro-duodénale, en relation en général avec un repas trop copieux. Quand le hoquet survient dans ces conditions chez un nourrisson d'autre part bien portant, il n'y a rien à faire qu'à diminuer légèrement la durée de la tétée.

DIARRHÉE.

Le *nourrisson au sein* peut sans inconvénient avoir plusieurs selles pâteuses par jour. Il n'y a diarrhée que quand les selles deviennent liquides et prennent une couleur verdâtre ou grisâtre; souvent elles sont alors mousseuses avec ou sans mélange de grumeaux blanchâtres ou de glaires.

La diarrhée du nourrisson au sein indique un état dyspeptique dont il faut chercher la cause, soit dans une réglementation défectueuse de l'alimentation, soit dans une surabondance ou au contraire une insuffisance de la quantité de lait, soit dans une qualité défectueuse du lait de la nourrice.

La diarrhée est plus fréquente chez l'*enfant au biberon*, soit qu'elle soit primitive, soit qu'il y ait des alternatives de constipation et de diarrhée. Dans ce dernier cas, il faut considérer que la constipation est primitive, que les crises de diarrhée sont des débâcles expulsives dues au séjour dans l'intestin de matières durcies formant corps étranger irritant ; on retrouve souvent dans ces cas de petites boules de matières dures au milieu de la diarrhée. Dans ce cas, c'est le traitement de la constipation qu'il faut appliquer.

Quand la diarrhée est primitive, elle est liée à la *dyspepsie*, ou à l'*infection gastro-intestinale*. Dans les cas de diarrhée profuse, avec état général grave et fièvre, la situation peut devenir rapidement périlleuse (choléra infantile). Il est bon de mettre d'emblée l'enfant à la *diète à l'eau bouillie*. Dans les cas plus légers, après une purgation avec une cuillerée à café d'huile de ricin pour expulser ce qui peut rester de diarrhée dans l'intestin, on donnera une alimentation restreinte pendant quelques jours.

La diarrhée s'accompagne souvent de *coliques*, avec mouvements intestinaux quelquefois visibles à travers la mince paroi abdominale. Les coliques sont soulagées par les frictions sur le ventre faites dans le sens du mouvement des aiguilles d'une montre, avec la main imprégnée d'huile de camomille camphrée. L'application de serviettes chaudes, de cataplasmes laudanisés soulage aussi les coliques.

Pour peu que diarrhée et coliques persistent tant soit peu, il importe d'avoir recours au médecin. Les diarrhées peuvent prendre rapidement chez le jeune enfant un caractère grave et nécessitent toujours dès le début un traitement actif, variant du reste selon les cas.

CONSTIPATION

Beaucoup d'enfants sont congénitalement constipés. La constipation est moins inquiétante que la diarrhée ; elle ne peut pas provoquer rapidement un état grave. Mais la constipation opiniâtre, le séjour de matières dures dans le gros intestin peuvent à la longue provoquer des entérocolites rebelles, désespérantes par leur ténacité et la facilité de leurs récidives.

Il faut donc lutter contre la *constipation des jeunes enfants*. Il est utile qu'un enfant ait une selle chaque jour. Il est désirable d'obtenir une régularité des selles telle que chaque jour à la même heure l'enfant ait sa selle. On y arrive assez souvent en habituant l'enfant à se présenter chaque jour à la même heure à la garde-robe. Mais un certain nombre d'enfants ont habituellement des garde-robes rares et des matières dures et desséchées.

Pour lutter contre cette tendance, il faut avoir moins recours aux *laxatifs, purgatifs* et *lavements* qu'à un régime approprié. Chez le nourrisson au sein, le régime ne peut être modifié, mais on peut donner sans inconvénient avant la tétée une cuillerée à café d'*eau lactosée* au dixième, ou d'*eau mannitée* au dixième. Chez le nourrisson au biberon, on peut ajouter l'*eau lactosée* ou *mannitée* au biberon. La constipation de certains nourrissons disparaît dès qu'au régime lacté on ajoute les *farineux* ; ceux-ci laissent dans l'intestin un résidu plus abondant que le lait, en sorte que les selles sont plus volumineuses et augmentent de fréquence. A partir d'un an, on donnera aux enfants constipés du *jus de fruits cuits*, des *compotes de fruits*, des *marmelades*, du *miel* (qu'on peut ajouter au lait), du *pain d'épices* ; à partir de dix-huit mois on peut y ajouter des légumes verts cuits.

Il faut être modéré dans l'emploi des *lavements, suppositoires* et *laxatifs*. Si on veut absolument avoir une selle journalière, on arrive à employer chaque jour un de ces moyens factices de provoquer l'évacuation de l'intestin ; celui-ci s'y habitue, et ne fonctionne pas plus souvent pour cela ; en outre, l'estomac peut se fatiguer des laxatifs, d'où dyspepsie, et le rectum peut se fatiguer des suppositoires et lavements, d'où rectite se manifestant par des selles glaireuses. Il est donc bon de ne pas employer ces procédés dès qu'un léger retard se produit dans la garde-robe journalière. Voici comment il faut agir : quand un jour s'est passé sans garde-robe, quand dans la journée du lendemain ne s'est pas produite une garde-robe spontanée, employer à la fin de cette journée un des procédés suivants : suppositoire, lavement, laxatif. On alternera tantôt l'un, tantôt l'autre de ces procédés, le laxatif devant être donné surtout quand il s'agit de selles dures, sèches et foncées.

Les *suppositoires* sont des suppositoires de beurre de cacao (1 gramme pour les nouveau-nés, $1^{gr},50$, 2 grammes et $2^{gr},50$ pour les enfants plus grands), ou, si ceux-ci sont inactifs, des suppositoires creux de beurre de cacao remplis de glycérine. Ils sont préférables aux suppositoires de glycérine solidifiée par addition de gélatine : le contact de la glycérine est plus prolongé avec ceux-ci et par conséquent plus irritant pour le rectum.

Les *lavements* sont des lavements d'eau bouillie tiède ; s'ils sont inactifs, on pourra donner des lavements de décoction de séné (une ou deux folioles de séné pour une centaine de grammes d'eau), ou ajouter une cuillerée de glycérine à l'eau du lavement.

Les *laxatifs* les plus doux sont les laxatifs à la manne ou au jus de pruneaux dont on trouve dans le commerce plusieurs bonnes préparations. On peut aussi donner dans un peu de lait tiède, de la *manne* (2 grammes par année d'âge) ou de la *mannite* ($0^{gr},50$ par année d'âge). Le *sirop de chicorée composé*, qui contient, avec de la chicorée et du fumeterre, de la *rhubarbe*, est un laxatif actif, et c'est le meilleur moyen d'administrer la rhubarbe aux enfants (une cuillerée à café pour les nourrissons, une cuillerée à dessert pour les moyens enfants, une cuillerée à soupe pour les grands enfants). La *magnésie granulée* peut être donnée aux mêmes doses. L'*huile de ricin* est un bon laxatif à la dose d'une cuillerée à café pour les nourrissons. Il existe dans le commerce un très grand nombre de préparations soi-disant végétales, bonbons, sirops (sirop de pommes de reinette, lait d'Appenzell, chocolat suisse, etc.) qui agissent parce qu'on y incorpore de la *phénolphtaléine*. La présence de la phénolphtaléine se reconnaît facilement par la coloration rouge vif qu'elle donne en solution alcaline, c'est-à-dire si l'on étend le produit d'eau et si l'on ajoute du bicarbonate de soude ou de l'eau de chaux. Ces préparations ne sont pas mauvaises, à la condition qu'on ne répète pas leur emploi trop souvent. Il ne faut pas croire à l'innocuité de leur emploi journalier, prôné par les prospectus.

TROUBLES NERVEUX

CONVULSIONS.

On désigne du nom de *convulsions* un syndrome caractérisé par l'apparition brusque de mouvements toniques, puis cloniques, avec perte de connaissance. La crise convulsive dure tantôt quelques minutes, tantôt un quart d'heure ou une demi-heure. Elle est rarement isolée. Plus souvent on observe des séries de crises, se répétant à intervalles de quelques heures ou de quelques jours.

Il s'agit toujours de *jeunes enfants* ; les convulsions deviennent rares au-dessus de quatre à cinq ans. Quand l'enfant a dépassé sept ou huit ans, on n'observe plus de crises convulsives, à moins qu'il ne s'agisse d'épilepsie ou d'hystérie, ou de crises symptomatiques d'une maladie cérébrale grave.

Tous les enfants ne sont pas aptes à avoir des convulsions ; on les observe surtout chez les *enfants nerveux* et chez les descendants d'alcooliques, d'arthritiques, d'hystériques, de névrosés de tout genre. Chez de tels enfants, tout est prétexte à convulsions : toute excitation vive, toute émotion, une peur, une contrariété, une colère peuvent provoquer la crise ; toute excitation périphérique anormale peut être le point de départ d'une attaque : un chatouillement, un objet dans le maillot, un corps étranger des fosses nasales, du conduit auditif, du tube digestif, etc. ; la présence d'ascaris dans l'intestin, celle de scybales sont des causes possibles qu'il faut toujours rechercher ; la dentition est souvent l'occasion de crises se répétant à chaque éruption dentaire ; un repas trop copieux peut provoquer une attaque convulsive, qui s'apaise dès que l'enfant a rejeté le contenu de son estomac. On a vu une émotion de la nourrice, un abus de café ou d'alcool, un coït trop passionné, se traduire par une convulsion du nourrisson.

Dans un certain nombre de cas, la convulsion apparaît comme premier *symptôme du début d'une maladie aiguë,* grippe, angine, pneumonie, rougeole. Dans la coqueluche, la quinte peut être suivie d'une convulsion. Dans les gastro-entérites, les convulsions ont un tout autre pronostic selon qu'elles apparaissent au début de la maladie, ou tardivement ; dans ce dernier cas, elles sont le signe d'une aggravation et d'une fin prochaine. Au cours de la fièvre typhoïde, des fièvres éruptives, de la pneumonie, les convulsions font parfois partie d'un syndrome méningé se manifestant par de la céphalalgie, des troubles vaso-moteurs, des vomissements, de la constipation, de la tension et de l'irrégularité du pouls ; il s'agit tantôt de simples troubles fonctionnels toxiques, tantôt de localisation infectieuse sur les méninges, comportant un pronostic plus grave.

Enfin les convulsions peuvent être *symptomatiques d'une lésion cérébrale* : l'encéphalite, les hémorragies cérébrales débutent le plus souvent par une crise convulsive prolongée ; dans les états cérébraux chroniques, tumeurs, kystes, sclérose, hydrocéphalie, les convulsions sont fréquentes, tantôt généralisées, tantôt localisées, et se confondant alors avec l'épilepsie jacksonnienne.

L'enfant pris de convulsions se raidit brusquement, sa face pâlit, ses yeux s'élèvent, la pupille se cache en totalité ou en partie sous la paupière supérieure, les yeux sont divergents ou convergents ; des secousses toniques agitent les membres et la face ; les yeux s'agitent sous la paupière ; les mâchoires sont serrées, les dents grincent. Puis les mouvements deviennent plus étendus (mouvements cloniques), la face se cyanose et se couvre de sueur ; de l'écume apparaît aux lèvres ; la respiration devient bruyante ; souvent une miction survient, ou même une défécation ; finalement la force des mouvements s'atténue ainsi que le bruit respiratoire ; l'enfant reste abruti, le regard fixe, les pupilles en mydriase, la face congestionnée ; puis le sommeil naturel succède au coma, et, au bout d'une heure ou deux, l'enfant se réveille ; il ne subsiste aucune trace de ce qui vient de se passer, à moins que la convulsion n'ait été la conséquence d'une lésion cérébrale persistante.

Lors d'une attaque convulsive, il faut d'abord commencer par déshabiller complètement l'enfant ; on peut essayer de provoquer des vomissements par la titillation de la luette, si la convulsion est survenue dans l'heure qui suit le repas ; puis on plonge l'enfant dans un bain d'infusion de tilleul ou de camomille, ou simplement d'eau tiède à 36° ; on l'y laisse cinq à dix minutes ; on peut encore administrer un lavement ainsi composé :

Lait	100 grammes.
Jaune d'œuf...........	N° 1
Chloral	0^{gr},10 par année d'âge.
Bromure de sodium...	1 gramme.

Une fois la convulsion terminée, l'enfant doit être laissé

dans le calme le plus absolu ; l'alimentation ne sera reprise qu'au bout de plusieurs heures ; elle sera légère ; on administrera toutes les trois à quatre heures une cuillerée à café de sirop de fleur d'oranger bromuré.

Les enfants sujets aux convulsions seront élevés dans le calme le plus complet ; on évitera pour eux tout ce qui peut être le sujet d'excitation, d'émotion, de joie vive ; on veillera particulièrement à la régularité des selles ; on ne leur donnera jamais de bain sinapisé, ni de bain salé ; on ne leur appliquera ni sinapisme, ni vésicatoire ; tout aliment excitant sera banni de leur alimentation.

TERREURS NOCTURNES.

On donne le nom de *terreurs nocturnes* à un syndrome qui s'observe quelquefois chez les enfants de deux à sept ans, et qui se manifeste de la façon suivante.

L'enfant s'est endormi comme d'habitude. Après une ou deux heures de sommeil, il se réveille brusquement, en poussant des cris de terreur ; il est assis sur son lit, les yeux dilatés, fixés sur une apparition effrayante, les mains tendues pour la repousser. Blotti dans un coin de son lit, il pousse des cris, interrompus de mots entrecoupés qui permettent souvent de se rendre compte de ce qu'il voit : c'est un animal monstrueux, chat, chien, loup, ou un homme, une femme, des voleurs. L'enfant ne reconnaît pas, ne voit pas les personnes qui accourent à ses cris ; si on le prend dans les bras, il s'y blottit toujours terrifié, mais ce n'est qu'au bout d'un temps variant de quelques minutes à une demi-heure ou une heure que l'hallucination semble s'atténuer, que le calme renaît peu à peu, et que l'enfant finit par se rendormir, d'un sommeil calme. Il est exceptionnel que la crise se répète une seconde fois au courant de la même nuit. Le plus souvent, l'enfant ne conserve au réveil aucun souvenir de sa crise. Souvent elle revient plusieurs nuits successives, à peu près à la même heure chaque nuit, ou toutes les deux ou trois nuits pendant huit ou quinze jours. Puis des mois, des années s'écoulent et, au bout de ce temps, il arrive qu'une nouvelle série de crises recommence. Les crises n'apparaissent jamais pendant le sommeil diurne.

Les terreurs nocturnes se voient parfois chez des sujets dont le caractère impressionnable explique la prédisposition, ou chez des enfants de névropathes, d'alcooliques. Mais dans bon nombre de cas, l'enfant ne présente rien de particulier dans ses antécédents personnels ou héréditaires, et il semble qu'il faille incriminer plutôt des troubles digestifs. Il s'agit surtout d'enfants malingres, à digestions lentes, sujets à des flatulences, à des alternatives de constipation et de diarrhée. On a aussi, dans quelques cas, mis en relief l'influence des vers intestinaux ou de la dentition.

Quand un enfant est pris de terreur nocturne, il faut le secouer fortement pour le réveiller bien complètement, puis le prendre près de soi, chercher à détourner son attention des visions imaginaires, lui adresser de bonnes paroles et tâcher d'arriver à le faire se rendormir. Il faut le tenir au calme toute la journée suivante, lui donner une alimentation légère et choisie, et lui faire prendre, avant qu'il s'endorme, une tasse de tisane de feuilles d'oranger ou de tilleul, additionnée au besoin d'un peu de bromure.

NERVOSISME.

Le nervosisme n'est pas une maladie, mais un tempérament, un état particulier du corps et de l'esprit qui se manifeste dès la première enfance par des réactions particulières. L'enfant nerveux a dès la première enfance de l'insomnie, des sursauts brusques dans le sommeil ; il crie sans cause, a de brusques changements d'allures, non motivés. Plus grand, il pleure pour un rien, rit aussi sans raison, a des accès de ricanements pour des motifs futiles. Il est taquin

vis-à-vis des autres enfants, parfois même jaloux et hai-
neux ; à côté de cela, il est très sensible, il a de véritables
accès de désespoir à l'occasion de petites fautes ou de reproches minimes ; il donne les marques d'une affection exagérée
pour tomber à d'autres moments dans une indifférence profonde. Pour un rien, il est agité, tremblant ; il est pris à la
moindre émotion de palpitations, de faiblesse, voire de syn-
cope ; quand il sanglote, il étouffe. L'imagination est vive ;
le sujet se complait parfois à des récits imaginaires ; il
invente de toutes pièces des histoires diverses ou encore,
dupe de lui-même, il se forge des idées qui ne répondent à
aucune réalité et le portent à des actes incompréhensibles.

On a souvent écrit que ces sujets présentent des tares
physiques qui les font reconnaître. Ce sont les fameux stig-
mates de dégénérescence, si chers aux neurologistes, aux alié-
nistes et aux romanciers. Il est très vrai que souvent des
anomalies physiques s'associent à l'anomalie mentale qui
constitue le nervosisme. Toutefois, il faut savoir qu'on a
englobé sous le nom de *stigmates de dégénérescence* mille
choses d'essences diverses, et dont chacune a sa signification
propre. Dans beaucoup de cas, il s'agit de modifications dues
à des souffrances de l'enfant pendant la vie intra-utérine,
du fait, soit d'incidents de la grossesse (maladie de la mère,
chocs physiques ou moraux), soit d'une hérédité morbide
paternelle ou maternelle (tuberculose, syphilis, alcoolisme).
La même cause qui a créé les anomalies physiques a pu créer
l'anomalie mentale. Mais on a englobé aussi dans les stigmates de dégénérescence toutes les anomalies de conformation, qui peuvent être transmises tout à fait indépendamment d'anomalies mentales. Réciproquement, le
nervosisme peut se voir chez des enfants forts et beaux
qui ne présentent pas d'anomalie de conformation. Enfin
des lésions acquises de la première enfance, comme le phimosis, les végétations adénoïdes, certaines malformations
osseuses et articulaires causées par le rachitisme ont été

considérées comme stigmates de dégénérescence grâce à l'ignorance d'auteurs habitués à n'examiner que des adultes. En somme, les anomalies physiques de conformation demandent à être interprétées avant d'être considérées comme en relation avec les états mentaux, et il n'y a en en tout cas entre les unes et les autres que des relations de seconde main.

Cela ne veut pas dire que l'état physique n'est pas sans retentissement sur l'état mental ; mais ce qui importe beaucoup plus que des anomalies physiques témoignant d'un état morbide ancien, antérieur souvent à la naissance, c'est l'état physique actuel. Il a une action directe sur l'état mental, et c'est en agissant sur lui, autant qu'en agissant sur l'état mental lui-même, qu'on peut espérer modifier ou au moins atténuer ce dernier.

Aussi, vis-à-vis des enfants nerveux, il faut exagérer les précautions hygiéniques de toutes sortes, alimentaires et autres, auxquelles ce livre est consacré. Il importe de faire vivre ces enfants dans le calme, autant que possible à la campagne, j'entends dans la franche campagne et non dans les villes d'eaux ou les plages à la mode. Il leur faut un règlement de vie comportant la plus grande régularité. Aussi parfois est-ce rendre service à de tels enfants que de les placer dans des écoles de plein air comme il s'en est fondé un certain nombre dans ces dernières années et dans lesquelles on s'occupe autant du développement physique que du développement de l'esprit. La chose est nécessaire, quand les enfants ont, comme c'est souvent le cas, leurs parents nerveux comme eux-mêmes et quand les enfants vivent dans un ménage troublé par l'agitation perpétuelle de leurs parents. Il suffit souvent d'un éducateur intelligent, sachant en imposer à l'enfant, et comprenant les besoins de cette petite âme enfantine, pour y ramener dans une certaine mesure le calme et la tranquillité.

TICS.

Parmi les incidents fâcheux qui peuvent s'observer chez les enfants atteints de nervosisme, les tics sont particulièrement fréquents. Ce sont des mouvements brusques conscients, dus à un besoin impérieux et maladif de reproduire constamment sans raison un mouvement ou un geste quelconque. Il peut y avoir autant de variétés de tics qu'il y a de mouvements intentionnels possibles, c'est-à-dire une infinité. Toutefois un certain nombre de mouvements sont particulièrement fréquents : le clignement oculaire, le soulèvement et le froncement des sourcils, la crispation labiale, le grincement de dents, le hochement de tête (affirmatif ou négatif), le grattage du nez, le soulèvement de l'épaule. Certaines mauvaises habitudes ont la signification de tics ; ainsi, le léchage des lèvres, le mordillement des lèvres, l'habitude de se ronger les ongles ou onychophagie (Voy. p. 173), la titillomanie ou habitude de se gratter, la trichophagie ou habitude de s'arracher les cheveux et de les manger. La masturbation des tout jeunes enfants est un simple tic.

Certains tics sont bruyants : tic de reniflement, de claquement des lèvres ; il y a des tics du larynx, tic de gloussement, tic d'aboiement.

Les tics s'établissent progressivement : le mouvement était au début un mouvement motivé ; une lésion locale a provoqué le besoin de se gratter ; un éclairage défectueux a créé le besoin de cligner ; puis le mouvement d'abord motivé se répète sans motif ; puis il se répète malgré la volonté. Toutefois un caractère essentiel du tic est de pouvoir être quelque temps réprimé par la volonté. Se sentant surveillé, le tiqueur jugule quelque temps son besoin de tiquer ; c'est un véritable soulagement pour lui quand il peut ensuite satisfaire son besoin impérieux.

Un tic invétéré ne guérit qu'au prix d'un traitement prolongé par des procédés d'éducation de la volonté, appliquée spécialement à la volonté des mouvements ; il consiste en mouvements variés à exécuter, à suspendre ou à modifier à un commandement, à un signal ; il faut varier chaque jour les mouvements pour qu'ils ne deviennent pas automatiques.

Mais les parents attentifs ne laisseront pas un tic s'invétérer ; dès qu'ils s'apercevront de la tendance de l'enfant à tiquer, ils la lui signaleront ; ils lui feront sentir la nécessité de s'observer ; ils l'y aideront en l'observant eux-mêmes constamment et en le rappelant à l'ordre toutes les fois que le tic revient. Il faudra faire tout cela sans gronder jamais l'enfant, mais en le soutenant par de bonnes paroles et des exhortations aimables. Avec un peu de persévérance, le résultat désiré est obtenu en général.

INSOMNIE.

Certains enfants, surtout les enfants nerveux, dorment mal, cela dès les premières années. J'ai soigné une petite fille, fille de nerveux, qui, dès sa seconde année, ne dormait plus dans sa journée, et faisait le désespoir de ses parents parce que presque toujours ils la trouvaient éveillée ; après avoir semblé s'endormir, elle était éveillée quand eux-mêmes venaient se coucher ; à quelque heure qu'ils se réveillassent, ils l'entendaient presque toujours remuant dans son lit ou chantonnant doucement. Il est d'autres enfants qu'on a la plus grande difficulté à endormir ; quand on a commencé à user pour cela d'un moyen tel que berçage, chanson à rythme monotone, etc., c'est fini, l'enfant ne s'endort plus que par ce procédé.

Il est souvent très difficile d'arriver à faire dormir ces enfants. L'emploi des soporifiques est nuisible s'il est répété. J'ai toutefois l'habitude de leur faire donner trois jours consécutifs un soporifique, qui, pendant trois jours, leur procure un sommeil artificiel, afin de briser la mauvaise habitude de l'insomnie, et d'y substituer l'habitude de dormir. Après ces trois jours on cesse le soporifique, et on ne le reprend pas, même si le résultat n'est qu'incomplètement obtenu, ou du moins on ne le reprend qu'à très longs intervalles. J'emploie la formule suivante :

Sirop de codéine......................	40 grammes.
Bromure de potassium...............	1 gramme.
Eau de tilleul.......................	60 grammes.

Une cuillerée à café au début de la nuit par année d'âge. On peut aussi aider au sommeil par un bain de tilleul chaud vers la fin de l'après-midi ou dans la soirée ; par des affusions tièdes sur tout le corps, par une tasse de tisane de feuilles d'oranger le soir ; il faut faire faire le repas du soir très léger.

MICTIONS NOCTURNES INVOLONTAIRES.

En général, à partir de deux ans, les enfants deviennent « propres ». Le jour ils savent demander à uriner ; la nuit, ils retiennent leurs urines jusqu'au réveil. Parfois les mictions nocturnes involontaires s'établissent dès la première enfance ; l'enfant est bien propre le jour, mais la nuit il continue à se mouiller alors qu'il a déjà trois, quatre, cinq ans et plus ; d'autres fois, l'enfant a été propre quelque temps, et c'est à cinq ans, six ans, huit ans même, que survient la miction nocturne involontaire, à l'occasion de fatigues cérébrales (début des classes), d'émotions, de fatigues physiques, ou au cours ou dans la convalescence d'une maladie. Une fois établie, l'affection peut persister très longtemps ; souvent elle ne disparaît qu'à l'époque de la puberté ; parfois même elle persiste indéfiniment.

Certains sujets urinent toutes les nuits et plusieurs fois

par nuit ; chez d'autres, l'affection survient une nuit de temps en temps ; d'autres fois elle se fait en séries, apparaissant huit, dix, douze nuits de suite, puis disparaissant pendant un temps plus ou moins long. Parfois il existe en même temps des troubles de la miction diurne ; certains sujets ont une fréquence anormale des mictions pendant le jour (*pollakiurie*) ; d'autres des *envies impérieuses d'uriner* ; d'autres vident incomplètement leur vessie et, après la miction, perdent des gouttes dans leur pantalon ; mais chez beaucoup de sujets, les troubles se limitent uniquement à la période de sommeil.

Il est parfois possible d'apprendre que la miction nocturne s'accompagne d'un *rêve fonctionnel* ; l'enfant rêve chaque nuit qu'il va uriner, et il urine ; on a pu également, dans certains cas, mettre en évidence une *autosuggestion* ; par l'exploration vésicale, on a pu constater dans certains cas une *atonie du sphincter*, ou une *hyperexcitabilité du muscle vésical*, ou encore l'*anesthésie* ou l'*hyperesthésie de l'urètre profond* ; mais le plus souvent on ne constate rien d'anormal, et la miction involontaire nocturne est simplement le résultat de l'absence, pendant le sommeil, du *réflexe* qui détermine la fermeture automatique du sphincter, quand la vessie s'emplissant a tendance à se contracter pour se vider. En fait, c'est en général quand le sommeil est le plus profond que survient la miction involontaire ; cette influence est des plus visible chez l'enfant déjà grand, qui, honteux de son infirmité, se surveille, ne dort qu'imparfaitement, se réveille plusieurs fois la nuit pour uriner et arrive ainsi à éviter quelques nuits l'accident qu'il redoute ; mais, au bout de quelques nuits, il est vaincu par le sommeil ; il dort comme une souche et urine alors sans même être réveillé par le contact de l'humidité.

L'affection est simple à reconnaître, mais il faut se demander si la miction nocturne n'est pas symptomatique d'une maladie plus importante. Les *crises nocturnes d'épilepsie,* avec évacuation d'urine pendant la crise, ne laissent aucun souvenir au réveil, et on pourrait croire à une simple incontinence. L'enfant épileptique est obnubilé à son réveil les nuits où il a uriné ; il n'y a rien de pareil dans la miction nocturne simple.

Il importe de s'assurer qu'il n'existe pas de cause locale d'irritation permanente : balano-posthite, vulvite, eczéma, oxyures, phimosis, adhérences préputiales. Le traitement de ces affections locales, la circoncision en cas de phimosis ou d'adhérences, ont parfois fait cesser l'incontinence.

Le plus souvent, les médicaments, les agents physiques et les interventions chirurgicales ne donnent que des résultats temporaires ou même nuls, et le vrai traitement est une *éducation vésicale* qui demande beaucoup de patience, beaucoup d'intelligente observation, une grande connaissance du psychisme infantile. Les parents ne gagneront rien par des punitions, des menaces ; ils obtiendront peut-être une ou deux nuits sèches parce que la peur d'uriner maintiendra l'enfant éveillé ; puis le sommeil l'emportera. Il faut réconforter l'enfant par de bonnes paroles, l'assurer chaque matin qu'il guérira, le lever la nuit à heures fixes qu'on déterminera en observant pendant quelques nuits le moment des mictions ; on cherchera ensuite à espacer progressivement ces réveils ; on tiendra compte des fatigues de la journée et de l'heure du coucher pour apprécier le moment où il sera nécessaire de faire uriner l'enfant. C'est une œuvre de patience que des incidents peuvent compromettre et qu'il faudra souvent reprendre, sans désespérer, à plusieurs reprises. On arrivera ainsi souvent à débarrasser l'enfant d'une infirmité qui, sans être dangereuse, peut présenter de très graves inconvénients au point de vue social, pour peu qu'elle se prolonge quand l'enfant devient grand.

AFFECTIONS DES YEUX

BLÉPHARITE CILIAIRE.

Beaucoup d'enfants, surtout les enfants lymphatiques ou scrofuleux, sont sujets à de la rougeur et du gonflement du bord libre des paupières ; c'est ce qu'on appelle la blépharite ciliaire. Elle procède par poussées dans l'intervalle desquelles l'affection s'atténue sans toujours disparaître complètement. Finalement, le bord des paupières reste rosé, squameux, gonflé.

Il faut avoir soin de laver matin et soir les paupières de tels enfants avec de l'eau bouillie légèrement alcalinisée avec du sous-carbonate de soude, 1 gramme pour 1 litre d'eau. Bien sécher ensuite et appliquer sur le bord de chaque paupière gros comme une tête d'épingle de la pommade suivante :

    Résorcine........................ 0^{gr},20
    Oxyde de zinc.................... 1 gramme.
    Vaseline. .... 20 grammes.

ORGEOLET.

On désigne sous ce nom l'inflammation d'une des glandes marginales de la paupière, annexées aux follicules pileux des cils. Cette inflammation est due à la pénétration dans la glande de microbes de suppuration, en particulier de staphylocoques, venus de l'extérieur. La paupière inférieure est plus fréquemment atteinte.

Le mal se manifeste d'abord par une sensation de gêne à la paupière ; le point qui en est le siège gonfle et rougit légèrement ; on peut dès ce moment apercevoir à la face postérieure de la paupière, en l'écartant un peu de l'œil, un petit point jaune qui est le follicule enflammé. Ultérieurement se développe un bouton rouge-vif douloureux, surmonté d'un point jaune saillant au niveau de l'insertion du cil. L'inflammation atteint son acmé en trois ou quatre jours, puis s'atténue et met autant de temps à disparaître. Mais très souvent un orgeolet se reproduit peu après en un point voisin ; certains enfants en ont des séries d'une durée désespérante.

. Le traitement de l'orgeolet consiste en applications humides tièdes à l'eau bouillie ou à l'eau légèrement boriquée. On rend ainsi l'inflammation plus supportable et on réduit la durée du mal. Pour éviter les récidives, il faut, dès que l'orgeolet décroît, appliquer matin et soir sur les bords palpébraux gros comme une tête d'épingle de la pommade suivante :

Vaseline.......................... ...... 20 grammes.
Précipité rouge finement porphyrisé.... 1 gramme.

CORPS ÉTRANGERS DE L'ŒIL.

Il arrive fréquemment qu'un enfant vienne, en se frottant l'œil, se plaindre de sentir quelque chose dans son œil. L'œil est rouge et baigne dans les larmes. Il s'agit presque toujours d'un petit corps étranger, parcelle de charbon ou petite limaille métallique qui a pénétré dans l'œil ; quelquefois un cil produit le même effet, soit qu'il s'agisse d'un cil tombé du bord de la paupière, soit quelquefois qu'un cil d'implantation vicieuse pousse de travers et vienne en contact du globe oculaire.

La première chose à faire est de découvrir le corps étranger ; pour cela, on écarte les paupières du globe de l'œil, successivement l'inférieure et la supérieure, et pendant qu'on explore du regard les espaces situés entre le globe et la paupière, on commande à l'enfant de regarder en haut, en bas, à droite, à gauche, afin que le mouvement du globe fasse déplisser le cul-de-sac conjonctival correspondant. Le point d'élection où se logent presque constamment les corps étrangers est la face postérieure de la paupière supérieure à peu près au niveau du plan médian de l'œil.

Quelquefois ces petites manœuvres ne suffisent pas pour découvrir le corps étranger ; il faut alors compléter l'exploration du cul-de-sac supérieur, le plus profond, en en diminuant la profondeur par le retournement de la paupière supérieure. Ce retournement se fait simplement en saisissant les cils entre le pouce et l'index de la main correspondante (main droite de l'opérateur pour œil gauche du patient et réciproquement), en tirant en avant la paupière ainsi saisie, en appuyant avec le médius sur le bord supérieur du cartilage palpébral pour l'abaisser, et en relevant en même temps le bord de la paupière. Cette petite manœuvre se fait en l'espace d'un clin d'œil, dès qu'on l'a pratiquée deux ou trois fois. On a alors sous les yeux la face postérieure de la paupière supérieure.

Quand le corps étranger est découvert, on l'enlève très facilement, avec un fragment de papier buvard s'il s'agit d'un corps étranger libre, avec une petite pince s'il s'agit d'un cil vicieusement implanté. Douleur et rougeur disparaissent dès lors rapidement.

AFFECTIONS PARASITAIRES

VERS INTESTINAUX

Les vers ne jouent pas, dans la santé de l'enfant, un rôle aussi capital que celui que leur attribuent les bonnes femmes. Toutefois, ils ne sont pas à négliger.

Nous ne parlerons pas ici des *tænias*, qui sont rares chez les jeunes enfants, mais seulement des *ascarides* et des *oxyures* qui sont au contraire fréquents. Les uns et les autres sont dus à la pénétration dans le tube digestif d'*œufs de ver*. Ces œufs sont répandus à la surface du sol par les porteurs de vers, en même temps que leurs matières fécales. Comme ils ont une cuticule épaisse et comme ils résistent assez bien à la dessiccation, ils sont transportés çà et là à la surface du sol par l'eau, le vent, les animaux ; ils peuvent être absorbés par les êtres humains en même temps que des racines comestibles mangées crues (radis, raves), ou que des salades ; plus souvent encore, les enfants, en jouant avec la terre ou le sable, s'en chargent les doigts qu'ils portent ensuite à leur bouche.

Il faut étudier à part les *ascarides* et les *oxyures*.

ASCARIDES.

Les *ascarides* sont des vers qui ont la dimension et la forme générale des vers de terre ; mais ils sont blancs, et leurs extrémités sont plus effilées. Il arrive que des enfants en portent sans en ressentir aucun désagrément ; on s'aperçoit que l'enfant avait un ver seulement lorsqu'il ne l'a plus et qu'il vient de le rejeter dans une garde-robe. En général, le ver n'est pas expulsé tant que la santé de l'enfant se maintient normale ; mais, si l'enfant a de la diarrhée, ou s'il a de la fièvre, le vers semble quitter la muqueuse à laquelle il est fixé, et il est expulsé lors d'une garde-robe.

On a attribué aux vers toutes sortes de méfaits : convulsions, paralysies, etc. En réalité, les vers sont le plus souvent parfaitement tolérés, ce n'est que lorsqu'ils sont très abondants et forment des paquets, ou encore lorsqu'ils émigrent hors du tube digestif, qu'ils sont susceptibles de causer des désordres variés ; s'ils meurent dans l'organisme, leurs cadavres mettent en liberté des substances toxiques et il peut en résulter de l'embarras gastrique, des érythèmes polymorphes, de l'urticaire.

En dehors de la constatation du ver dans les garde-robes, il n'y a d'autre procédé de reconnaître la présence du ver dans le tube digestif, que la recherche des œufs dans une parcelle de matière fécale portée sous le microscope, ou encore de faire un *traitement expulsif d'essai*. Mais il ne faut pas abuser de ces essais sous peine d'irriter le tube digestif. Quand un ver a été expulsé, comme il est assez fréquent que les ascarides soient multiples, il est bon de faire un traitement d'essai, mais il faut s'être assuré auparavant que l'enfant ne prépare pas une maladie à l'occasion de laquelle le ver a été expulsé.

Voici en quoi consiste le *traitement* :

Il faut d'abord, pendant quarante-huit heures, donner une alimentation restreinte, et formée d'aliments laissant peu de résidus dans l'intestin. Le lait et les œufs, les crèmes aux œufs et au lait en font la base.

Le troisième jour, on donne le matin à jeun dans un peu de lait un des paquets suivants (pour un enfant de six ans ou au-dessus) :

Santonine............................	$0^{gr},03$
Calomel..............................	$0^{gr},05$
Lactose..............................	$0^{gr},60$

Pour un paquet. Faire trois paquets semblables.

On donne le quatrième et le cinquième jour le second et le troisième paquet.

Dans les deux heures qui suivent l'administration de la *santonine*, il est bon de donner à boire du jus d'orange coupé d'eau, ou de la limonade. Il faut au contraire s'abstenir de boissons alcalines. Les alcalins facilitent l'absorption de la santonine par la muqueuse intestinale et disposent par suite à l'intoxication par la santonine. Les acides agissent en sens contraire.

Les jeunes enfants sont très sensibles à la santonine. A cinq ans, on donnera seulement des paquets de $0^{gr},02$, à trois et quatre ans, des paquets de $0^{gr},01$. Au-dessous de trois ans, on s'abstiendra de la santonine, et on donnera seulement le calomel, et on administrera un lavement tiède de décoction de 1 gramme de *semen contra* dans 100 grammes d'eau bouillante.

OXYURES.

Les *oxyures* sont des petits vers blancs minuscules qui vivent dans la partie inférieure de l'intestin grêle ; c'est là qu'ils grandissent et qu'ils s'accouplent ; après l'accouplement le mâle meurt, la femelle fécondée passe dans le gros intestin et se fixe dans la partie inférieure du rectum. Sa présence provoque du prurit de la région anale ; l'enfant se gratte et ses ongles se chargent d'œufs d'oxyures ; quand il porte ensuite ses mains à sa bouche, il peut déglutir les œufs et se réinfecter constamment ; aussi le nombre des oxyures peut être considérable ; alors le prurit est très gênant ; les oxyures peuvent émigrer vers la vulve et le vagin et causer une irritation de ces parties, cause de démangeaison et parfois de masturbation. Il importe donc de débarrasser le plus tôt possible les enfants des oxyures dont ils sont porteurs.

La présence des oxyures dans l'intestin grêle ne donne lieu à aucun symptôme, et c'est seulement le prurit anal, lorsqu'ils ont gagné la région rectale, qui doit attirer l'attention. Il faut alors visiter avec soin la région anogénitale en déplissant l'anus, regarder aussi les matières ; on pourra y voir de petits vers blancs, très fins, mesurant 9 à 12 millimètres de long sur un demi-millimètre de diamètre.

Le *traitement* consiste à faire prendre à l'enfant chaque matin, à une heure d'intervalle, deux des paquets suivants, pendant trois jours consécutifs :

Santonine..................................	$0^{gr},03$
Calomel...................................	$0^{gr},05$
Lactose...................................	$0^{gr},50$

Pour **un** paquet n° 6. — (Au-dessous de trois ans, on s'abstiendra de la santonine, on donnera seulement le calomel.)

On expulse ainsi tous les vers qui siègent dans l'intestin grêle, le cæcum et le côlon.

Les vers fixés dans le rectum sont moins sensibles à l'action de la santonine ; il faut agir sur eux en donnant un lavement d'huile de foie de morue de 80 grammes chaque matin, pendant huit jours. Si l'enfant ne garde pas suffisamment le lavement, on peut mettre ensuite un suppositoire de calomel :

Beurre de cacao	1^{gr},50
Calomel	0^{gr},05

Enfin, il faut oindre chaque soir, également pendant huit jours, l'anus et la vulve avec la pommade suivante :

Lanoline	ā̄ā	2 grammes.
Eau		
Vaseline	12	—
Calomel	ā̄ā 2	—
Oxyde de zinc		

PARASITES CUTANÉS

PARASITES ANIMAUX.

Gale.

La gale est l'affection due à la pullulation dans la peau d'un petit animal, l'*Acarus scabiei* ou *acare*, de la famille des arachnides, dont les dimensions sont de 00 μ. C'est dire qu'il est à peine visible à l'œil nu, et qu'il faut la loupe pour le voir quand on l'a tiré des sillons où il se loge dans la peau, en explorant le sillon avec une aiguille, exploration qui, pour donner des résultats positifs, demande une certaine habitude et une grande habileté.

La présence du parasite dans les sillons provoque des démangeaisons suivies de grattage; les excoriations dues au grattage s'infectent vite chez l'enfant. Il en résulte que le corps se couvre rapidement d'un grand nombre de pustulettes, qui prédominent aux mains et aux pieds.

L'enfant est très sensible à la gale ; quand il y en a dans une famille, il est habituel que tous les enfants soient atteints ; il faut procéder au traitement collectif à la fois pour tous les membres de la famille, sinon les réinfections compromettraient indéfiniment le résultat.

Le *traitement* se compose de frictions à la vaseline au styrax ou à la vaseline soufrée ; on laisse la pommade toute la nuit en contact avec la peau ; au matin, on donne un bain savonneux, et on frictionne au savon tout le corps de l'enfant. Trois jours suffisent à tuer le parasite.

Plus l'enfant est jeune et plus les lésions cutanées sont profondes, plus il faudra abaisser le titre de ces pommades ; pour le nourrisson, on emploie la vaseline au styrax à 20 p. 100, ou la vaseline soufrée à 5 p. 100. Pour l'enfant plus grand, on se sert de vaseline au styrax à 40 p. 100, ou de vaseline soufrée à 10 p. 100.

Il persiste souvent des lésions pustuleuses qu'il faut traiter comme les pyodermites, par les lavages à l'eau d'Alibour et les applications de pommade au turbith à 1 p. 20.

Phtiriase.

La phtiriase est l'affection due à la présence sur la tête du *Phtirius capitis* ou *pou de tête*.

Les premiers symptômes sont les démangeaisons et les grattages. Quand on voit un enfant se gratter le cuir chevelu, il faut explorer attentivement celui-ci ; en général, si on ne trouve pas de suite le parasite lui-même, on trouve plus facilement ses *œufs* ou *lentes*, qui apparaissent comme de petits corps allongés, transparents, de quelques millimètres de longueur, appendus par un de leurs pôles le long du cheveu ; écrasé entre l'ongle et un corps résistant, l'œuf claque avec un petit bruit caractéristique.

Pour débarrasser la tête à la fois des poux et des lentes, le meilleur procédé est le lavage de la tête avec le *vinaigre tiède au sublimé*. A un litre de vinaigre on ajoute le paquet suivant :

        Sublimé........................... 1 gramme.
        Bleu de méthylène.................. 0^{gr},02

Le bleu n'a d'autre but que de colorer légèrement le vinaigre en verdâtre, de façon à éviter toute possibilité d'erreur avec le vinaigre de cuisine.

On coupe ce vinaigre de moitié eau chaude, on lotionne la tête avec le mélange, en ayant soin de séparer les cheveux en faisceaux par des raies, s'il s'agit de fillettes qui ont les cheveux longs. On passe aussi dans les cheveux un peigne trempé dans la même solution (ne pas employer les peignes d'os ou d'ivoire que le vinaigre détériore). On savonne ensuite, on lave à grande eau, on sèche avec une serviette chaude, et on onctionne la chevelure avec un peu d'huile d'amandes douces. Une lotion de ce genre chaque matin suffit à amener en deux ou trois jours au plus, la disparition des parasites.

On peut encore employer de la même façon la lotion suivante, surtout recommandable s'il existe des excoriations et ulcérations du cuir chevelu, mais qui exige un ou deux jours de préparation :

        Poudre de pyrèthre................. 5 grammes.
        Alcool à 90°....................... 100   —

    Laisser en contact 24 heures ou mieux 48 heures ; puis ajouter :

        Eau .... 200 grammes.
        Cristaux de carbonate de soude,...... 20   —

PARASITES VÉGÉTAUX.

Teignes.

Le nom de *teigne* n'est pas celui d'une maladie déterminée, mais d'un groupe d'affections dues à des champignons se développant sur le cuir chevelu, et y produisant la chute des cheveux et une irritation plus ou moins grande de la peau. En France, on n'observe guère sur le cuir chevelu que la *teigne faveuse*, ou *favus*, due à l'*Achorion Schœnlii*, la *teigne tondante à petites spores*, due au *Microsporon Audouini* et la *teigne tondante à grosses spores*, due au *Trichophyton tonsurans*.

La *teigne faveuse* ne s'observe guère qu'à la campagne, dans les milieux très ignorants, chez les enfants privés de tous soins de toilette. Elle se manifeste par des godets circulaires, déprimés au centre, dont la couleur jaunâtre rappelle celle du soufre ; il en émane une odeur rappelant l'odeur de souris. Cette teigne est contagieuse d'enfant à enfant, moins toutefois que les suivantes ; quand le traitement a été commencé, la contagiosité devient pratiquement presque nulle. Il est néanmoins prudent de séparer les enfants atteints des enfants sains. Le traitement nécessite une épilation soigneuse qui ne peut être appliquée que par le médecin ou des aides dressés par lui.

Les *teignes tondantes* sont beaucoup plus contagieuses que la teigne faveuse. Quand un cas apparaît dans une école, les enfants même les mieux tenus peuvent être contaminés. Ces teignes ont constitué, il y a encore peu d'années, une véritable calamité dans les écoles parisiennes par la facilité de leur extension et par leur résistance au traitement dont on disposait alors. A cette époque, on mettait des années à obtenir la guérison d'une teigne malgré des soins journaliers, et dans bien des cas, la guérison n'arrivait qu'à la puberté, époque à laquelle les teignes tondantes, même non traitées, guérissent spontanément. Actuellement, grâce à l'épilation par les rayons X, réglée par Sabouraud, on arrive à guérir ces teignes en six semaines en moyenne.

Ces teignes se présentent sous formes de plaques arrondies disséminées dans le cuir chevelu, au niveau desquelles

les cheveux sont cassés à quelques millimètres de la surface de l'épiderme, sans que celui-ci présente d'autre altération qu'une très légère desquamation furfuracée, ou une très légère rougeur. Si, avec une pince, on arrache un des cheveux cassés, il vient facilement avec sa racine et présente un aspect particulier ; il est grêle, irrégulier, recroquevillé, courbé en crochet ou en boucle.

Dès qu'on a découvert dans le cuir chevelu d'un enfant un petit placard circulaire où les cheveux tombent ou se cassent, il faut suspecter l'enfant de teigne et le séparer de ses camarades. Le médecin vérifiera, au besoin par l'examen microscopique du cheveu, s'il s'agit vraiment de teigne ; en cas affirmatif, il faut confier le traitement à un spécialiste.

Trichophytie cutanée.

Plusieurs champignons voisins du *Trichophyton tonsurans* de la teigne à grosses spores, et appartenant aussi au genre *Trichophyton*, peuvent produire sur la peau du corps des plaques circulaires, au niveau desquelles la peau est bistrée au centre, rosée et souvent vésiculeuse à la périphérie (*herpès circiné*). Ces lésions sont contagieuses d'enfant à enfant et à grande personne ; mais souvent aussi elles ont pour origine des maladies parasitaires cutanées des animaux domestiques, en particulier le chat et le chien. Elles guérissent rapidement par trois ou quatre applications de teinture d'iode à un ou deux jours d'intervalle.

PARASITES DES MUQUEUSES

Muguet.

Le muguet est une affection causée par la germination sur la muqueuse linguale et buccale d'un champignon microscopique, l'*Endomyces albicans*. Ce champignon ne pousse guère que sur des organismes affaiblis, et dont la réaction buccale est devenue acide. Le muguet n'a aucune gravité par lui-même, mais comme il ne germe que sur des organismes en mauvais état de nutrition, son apparition est souvent de mauvais augure.

Il se manifeste par une multitude de petits points blancs saillants à la face interne des joues, et parfois aussi sur la langue et le palais.

Les lavages de bouche avec une eau alcaline (solution de bicarbonate de soude à 1 p. 100), ou les badigeonnages avec la glycérine boratée à 1 p. 20 entravent le développement du muguet.

Le muguet est contagieux. Dans les crèches d'enfants malades, on en observe de petites épidémies. Il est beaucoup moins contagieux pour les enfants bien portants. Néanmoins, il est plus prudent d'isoler un enfant atteint de muguet.

CHAPITRE III

PROPHYLAXIE DES MALADIES INFANTILES

Je ne décrirai pas ici les maladies de l'enfance et ne dirai rien de leur traitement. J'ai traité ce sujet ailleurs (1). Il s'agit ici non de traitement médical, mais d'hygiène. Je me contenterai donc de donner sur les maladies les plus fréquentes de l'enfance les notions nécessaires à connaître pour pouvoir comprendre comment on peut, dans la mesure du possible, les éviter, ou, quand ce n'est pas possible, en atténuer du moins la violence et en empêcher les conséquences fâcheuses éventuelles.

Les maladies contagieuses, autrement dit les maladies microbiennes, tiendront la plus grande place dans ce chapitre, d'abord parce que ce sont les plus fréquentes chez les enfants, ensuite parce que ce sont celles vis-à-vis desquelles les mesures prophylactiques sont le plus efficaces.

MALADIES CONTAGIEUSES

DIPHTÉRIE

Le *croup* et l'*angine couenneuse*, ces affections autrefois si terribles, et encore aujourd'hui très redoutables, sont deux localisations différentes d'une même maladie, la diphtérie.

(1) APERT, Précis des maladies des Enfants, précédé de l'Exploration clinique dans la Première enfance, par le Professeur MARFAN. 1909, 1 vol. in-8 de 524 pages, avec 76 fig. cart. (*Bibliothèque du Doctorat en médecine*).

La diphtérie est due à la pullulation, à la surface des muqueuses, d'un microbe en forme de biscuit, le *bacille diphtérique* ou *bacille de Lœffler*. Là où ce bacille pousse, la muqueuse réagit en s'enflammant et en produisant une exsudation fibrineuse, laquelle se concrète à la surface de la muqueuse sous forme d'une couenne blanchâtre, épaisse de plusieurs millimètres, qui est la *fausse membrane diphtérique*. Cette couenne est assez résistante pour ne se déliter qu'incomplètement par agitation dans l'eau ; c'est ce qui la différencie des exsudations des angines non diphtériques ou angines pultacées.

Quand des couennes de ce genre se forment dans le larynx étroit de l'enfant, elles en diminuent le calibre et finissent par intercepter le passage de l'air ; l'enfant suffoque ; c'est ce qu'on appelle le *croup* ; pour éviter que l'enfant meure de suffocation, on est obligé, soit d'ouvrir la trachée au-dessous du larynx et d'y mettre une canule assurant la communication de ce conduit avec l'air extérieur à la face antérieure du cou : c'est ce que réalise l'opération de la *trachéotomie* ; soit d'introduire par la voie buccale un tube creux dans le larynx : c'est l'opération dite *tubage*. Autrefois on ne pratiquait guère que la trachéotomie, la durée de la maladie dépassant le temps pendant lequel un larynx peut sans danger rester tubé ; depuis que la découverte de la sérothérapie a hâté la guérison, le tubage a repris faveur, et il est toujours préféré, sauf indications spéciales.

La mort par suffocation n'est que l'une des manières dont la diphtérie tue. L'autre est encore plus terrible, puisqu'elle est à craindre, non seulement dans la diphtérie laryngée ou croup, mais dans les localisations quelconques du mal, en particulier dans la localisation sur la gorge ou angine couenneuse. Cette intoxication est due à un poison que fabrique dans sa fausse membrane le bacille diphtérique, et que Roux a découvert dans les cultures du même bacille ; ce poison, appelé *toxine diphtérique*, est absorbé par la muqueuse sous-jacente, et circule avec le sang dans tout l'organisme ; il va altérer les cellules nerveuses, ce qui cause les *paralysies diphtériques* ; il va altérer le cœur, et peut tuer par arrêt du cœur ou par *thrombose cardiaque* ; il va altérer les parenchymes viscéraux, foie, reins, capsules surrénales, etc., entrave gravement leur fonctionnement normal et les laisse gravement lésés, même quand la maladie n'aboutit pas rapidement à la mort.

La découverte de l'*antitoxine diphtérique*, trouvée par Behring et par Roux dans le sang des animaux préalablement traités par des injections progressivement croissantes de toxine, a permis d'opposer à l'intoxication diphtérique l'action neutralisante des injections sous-cutanées de sérum du sang de ces animaux, ou *sérum antidiphtérique*. Grâce à elles, la toxine est annihilée et la guérison survient au bout de quelques jours, à condition toutefois que l'injection de sérum antidiphtérique ait été assez précoce.

Il importe donc d'appeler le médecin le plus tôt possible quand commence une diphtérie, qu'elle prenne la forme d'angine couenneuse ou celle de croup.

Malheureusement le début de la diphtérie est souvent insidieux ; l'angine diphtérique n'a pas le début brutal de l'angine herpétique ; il n'y a ni frisson, ni fièvre vive, à peine du malaise, quelquefois un peu de douleur de gorge, le plus souvent simplement de l'abattement et une légère fièvre aux environs de 38º. En sorte que l'on peut dire que *moins une angine est bruyante dans ses manifestations, plus il faut se méfier d'elle.* L'aspect de la gorge est trompeur ; seul un médecin exercé saura reconnaître à l'apparence des exsudats, à la présence ou à l'absence de ganglions sensibles ou non, empâtés ou non, s'il s'agit d'angine diphtérique ou de simple angine pultacée ou herpétique ; encore est-il des cas où les meilleurs hésiteront et où la démonstration de la présence ou de l'absence du bacille diphtérique ne pourra être faite que par une culture microbienne demandant vingt-quatre heures. En cas de doute, le médecin n'attendra pas le résultat de la culture, et fera de suite l'injection de sérum anti-toxique.

Il est plus rare que la diphtérie se porte primitive-ment sur le larynx, donnant ce qu'on appelle le *croup d'emblée* ; en géné-ral le croup succède à l'angine diphté-rique ou coïncide avec elle ; toutefois chez les enfants su-jets aux laryngites, ou chez les conva-lescents de rougeole, de coqueluche, ou de bronchite, le croup d'emblée est possible. Il s'an-nonce par un affai-blissement de la voix, dû à la for-mation de fausses membranes sur les cordes vocales ; en même temps, abat-tement, malaise, lé-gère fièvre ; ulté-rieurement, difficulté de respirer, tirage, suffocation. Ces derniers phénomènes ne surviennent qu'après une période

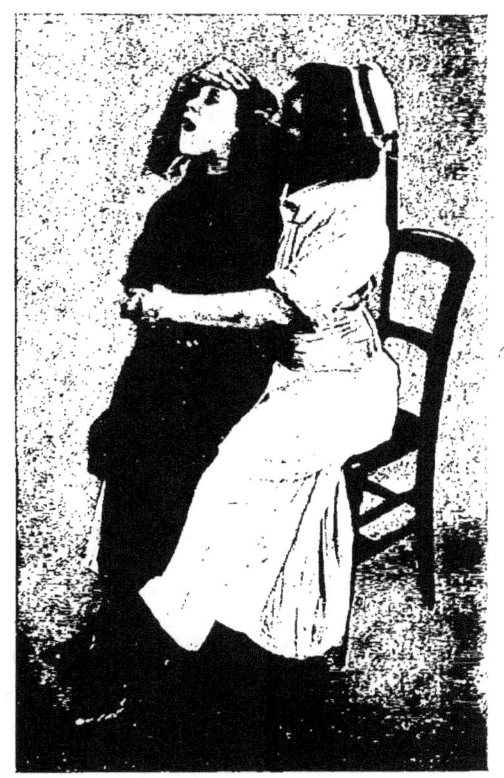

Fig. 79. — Façon de faire tenir un enfant pour examiner sa gorge. — La personne s'assied sur une chaise et prend l'en-fant devant elle, debout si c'est un grand enfant, assis sur elle si c'est un petit enfant. La personne maintient entre ses jambes les jambes de l'en-fant. De la main gauche, elle tient les deux mains de l'enfant et les maintient basses. De la main droite, elle em-paume le front de l'enfant et lui main-tient la tête en extension légère.

d'un ou deux jours d'affaiblissement de la voix, de malaise, de petite fièvre. C'est ce qui différencie le *croup* (laryngite diphtérique) du *faux croup* (laryngite spasmodique) dû à la simple irritation de la muqueuse du larynx par une inflammation banale, et au spasme des cordes vocales qui en est la conséquence. Dans ce dernier, la voix est rauque et non éteinte, l'inspiration est bruyante et non affaiblie. Enfin le début est brutal ; la suffocation survient brusquement au début de la nuit, alors que l'enfant n'avait présenté la veille que des symptômes de grippe, de rhume ou de coryza. On peut donc répéter pour les laryngites ce que nous disions pour les angines : ce sont les plus bruyantes et les plus brutales qui sont les moins dangereuses ; il faut au contraire se méfier de celles qui sont peu bruyantes, et appeler le médecin sans tarder.

PROPHYLAXIE. — La diphtérie est une maladie contagieuse ; une première atteinte ne met à l'abri que pour un temps relativement court, contrairement à ce qui a lieu pour la plupart des autres maladies infectieuses de l'enfant ; il faut donc séparer immédiatement les autres enfants et même ceux qui ont déjà eu la diphtérie.

Le *bacille diphtérique* est très résistant et peut vivre longtemps en dehors de l'organisme ; aussi peut-il être transporté à distance par des tierces personnes ou par des objets ; il faudra donc prendre le plus grand soin à ce que les objets à l'usage du malade ne servent qu'à lui ; s'ils doivent sortir de la chambre, ils seront désinfectés, soit en les plongeant dans l'eau bouillante (vaisselle, cuillers, fourchettes), soit en les plongeant dans une solution antiseptique (linges), soit même en les brûlant s'il s'agit d'objets de peu de valeur.

Les *vêtements* que portait le malade, ses couvertures, ses matelas doivent être désinfectés ; la *chambre* où il a séjourné, également. Comme le bacille diphtérique peut se conserver longtemps à condition qu'il soit à l'abri de la lumière, il faut avoir soin que le désinfectant pénètre dans

les coins sombres, dans les tiroirs de meubles, les placards ;
on aura soin de les ouvrir pour que les vapeurs antiseptiques y pénètrent aussi abondamment que possible.

Les personnes qui soignent le malade doivent être pro-
tégées par une *injection préventive de sérum antidiphtérique*
de 10 centimètres cubes. Un autre procédé consiste à laisser
fondre dans la bouche des *pastilles de sérum antidiphtérique
desséché.* Il est moins sûr que le précédent, mais il peut être
préférable pour les personnes dont le métier est de soigner
les malades et qui seraient par suite exposées à supporter
trop fréquemment des injections préventives. Elles n'agissent
en effet que de deux à quatre semaines. Avec les pastilles, on
évite les inconvénients, légers, inconstants, mais parfois
gênants tout de même, de l'injection de sérum (urticaire,
arthralgies).

Le bacille diphtérique persiste parfois longtemps dans
la gorge des *convalescents de diphtérie.* Avant de les laisser
circuler et de leur permettre de retourner à l'école, il sera
bon de s'assurer, par une culture des mucosités de la gorge,
qu'elles ne contiennent plus le bacille diphtérique.

Quand un cas de diphtérie a éclaté dans une *agglomération d'enfants* (école, salle d'hôpital, crèche, etc.), le meilleur moyen d'arrêter l'extension de la maladie est de faire
une injection préventive de 10 ou seulement 5 centimètres
cubes aux enfants ayant été en contact avec l'enfant malade. Les objets dont il se serait servi seront brûlés ou désinfectés. Le local où il a séjourné sera soigneusement
désinfecté.

L'expérience montre que le *temps* ne suffit pas à assurer la
mort du bacille diphtérique. On a cité de nombreux
exemples de vêtements d'enfants ayant succombé à la diphtérie, qui, après avoir été enfermés des années dans des
tiroirs, ont transmis la diphtérie aux enfants auxquels on les
avait distribués.

FIÈVRES ÉRUPTIVES, COQUELUCHE ET OREILLONS

GÉNÉRALITÉS.

Les *fièvres éruptives* (nous y joignons la *coqueluche* et les *oreillons* qui, au point de vue prophylactique, font partie du même groupe morbide), les fièvres éruptives sont des maladies éminemment contagieuses. Elles sont dues uniquement au contact direct avec un sujet malade et à la transmission des germes microbiens dont il est porteur. La plupart de ces maladies ont une incubation prolongée et fixe, c'est-à-dire qu'entre le moment de la contamination et l'apparition du mal, il s'écoule un certain nombre de jours pendant lesquels la maladie est latente, ne peut être reconnue et ne paraît pas exister. Cette période d'incubation est variable avec les maladies, mais à peu près fixe, à quelques jours près, pour chacune d'elles.

Toutes ces maladies (en en exceptant peut-être la scarlatine qui semble très aberrante au point de vue qui nous occupe) sont surtout contagieuses au début du mal. La contagiosité précède l'apparition des symptômes caractéristiques. Aussi est-il bien difficile, dans une agglomération d'enfants, qu'un premier cas n'ait pas déjà semé des cas de seconde génération au moment où il est reconnu, et c'est seulement la troisième génération qu'on peut prendre à tâche d'éviter.

En revanche, toutes ces maladies (scarlatine peut-être exceptée) semblent dues à des virus très peu résistants aux causes de destruction, dès qu'ils sont hors de l'organisme. Aussi n'est-ce guère que par contact direct entre sujet malade et sujet réceptif qu'elles se communiquent. Comme, d'autre part, elles ne sont plus contagieuses quand la convalescence est assez avancée pour que l'enfant quitte sa chambre, il semble inutile à ce moment de pratiquer la désinfection des locaux. C'est seulement au cours de la maladie que des précautions sont utiles. La désinfection des locaux n'a son indication que lorsque la maladie s'est compliquée d'infections secondaires suppurées, et est dirigée non contre le microbe de la fièvre éruptive, lequel n'existe déjà plus, mais contre les microbes d'infection secondaire susceptibles de transmettre des suppurations, des pneumonies, des otites, etc.

ROUGEOLE.

L'*incubation* de la rougeole est très longue ; les *premiers symptômes apparents* ne surviennent guère que douze jours après le contact infectieux ; ils n'ont rien de caractéristique ; ils ressemblent à un rhume, à une grippe banale ; l'enfant éternue, tousse ; son nez sécrète, ses yeux deviennent larmoyants et injectés ; la température monte peu à peu ; l'*éruption* n'apparaît qu'après trois ou quatre jours de malaise, de fièvre, de toux ; elle consiste d'abord en taches rouges sur les

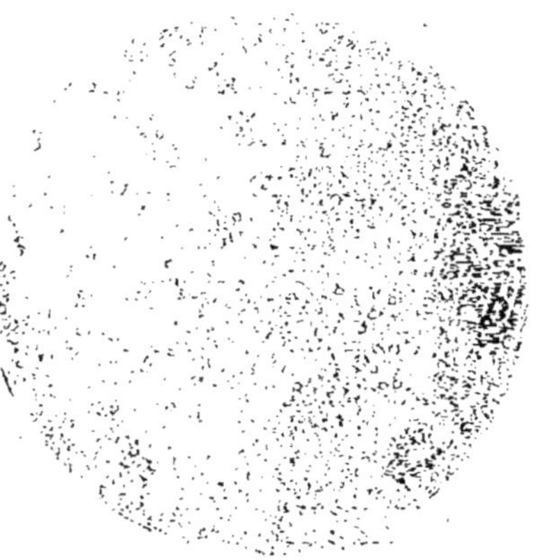

Fig. 80. — Face interne des joues dans la rougeole, à la veille ou au début de l'éruption. Pointillé blanc sur fond rouge vif (signe de Koplik).

pommettes, la nuque, le cou, la région rétro-auriculaire ; souvent, on peut prédire l'apparition de l'éruption et affirmer la rougeole un ou deux jours à l'avance par la constatation, à la face interne des joues, d'un symptôme non trompeur, appelé *signe de Koplik* (fig. 80). Pour le constater, il faut faire porter l'enfant en face d'une fenêtre bien exposée à la lumière du jour, et examiner successivement la face interne des deux joues écartée des arcades dentaires avec un abaisse-langue ou le manche d'une cuiller de façon à ce que la lumière du jour l'éclaire en plein. On voit alors, sur le poli et le luisant normal de la muqueuse, quelques minuscules grains grisâtres ou blanc bleuâtre arrondis, très fins, habituellement auréolés d'une mince zone circulaire plus rouge que le reste de la muqueuse. Quand les éléments de Koplik sont très nombreux, la muqueuse est rouge vif et les éléments forment comme un sablé à la surface.

Un autre symptôme précoce est la rougeur des conjonctives oculaires ; elles s'injectent de fines ramifications rougeâtres ; ce qui est caractéristique est la localisation de la portion ainsi injectée ; la rougeur se limite à la portion de la conjonctive bulbaire qui répond à l'ouverture palpébrale quand l'enfant regarde directement en avant ; le reste du globe de l'œil est beaucoup moins atteint et reste blanc ou à peine sillonné de quelques lignes sinueuses rouges ; la conjonctive palpébrale ne rougit qu'ultérieurement.

Les premières taches rouges apparaissent comme de petites macules rosées sur les pommettes ; très rapidement il en survient d'autres sur toute la face, sur le cou, la nuque, la région auriculaire ; on peut en trouver sur le front, sur le nez et sur le menton, régions qui sont au contraire épargnées dans la scarlatine ; ces macules restent roses et discrètes le premier jour. Le second jour, elles sont devenues plus rouges, parfois rouge vif ou même violacées, plus confluentes, tandis que de nouvelles macules roses apparaissent sur les épaules et le haut du tronc ; le troisième jour tout le corps, membres compris, est couvert de taches rouges, et déjà celles de la face commencent à être moins rouges et moins saillantes.

Quelle que soit leur localisation, ces taches sont irrégulières de forme et laissent entre elles des espaces de peau saine formant un réseau à contours polycycliques.

La fièvre atteint son maximum dans les premiers jours de l'éruption. Puis fièvre, toux, sécrétions, rougeurs des muqueuses et éruptions cutanées diminuent en même temps, et la convalescence est rapide. En général, huit jours après le début de la rougeole, l'enfant n'a plus ni fièvre, ni malaise, et reste seulement affaibli et un peu amaigri, mais l'appétit est exagéré et l'embonpoint revient vite.

Dès les premiers symptômes permettant de reconnaître ou simplement de soupçonner la rougeole, l'enfant doit être *isolé* des autres enfants. On doit dès ce moment prendre des soins d'*antisepsie des cavités buccales et nasales* ; c'est le meilleur moyen d'éviter les complications susceptibles de survenir au cours de la rougeole, otites, bronchites, broncho-pneumonies, pleurésies purulentes, conjonctivites, etc. S'il s'agit de jeunes enfants incapables de se rincer eux-mêmes la bouche, de se gargariser, de se moucher et d'aspirer par les narines des solutions antiseptiques, il faudra procéder trois fois par jour à des nettoyages de la bouche et du nez ; toute la bouche sera balayée avec un tampon de coton hydrophile monté sur une tige porte-tampon, ou à défaut sur un crochet à bottines ; ce tampon sera imbibé d'eau oxygénée à 12 volumes coupée de plusieurs fois son volume d'eau tiède ; il sera passé entre les gencives et les joues, entre les gencives et la langue, sous la langue, sous la voûte du palais et au fond de la gorge dans l'espace interamygdalien. Les narines seront de même nettoyées avec un rouleau de ouate trempé d'eau oxygénée coupée, et on en ramènera toutes les mucosités que l'on pourra en extraire. Puis on déposera dans chaque narine quelques gouttes d'huile résorcinée au cinquantième, ou d'huile goménolée au dixième. Les yeux seront lavés à l'eau bouillie, ainsi que les conduits auriculaires externes. S'il y a de la douleur d'oreille annonçant l'otite, on déposera dans le conduit quelques gouttes de glycérine phéniquée à 1 p. 20, qui imbibera la peau du conduit et le tympan et en facilitera l'ouverture si l'otite vient à suppurer.

La *température de la chambre* doit être égale et uniforme, mais ne doit pas dépasser 16° à 18°; l'enfant doit être modérément couvert ; on fera bien de faire mettre à l'enfant un petit corsage de laine, à cause de la tendance qu'il a à repousser les couvertures jusqu'à mi-corps ; il faut craindre les afflux d'air froid arrivant directement sur le malade ; si la porte de la chambre s'ouvre en face du lit, il faudra installer un paravent protégeant le malade contre l'air qui pénètre dans la chambre quand on ouvre la porte.

L'*alimentation*, pendant la période fébrile, doit se réduire au lait, au bouillon dégraissé ou au bouillon de légumes, aux infusions tièdes.

Il y a fréquemment de la diarrhée les premiers jours ; il faut la respecter.

La *convalescence* est rapide et ne nécessite pas de soins particuliers.

Prophylaxie. — La rougeole est contagieuse plusieurs jours déjà *avant l'apparition de l'éruption*, dès les premiers éternuements et les premières secousses de toux. Aussi, le plus souvent, quand on soupçonne un enfant de préparer une rougeole, il a déjà contaminé ses frères, ses sœurs, ses camarades. La *réceptivité* pour la rougeole est pour ainsi dire constante pour les enfants qui ne l'ont pas déjà eue, en sorte qu'on peut presque à coup sûr prédire qu'un enfant qui a été en contact avec un rougeoleux aura lui-même la rougeole quinze jours après s'il ne l'a déjà eue. Cette période de quinze jours pendant laquelle la maladie « couve » (*période d'incubation*) ne paraît silencieuse que lorsque l'attention n'est pas en éveil ; en réalité, dans ces quinze jours, l'enfant est déjà malade ; il a souvent un appétit plus capricieux, des digestions et des garde-robes irrégulières, des fatigues faciles, la langue blanche, une teinte opaline diffuse de la face interne des yeux ; parfois même il fait dès avant la rougeole des otites, des bronchopneumonies. Il est donc bon de ménager les enfants soupçonnés d'être en incubation de rougeole, et il est utile de commencer pour eux dès cette période les soins antiseptiques de la bouche et du nez.

S'il est difficile d'éviter, à la suite d'un cas de rougeole, l'apparition, quinze jours après, des cas de seconde génération, il sera plus facile d'éviter une troisième génération. Les enfants qui ont été en contact, fût-il très court, avec l'enfant premier atteint doivent être considérés comme susceptibles d'être eux-mêmes contagieux à partir du huitième jour après ce contact.

Si la rougeole est très contagieuse par le contact direct avec les malades eux-mêmes et avec les sujets qui couvent la maladie, elle semble au contraire *très peu susceptible d'être transmise par des objets ou par une tierce personne saine.* Il semble que le virus encore inconnu de la rougeole ne puisse vivre en dehors de l'organisme infecté que très peu de temps. Il vaut mieux néanmoins, auprès d'un rougeoleux, prendre les précautions d'usage auprès de tout contagieux. On peut assurer alors qu'on ne risque aucunement de pouvoir transmettre la maladie à distance.

Il est rare de voir la rougeole vraie survenir deux fois chez la même personne, sinon à très long intervalle. Lorsque, dans le public, on raconte qu'un enfant a eu deux, trois, quatre fois la rougeole, il s'agit presque toujours de ces éruptions sudorales, de ces érythèmes digestifs, auxquels on donne souvent le nom de roséoles et qui n'ont rien de contagieux et rien de commun avec les fièvres éruptives. Une des éruptions peut aussi avoir été une rubéole prise pour une rougeole. En ce qui concerne la prophylaxie de la bronchopneumonie compliquant la rougeole, voir *Bronchopneumonie.*

RUBÉOLE.

On décrit sous le nom de *rubéole* une petite maladie qui est tout à fait différente, tant de la rougeole que de la scar latine. Il ne s'agit pas du tout, comme on a souvent tendance à le croire, d'une forme bénigne de la rougeole ou de la scarlatine, mais d'une maladie bien différente de l'une et l'autre, et qui ne met à l'abri ni de l'une ni de l'autre. Elle est du reste facile à distinguer tant de la rougeole que de la scarlatine.

Elle a une *incubation* de quinze à seize jours comme la rougeole ; elle n'est pas précédée de fièvre, de larmoiements, de toux, d'éternuements comme la rougeole ; *la fièvre et l'éruption surviennent d'emblée* ; l'éruption ne commence pas par la face, mais est *d'emblée généralisée* ; elle est formée de taches roses ovalaires qui n'ont ni les contours polycycliques, ni la surface grenue des macules de la rougeole ; elle est plus rarement démangeante que la rougeole ; la gorge peut être rosée, mais *le signe de Koplik fait défaut*. La fièvre ne dure que vingt-quatre ou quarante-huit heures. L'éruption est elle-même très fugace. Il n'y a jamais de complications.

Le virus semble se comporter, au point de vue de la contagiosité, de la même façon que celui de la rougeole. La PROPHYLAXIE est par conséquent identique.

VARICELLE.

La *varicelle* ou *petite vérole volante* est une petite maladie caractérisée par une éruption plus ou moins abondante de petites vésicules pleines d'un liquide cristallin ; cette éruption constitue à elle seule presque toute la maladie. Les symptômes généraux sont à peu près nuls et se réduisent en général à un peu de fièvre, de malaise, de perte d'appétit.

Les *vésicules* apparaissent d'abord comme de petites taches roses lenticulaires, dont le sommet devient saillant ; en ce sommet apparaît une petite goutte de sérosité claire qui soulève l'épiderme ; cette gouttelette s'étend ensuite jusqu'à recouvrir toute la surface de la tache rose, si bien que, quand la vésicule est arrivée à son développement complet, elle se compose simplement d'un soulèvement hémisphérique de l'épiderme rempli de liquide clair.

Le nombre de ces vésicules varie de quelques-unes à une centaine. Souvent il se fait plusieurs poussées de vésicules. Finalement les vésicules se dessèchent, laissent en leur place une croûte qui tombe en laissant une dépression rougeâtre. Dans la majeure partie des cas, toute trace s'efface au bout de quelques semaines. Seules, les vésicules très inflammatoires ou les vésicules ayant suppuré sont susceptibles de laisser des traces persistantes.

L'*incubation* de la varicelle est de quatorze jours ; le virus se comporte à tous les points de vue comme celui de la rougeole ; il paraît ne pouvoir vivre qu'un temps très court en dehors de l'organisme et n'est susceptible de se transmettre par des tierces personnes ou des objets qu'à très courte distance ; il ne persiste pas dans les locaux quand le malade les a évacués.

La *contagion directe* de sujet malade à sujet sain semble par suite le seul mode de propagation. La récidive est très exceptionnelle. Une première atteinte semble mettre à l'abri pour toute la durée de l'existence. En somme, la *prophylaxie* est identique à celle de la rougeole.

VARIOLE ET VACCINE.

La *variole* ou *petite vérole* s'observe rarement chez l'enfant depuis que la pratique de la *vaccination des nouveau-nés* ne subit plus guère d'exception. On voit cependant encore chez de grands enfants des formes de variole atténuée du fait de la vaccination antérieure et que l'on décrit sous le nom de *varioloïdes*. Les varioloïdes elles-mêmes tendent à disparaître depuis que les *revaccinations* sont plus fréquentes, depuis qu'on exige la revaccination dans les écoles et depuis qu'on revaccine tous les soldats au régiment. Si la loi qui prescrit la revaccination obligatoire à onze ans et à vingt et un ans était appliquée, variole et varioloïde disparaîtraient complètement. Elles sont déjà moitié moins fréquentes chez l'homme que chez la femme, grâce au passage de la plupart des hommes par le régiment.

PROPHYLAXIE. — La *prophylaxie* de la variole tenant tout entière dans la pratique de la *vaccination* et de la *revaccination*, c'est seulement ces questions que je traiterai ici.

A quel moment convient-il de vacciner le jeune enfant ? — Plusieurs raisons portent à reculer la première vaccination à quelques mois après la naissance.

D'abord, le nouveau-né est rebelle à la vaccination dans une proportion plus forte que l'enfant plus avancé en âge. Cela tient sans doute à ce que le sang de la mère contient, grâce aux vaccinations antérieures, des substances vaccinantes qui transsudent à travers le placenta et passent dans le sang du fœtus, en quantité minime sans doute, mais suffisante parfois pour immuniser momentanément l'enfant contre l'infection par le vaccin. Ces substances s'éliminent au bout d'un certain temps, dont le minimum peut sans doute être fixé à deux ou trois semaines et le maximum à quelques mois ; cette durée, bien vérifiée en ce qui concerne l'immunité passive due aux injections préventives de sérum antitoxique (sérum antidiphtérique, sérum antitétanique), semble être la même dans le cas qui nous occupe ; le passage au niveau du placenta des substances en circulation dans le sérum maternel peut en somme être comparé à une injection de sérum maternel chargé d'antitoxines. C'est pour la même raison que les nouveau-nés semblent moins sensibles aux fièvres éruptives, la mère étant en général immunisée parce qu'elle a eu la maladie dans son enfance.

Quand il s'agit d'enfants au sein, l'immunisation passive de l'enfant contre la vaccine, et aussi contre les maladies infectieuses dont la mère a été antérieurement atteinte, peut se prolonger encore du fait du passage des antitoxines correspondantes dans le lait qu'absorbe l'enfant. Toutefois l'immunisation due à l'absorption d'antoxines par voie digestive est, on le sait, moins certaine que celle due à l'injection sous-cutanée. Il ne serait donc pas prudent d'attendre la fin de l'allaitement pour vacciner l'enfant. On peut fixer à six semaines environ le bon moment pour pratiquer la vaccination chez un enfant au lait animal, trois mois environ le bon moment pour un enfant au sein.

Quelquefois, une autre raison doit faire reculer le moment de la vaccination. Le vaccin n'est pas sans causer au nouveau-né une mauvaise période de quelques jours, pendant lesquels il souffre des gros boutons enflammés et doulou-reux qui sont à leur maximum d'intensité au huitième jour qui suit l'inoculation, et pendant lesquels il a un peu de fièvre, un peu d'insomnie, un peu de perte d'appétit. Les enfants gros et robustes supportent parfaitement cette épreuve, mais elle peut n'être pas sans inconvénient pour des enfants déjà faibles ou s'élevant mal. Dans ce dernier cas, il faut retarder la vaccination jusqu'à un moment plus favorable.

Enfin il est bon de ne pas pratiquer la vaccination au moment des chaleurs, époque à laquelle le jeune enfant est toujours moins résistant.

Il va sans dire que ces restrictions ne seraient plus de mise en temps d'épidémie variolique et surtout si un cas de variole s'était produit dans l'entourage même éloigné de l'enfant. On ne peut également qu'approuver la pratique de nos hôpitaux où on vaccine les enfants dans les services d'accouchements avant que la mère ne s'en aille, c'est-à-dire avant le dixième jour. C'est nécessaire ; trop d'enfants échapperaient à la vaccination à cause de la négligence de beaucoup de mères dans cette classe de population, si cette mesure n'était pas prise.

Lorsque le vaccin ne prend pas, ce qui arrive dans une proportion de 20 à 30 p. 100 des cas chez le nouveau-né des premiers mois et chez le nourrisson au sein, et qu'on est sûr de ne pouvoir attribuer l'échec ni à un vaccin insuffisamment actif, ni à une inoculation défectueuse, il faut laisser passer du temps avant de procéder à une nouvelle inoculation, mais ne pas manquer d'y procéder, soit vers cinq ou six mois chez l'enfant au biberon, soit un mois ou deux après le sevrage chez l'enfant qui a été élevé au sein. Il est tout à fait exceptionnel que cette nouvelle tentative ne soit pas suivie de succès.

Le *lieu d'élection* pour la vaccination du nouveau-né est la face externe de la partie supérieure du bras. Les parents demandent parfois que la vaccination soit faite au mollet, ou même à la cuisse, surtout chez les filles, afin de leur épargner de montrer plus tard de disgracieuses cicatrices de vaccin sur leurs bras quand elles seront en toilette de bal. On peut y consentir ; mais il faut les avertir que les boutons de vaccin sont en général plus volumineux et plus inflammatoires aux membres inférieurs, et rendent l'enfant plus malade, sans que l'immunisation soit pour cela meilleure ; en outre, ils risquent davantage d'être infectés par le contact des matières ; il faudra donc de grands soins quand la vaccination sera faite sur la cuisse, mais on pourra y consentir dans les milieux où l'enfant est assez surveillé pour que ces soins soient assurés ; un petit pansement de gaze stérilisée sur la région, renouvelé aussi souvent qu'il serait souillé, permet d'éviter les risques de contamination par les matières.

Quand faut-il pratiquer la revaccination ? — La loi fixe à onze ans la date de la première revaccination obligatoire ; il n'y a qu'avantage à ne pas attendre ce moment et à le faire à sept ans ; c'est l'âge que fixe la loi allemande ; on est ainsi plus sûr d'éviter la varioloïde. Si cette revaccination donne des résultats positifs, l'immunisation est acquise pour une période d'une douzaine d'années ; si elle est négative, il sera utile de refaire tous les trois ou quatre ans des tentatives de revaccination. En tous cas, il est toujours prudent de faire revacciner les enfants sans attendre les époques ainsi fixées, quand des cas de variole sont signalés dans la région.

COQUELUCHE.

La *coqueluche* est une maladie très désagréable à cause de sa longue durée, des quintes de toux pénibles qu'elle provoque, des vomissements qui suivent la quinte et de la fatigue et de l'amaigrissement qui en sont la conséquence.

Dans les cas francs, la coqueluche évolue de la manière suivante :

Une huitaine de jours après la contamination, l'enfant commence à tousser comme s'il était atteint d'un rhume vulgaire; il a aussi parfois des éternuements, et le nez se met à sécréter comme dans un coryza léger ; la toux s'accentue les jours suivants, et il survient de légers mouvements fébriles momentanés atteignant 38° ou 38°,5. L'auscultation révèle quelques râles sibilants comme dans une bronchite banale. Ce n'est qu'après une huitaine de jours, pendant lesquels la maladie a simulé un simple rhume ou une légère bronchite, que la toux prend enfin le caractère spécial qui décèle qu'il s'agit de coqueluche. Elle devient saccadée, *quinteuse*, chaque quinte étant formée de secousses successives et précipitées de toux bruyante, profonde, trachéale. Dès ce moment, on doit penser qu'il s'agit de coqueluche ; la nature de la maladie peut être affirmée avec certitude quand les quintes deviennent assez violentes pour être entrecoupées de reprises; on donne ce nom de *reprise* à une inspiration profonde, bruyante, stridente, sifflante qui suit l'accès de toux, chaque quinte étant composée de plusieurs accès de toux convulsive, séparés l'un de l'autre par autant de « reprises ». Ces fortes quintes provoquent un afflux dans la bouche de glaires épais que l'enfant rejette et qui débordent en filant hors de ses lèvres. Souvent aussi, les quintes qui surviennent après le repas provoquent le rejet en bloc du contenu de l'estomac.

La *quinte* s'accompagne d'un afflux de sang à la face ; la face devient rouge, les lèvres sont violacées, les jugulaires tendues ; dans les quintes très fortes, il peut se produire des sugillations sanguines au cou et même des ecchymoses palpébrales ; du sang peut aussi se rencontrer dans les glaires vomies, par éclatement d'un petit vaisseau de la gorge ; des saignements de nez peuvent aussi être provoqués par la quinte.

Dans l'intervalle des quintes, l'enfant reprend sa gaîté ; il joue comme d'habitude ; il s'arrête brusquement de jouer quand la quinte se prépare ; il la sent venir ; il a à peine le temps de s'y préparer ; après quelques secondes d'attente, la toux éclate ; l'enfant, secoué par la quinte, est angoissé ; son état est pénible à voir ; on le soulage beaucoup en lui soutenant la tête avec une main qui maintient le front, en le conduisant rapidement au-dessus d'une cuvette où il rejettera les glaires, en aidant avec le doigt à l'expulsion des glaires hors de la bouche, ceci surtout pour les petits enfants qui ne savent pas les rejeter.

Outre ces précautions au moment de la quinte, d'autres sont à prendre ; il faut à l'enfant le plus grand calme ; toute excitation, toute émotion suffit pour hâter et provoquer l'apparition de la quinte ; l'alimentation doit être un peu spéciale ; il faudra nourrir l'enfant de substances rapidement absorbables, afin qu'il ait le temps d'en absorber une partie avant que la quinte ne provoque l'évacuation de l'estomac ; les meilleures sont les aliments liquides ou demi-liquides, potages au lait ou au bouillon avec du tapioca épais, crèmes, gelées de fruits, purées, jus de viande ; on fera au besoin de nombreux petits repas répétés, si le nombre et l'intensité des quintes y obligent.

Faut-il garder à la maison un enfant atteint de coqueluche ? — Oui, pendant la période fébrile du début, avec coryza et

bronchite ; c'est du reste la période de la plus grande contagiosité ; oui aussi dans la période des quintes quand celles-
ci sont violentes et répétées, quand elles mettent l'enfant
dans un état de fatigue et de faiblesse qui le rendraient sensible au moindre coup d'air et au moindre refroidissement ;
les bronchopneumonies sont fréquentes et graves au cours
de la coqueluche : on les évitera plus sûrement en gardant
l'enfant à la chambre.

Quand la coqueluche est déjà avancée dans son évolution,
quand les quintes sont devenues moins intenses et plus
rares, il y a avantage pour l'enfant à le mener jouer au
grand air, ce qui lui redonnera de l'appétit et des forces.
Toutefois ce conseil doit être soumis à un certain nombre
de restrictions formelles ; il ne faut pas oublier que, tant que
la coqueluche est en évolution, la bronchopneumonie est
possible ; on ne sortira donc l'enfant que par le beau
temps ; on rentrera si le vent s'élève, si le ciel se couvre, si
la pluie menace ; on le mènera jouer dans des endroits à l'abri
du vent, secs et ensoleillés ; on veillera à ce qu'il ne se livre
qu'à des jeux tranquilles, qu'il ne s'excite pas, qu'il ne se
mette pas en sueur. Enfin on devra le tenir à distance des
autres enfants.

Le *changement d'air* a d'heureux résultats quand la coqueluche est déjà à son déclin ; à ce moment, il peut la faire
cesser brusquement. Au contraire, il n'a aucun avantage
s'il est pratiqué trop tôt, en pleine période maxima. Pas
n'est besoin de dire qu'il faut les plus grandes précautions
pour éviter les refroidissements pendant le voyage.

PROPHYLAXIE. — Comme la rougeole, la coqueluche est
difficile à éviter, parce qu'elle est déjà contagieuse avant
que des symptômes caractéristiques aient permis de la
reconnaître et de séparer les enfants atteints. Sa diffusion
dans une population est d'autant plus facile que, souvent,
l'enfant conserve une santé générale qui engage à continuer
à le sortir. Il faut aussi tenir compte des *cas frustes*, où la

toux n'est pas caractéristique, qui peuvent facilement être pris pour des rhumes de durée anormalement prolongée, et qui n'en propagent pas moins la maladie.

Tandis qu'il n'est guère de sujets que la rougeole épargne, on en voit souvent qui n'ont pas eu la coqueluche ; c'est peut-être une apparence due justement à ces cas frustes qui attirent à peine l'attention des parents et pour lesquels ils n'appellent même pas le médecin ; dans beaucoup de ces cas frustes, ce dernier pourrait du reste plutôt soupçonner la maladie que l'affirmer ; on voit assez souvent dans les familles de plusieurs enfants, en même temps qu'un cas de coqueluche nette, des coqueluches si bénignes et si frustes qu'elles consistent simplement en deux ou trois petites secousses journalières d'une toux si légère qu'on ne saurait y reconnaître une coqueluche, si, d'une part, la coqueluche du frère ne donnait l'éveil, si, d'autre part, la persistance de cet état pendant cinq à six semaines ne prouvait pas qu'il s'agit d'autre chose que d'un rhume ordinaire.

La coqueluche est surtout *contagieuse au début*, dans la période de fièvre légère avec bronchite et coryza ; elle est contagieuse encore dans la période des quintes ; mais la contagiosité semble diminuer rapidement dès que les quintes elles-mêmes diminuent, et on peut considérer que l'enfant cesse d'être contagieux, dès que les quintes ont disparu.

La *difficulté de reconnaître la coqueluche à son début* fait qu'il est difficile, dans une agglomération d'enfants (école, crèche, etc.), d'éviter les cas de seconde génération. Quand un enfant est enrhumé et qu'on pense qu'il prépare peut-être une coqueluche, on peut avoir besoin de provoquer la toux pour pouvoir se rendre compte de ses caractères. Deux procédés sont bons pour cela : le premier, plus simple, mais moins sûr, consiste à frictionner avec le pouce la surface extérieure du larynx et de la trachée, en faisant aller et venir au-devant de ces organes la peau de la région ; le second consiste à demander à l'enfant d'ouvrir la bouche et à mettre brusquement l'index au fond de la gorge de l'enfant en cherchant à titiller l'épiglotte ; puis on retire rapidement le doigt ; l'enfant surpris n'a pas le temps de fermer les mâchoires et de mordre ; il tousse et parfois suffoque légèrement ; s'il est en puissance de coqueluche, la toux ainsi provoquée est une toux quinteuse et caractéristique. Toutefois l'épreuve ne réussit que lorsqu'un certain temps s'est écoulé depuis la quinte précédente.

L'*incubation de la coqueluche* est assez variable ; elle peut n'être que de deux ou trois jours, comme aussi il peut s'être écoulé une douzaine de jours entre le contact virulent et les premières manifestations. Il faut compter encore une huitaine de jours avant que celles-ci deviennent caractéristiques ; on voit que l'enfant a le temps de contaminer ses camarades. Aussi, lorsqu'un cas de coqueluche s'est déclaré dans une classe, il est bon de considérer comme suspects tous les enfants qui n'ont pas déjà eu la maladie ; il est utile de les écarter pour trois semaines ; au bout de ce temps, ceux d'entre eux qui ne toussent pas peuvent être réadmis ; on a ainsi chance d'éviter une troisième génération.

OREILLONS.

Les *oreillons* se manifestent par une tuméfaction des glandes parotides, se traduisant par un gonflement au-dessous et en avant des oreilles, accompagnée d'un léger mouvement fébrile.

Dans les *cas frustes*, la fièvre est nulle et le gonflement assez léger pour passer inaperçu.

L'*incubation* des oreillons est longue et peut atteindre dix-huit et même vingt jours.

La *contagiosité* est grande dès le début de la maladie.

La maladie étant en général très bénigne chez l'enfant, il serait exagéré de prendre des mesures de rigueur et de licencier les écoles. Toutefois la récente circulaire ministérielle prescrit aux directeurs d'école et aux médecins scolaires l'éviction pendant vingt et un jours des enfants atteints d'oreillons.

SCARLATINE.

La *scarlatine* diffère beaucoup, au point de vue hygiénique, des autres fièvres éruptives, en ce sens que son incubation est beaucoup plus courte, mais qu'en revanche son virus paraît plus résistant et plus persistant. Une autre particularité est la gravité des *complications*, en particulier des complications rénales, susceptibles de survenir encore trois semaines après le début, ce qui rend la *convalescence très longue*.

La scarlatine a une *incubation* qui varie entre deux et six jours ; le début est brutal, par des frissons répétés, de la fièvre, des vomissements et une sensation de sécheresse brûlante à la gorge ; le pouls est rapide : 120, 140 pulsations à la minute ; la température monte d'emblée à 39° ou 40° ; la *gorge* est rouge vif ; la *langue* est d'un blanc porcelainique sur sa face supérieure et rouge vif à sa pointe et sur les bords.

L'*éruption* apparaît dès le lendemain, d'abord à la partie inférieure du ventre, dans les aines, dans les aisselles, dans les plis de flexion des coudes et des genoux ; elle se généralise rapidement ; la face n'est atteinte qu'au niveau des joues ; le front, et surtout le nez et le menton, restent indemnes. Elle est formée d'un pointillé rouge en larges placards.

La rougeur de la pointe et des bords de la langue envahit tout l'organe par desquamation de l'enduit blanc et de l'épithélium. La langue apparaît alors rouge vif, luisante et comme vernissée ; les papilles fongiformes font saillie à la surface. Cette langue est connue sous le nom de *langue framboisée*.

La fièvre et l'éruption sont plus ou moins violentes et

plus ou moins durables ; cette durée varie de deux à huit
jours. Quand la fièvre est tombée, quand l'éruption a disparu, la maladie peut paraître guérie. Elle ne l'est pas.
C'est au contraire dans cette *période de convalescence* qu'il
faut redoubler de prudence.

Tout d'abord, la gorge et l'arrière-nez restent souvent le
siège d'exsudats pultacés ou pseudo-membraneux et de
sécrétions muco-purulentes. Tant que celles-ci persistent,
le malade reste sous le coup de complications et reste dangereux au point de vue de la contagion.

Il faut donc considérer le chiffre de quarante jours,
donné comme durée de la contagiosité de la scarlatine,
comme un chiffre moyen, trop fort sans doute pour les
cas bénins sans angine ni coryza persistant, trop faible
si le nez et la gorge continuent à être rouges et sécré-
tants.

Les complications possibles sont les otites suppurées, les
ganglions cervicaux hypertrophiés aboutissant ou non à la
suppuration, les douleurs et les tuméfactions des articulations (pseudo-rhumatisme scarlatin).

Il faut faire une place à part à la *néphrite scarlatineuse*.
Elle survient vers le dix-huitième jour de la maladie. Elle
s'annonce par de la douleur de tête, des vertiges, des vomissements ; l'urine devient rare et souvent teintée de sang ;
de l'enflure des paupières et des extrémités apparaît.
L'*analyse des urines* y fait constater de l'albumine en abondance. Cette complication survient surtout chez les malades
qui se sont considérés trop tôt comme guéris, qui se sont
exposés au froid, qui ont pris une alimentation solide de
façon précoce. Elle est surtout fréquente dans les scarlatines méconnues.

Dans le cours de la convalescence apparaît la *desquamation*, généralement d'autant plus intense que l'éruption a
elle-même été plus violente. La peau s'en va par larges
squames ; c'est surtout au niveau de la paume des mains et

de la plante des pieds que les dimensions des lames desquamées peuvent être considérables.

Les squames ne paraissent pas jouer dans la contagion de la scarlatine le rôle qui leur a été attribué. Comby a cité le fait de cet enfant dont toute la semelle plantaire avait desquamé d'un coup et qui avait jeté par la porte entr'ouverte, à ses frères et sœurs venus le voir de loin en cachette, cet objet si curieux. Ceux-ci jouèrent avec lui plusieurs jours, jusqu'au moment où on le découvrit ; aucun d'eux ne prit sa scarlatine. Ce sont surtout les mucosités du nez et de la gorge qui contiennent le virus ; celui-ci est projeté au dehors lors de la toux avec des parcelles de salive ; il y a donc autour du malade une zone dangereuse à 1 ou 2 mètres de son lit ; il semble vivre plus longtemps en dehors de l'organisme que le virus de la rougeole ; aussi est-il plus facilement transmis par les objets, par les tierces personnes, par les locaux. Cette persistance toutefois ne semble pas durer plus de quelques jours, et les rares observations qui semblent prouver le contraire paraissent avoir été mal interprétées.

Prophylaxie. — La maladie est contagieuse dès avant l'éruption, mais cependant moins que les autres fièvres éruptives. Il y a donc une certitude moindre qu'avec ces dernières que les autres enfants soient déjà infectés, quand on découvre un cas de scarlatine dans une famille. Aussi faut-il immédiatement les séparer et éviter tout contact, même indirect, avec le malade.

La *contagiosité* dure plus longtemps que dans les autres fièvres éruptives. On a cité des cas de contagion survenus par contact avec un convalescent au quarantième jour et même au cinquantième jour de la scarlatine. Cependant, dans nombre d'autres cas, des convalescents de scarlatine laissés en liberté au trentième jour n'ont pas transmis la maladie. Nous pensons, avec Lesage, que ces différences trouvent leur explication dans l'état de la gorge ;

tant que la gorge n'est pas revenue complètement à la normale, tant qu'il y a de la rougeur, du gonflement ou même simplement un état desquamatif et vernissé du fond de la **gorge**, il faut se méfier, la contagion est possible, le microbe inconnu de la scarlatine séjourne sans doute encore dans l'arrière-cavité des fosses nasales, de même que le bacille diphtérique peut se conserver très longtemps vivant et virulent au même endroit. Au contraire, quand le nez et la gorge sont revenus à un état complètement normal, quand il n'y a ni écoulement d'oreilles, ni sécrétion des fosses nasales, ni ganglions persistants du cou, quand la langue a repris l'aspect habituel, il semble qu'on puisse sans inconvénient laisser au bout de trente jours les malades en liberté.

C'est surtout le malade lui-même qui est dangereux. Le transport des germes par des objets ou par des tierces personnes semble exceptionnel, et on compte les observations de personnes indirectement contaminées. Pourtant, il semble que ce transport soit parfois possible, et la scarlatine diffère encore à ce point de vue des autres fièvres éruptives. Il en est de même en ce qui concerne les locaux. Le germe ne paraît s'y conserver qu'exceptionnellement ; cependant la fragilité du germe semble moins grande que pour la rougeole et les maladies analogues, et on ne saurait affirmer que la désinfection des locaux soit tout à fait superflue. Toutefois il est certain qu'elle n'a pas besoin d'être aussi rigoureuse que lorsqu'il s'agit de diphtérie ou de tuberculose.

PNEUMONIE ET BRONCHOPNEUMONIE

PNEUMONIE.

La *pneumonie* est une maladie cyclique, due à l'infection massive d'une portion du poumon par un microbe spécial, le *pneumocoque de Talamon*. La portion de poumon ainsi atteinte, formée d'un lobe pulmonaire entier (pneumonie lobaire), ou d'une portion de lobe, est transformée, par une exsudation de fibrine emplissant les alvéoles pulmonaires, en un bloc résistant, donnant à la percussion et à l'auscultation des symptômes spéciaux.

La pneumonie a un *début* brutal, qui ne se retrouve guère que dans certains cas d'angine herpétique ou de scarlatine. En pleine santé, l'enfant est pris de frisson, de fièvre s'élevant d'emblée à 39° et même 40° ; il s'y joint souvent de la toux et un point de côté, qui, chez les jeunes enfants, peut être situé très bas, et, s'il s'agit du côté droit, simuler par sa localisation et son intensité la douleur appendiculaire. Souvent surviennent en même temps des boutons d'herpès sur le bord des lèvres.

La maladie *dure* de six à huit jours ; la fièvre tombe aussi brusquement qu'elle est montée ; la convalescence est rapide.

PROPHYLAXIE. — La maladie est loin d'être aussi contagieuse que les fièvres éruptives. Elle l'est pourtant, et il est bon d'éloigner les enfants de la chambre où est un pneumonique. Les *crachats*, qui contiennent en abondance le microbe de la maladie, doivent être détruits, en faisant passer par l'eau bouillante le crachoir et les mouchoirs, ou encore en les immergeant dans l'eau de Javel étendue de 3 ou 4 fois autant d'eau.

La *contagiosité* de la maladie cesse quand la convalescence commence. Le microbe paraît vivre en dehors de l'organisme plus longtemps que ceux des fièvres éruptives. Aussi est-il bon de désinfecter la literie du malade et la chambre où il a séjourné.

Tandis que tout cas de rougeole, varicelle, rubéole, variole, etc., provient toujours directement d'un autre cas de la même maladie, il n'en est pas de même pour la pneumonie ; le microbe vit souvent inoffensif dans le nez et la bouche de certaines personnes ; il ne devient agent de pneumonie que lorsqu'il pénètre dans l'organisme ; cette pénétration a lieu le plus souvent à la suite d'un coup de froid qui paralyse momentanément les défenses que l'organisme oppose à la pénétration du microbe.

Une première atteinte ne met pas à l'abri d'une seconde, et semble même créer une prédisposition.

A certains moments, les pneumonies deviennent plus abondantes et plus contagieuses ; il semble s'agir de petites épidémies dues à ce que le microbe a momentanément pris de la virulence et n'a plus besoin, pour envahir l'organisme, de le surprendre en un moment de défaillance. Vis-à-vis de ces cas, il faut naturellement redoubler de prudence pour les mesures prophylactiques.

BRONCHOPNEUMONIE.

La bronchopneumonie est une infection du poumon qui iffère de la pneumonie en ce fait que, dans la broncho-pneumonie, l'envahissement du poumon par le microbe se f ait par les voies respiratoires, en suivant l'arbre bronchique ; chaque ramification de cet arbre est atteinte indépendamment de la voisine, et le lobule correspondant est plus ou moins atteint selon que la bronchiole a plus ou moins résisté à l'invasion. Aussi, tandis que la partie malade forme dans la pneumonie un bloc massif (pneumonie lobaire), les parties malades sont, dans la bronchopneumonie, disséminées çà et là dans des lobules pulmonaires parfois éloignés les uns des autres ; c'est pourquoi la bronchopneumonie est encore désignée sous le nom de *pneumonie lobulaire*. Quand les lobules atteints se trouvent être voisins les uns des autres, on dit qu'il s'agit de *bronchopneumonie pseudo-lobaire*.

Cette dernière forme participe jusqu'à un certain point à l'allure cyclique, à la courte durée et à la bénignité relative de la pneumonie lobaire ; elle est souvent due, comme cette dernière, au pneumocoque, microbe peu persistant ; la forme lobulaire est au contraire grave par sa durée, ses rechutes successives dues à l'invasion de nouveaux lobules ; elle est due à un microbe plus résistant et plus persistant, le streptocoque.

La bronchopneumonie est contagieuse dans les mêmes conditions que la pneumonie. Comme le pneumocoque, le streptocoque peut être un hôte habituel des cavités nasales et buccales, susceptible de devenir pathogène quand l'organisme est affaibli. Aussi la bronchopneumonie est-elle fréquente dans les *convalescences*, surtout dans celles des maladies qui s'accompagnent d'inflammation des bronches, comme la *rougeole* et la *coqueluche*. Entre convalescents de ces maladies, la bronchopneumonie est très contagieuse ; c'est pourquoi il serait à désirer que, dans les salles des hôpitaux d'enfants consacrées à la rougeole et à la coqueluche, tous les enfants soient isolés les uns des autres, ne serait-ce que par de simples cloisons de verre (*box*). Le microbe de la bronchopneumonie semble persister dans les *locaux* ; c'est ce qui explique la fréquence des bronchopneumonies dans les salles consacrées de façon permanente aux rougeoles et aux coqueluches dans les hôpitaux d'enfants ; au contraire, la bronchopneumonie, suite de rougeole, est exceptionnelle en ville ainsi que dans les installations de fortune où on accumule des rougeoles en temps d'épidémie ; ce n'est que quand le local a vu passer plusieurs générations de rougeole que la bronchopneumonie commence à s'y installer. C'est un grand tort de consacrer toujours les mêmes locaux à la même maladie.

Quoi qu'il en soit, il importe de *désinfecter* sérieusement les chambres où a séjourné une bronchopneumonie ; les linges, objets, jouets ayant servi à l'enfant doivent être désinfectés de la même manière.

FIÈVRE TYPHOÏDE

La fièvre typhoïde est due à l'invasion de l'organisme

par un microbe, la *bacille typhique* ou *bacille d'Eberth*, qui, d'une part, provoque la fièvre, l'abattement, la céphalalgie, du fait des *toxines* qu'il fabrique, d'autre part, par sa pullulation dans certains organes, produit des lésions dont les principales sont la tuméfaction de la *rate* et la tuméfaction avec ulcération des *plaques de Peyer* de l'intestin. Le microbe est éliminé à l'état vivant avec le contenu intestinal et un peu aussi par les urines. Au contraire, il n'existe qu'exceptionnellement dans la bouche. De là une grande différence entre le mode de propagation de cette maladie et celui des fièvres éruptives. Les microbes de ces dernières sont disséminés au dehors par la toux, avec les particules minuscules de salive que la toux projette ; il existe autour des malades une zone dangereuse, mais très restreinte en étendue, car le microbe succombe rapidement dès qu'il est hors de l'organisme. Il n'en est pas de même pour la fièvre typhoïde ; le contact direct des malades n'est dangereux que si l'on n'a pas soin d'éviter les souillures des draps, linges et couvertures par l'*urine* et les *matières fécales*. La maladie se propage de toute autre façon. Les *matières* et les *urines* étant jetées dans les fosses d'aisances, ou, à la campagne, sur les fumiers, peuvent, par infiltration des eaux de pluie dans le sol, si les *fosses* ne sont pas étanches, pénétrer jusqu'aux *couches d'eau souterraines* et souiller les *puits* et les *sources* d'origine superficielle ; il suffit de boire l'eau de puits ou sources ainsi souillés pour prendre la fièvre typhoïde. Un très grand nombre de faits, dont beaucoup très démonstratifs, ont rendu indubitable que la majeure partie des cas de fièvre typhoïde est due à cette *origine hydrique*. En conséquence, les villes se sont imposé des travaux coûteux pour amener à grands frais l'eau de sources profondes, défendues par des captages étanches contre les infiltrations superficielles ; la fièvre typhoïde a depuis lors considérablement diminué dans ces villes.

Comment s'assurer de la pureté d'une source? — Les sources d'origine profonde ont toute chance d'être pures, à moins qu'elles ne soient souillées d'*infiltrations superficielles*. L'*origine profonde* se reconnaît à ce que ni le débit, ni la température de la source ne sont influencés par les pluies ou la sécheresse superficielle, ni par la température extérieure. Une source qui a une température constante été comme hiver est d'origine profonde et a toute chance d'être pure bactériologiquement, si on la protège contre les infiltrations superficielles par quelques travaux de captage ou en la puisant à quelque profondeur par un puits ou un sondage étanches. On peut du reste se rendre compte si la source n'est pas souillée par des infiltrations superficielles grâce à une épreuve facile: quand la source est ainsi souillée, elle contient des matières organiques, et par suite elle décolore une solution violette de permanganate de potasse. On emploie une solution de permanganate de potasse à 1 p. 100. Un litre d'eau doit rester coloré quand on y ajoute un centimètre cube de cette solution.

Enfin, on peut faire procéder à l'*analyse bactériologique de l'eau*; mais cette opération longue et délicate est souvent fallacieuse quand il s'agit de déceler le bacille typhique, et n'ajoute guère aux renseignements que donnent les procédés plus simples signalés ci-dessus; elle trouve surtout son indication quand il s'agit de vérifier des sources importantes destinées à alimenter de grandes agglomérations.

Si on n'est pas certain de la pureté de l'eau de boisson que l'on emploie, il est nécessaire, pour prévenir la fièvre typhoïde, de prendre les précautions que nous avons indiquées au chapitre VILLÉGIATURES : usage d'eau bouillie, ou d'infusions végétales, usage d'eaux minérales.

La fièvre typhoïde est une maladie qui *débute* insidieusement par de la céphalalgie, de la courbature, de l'abattement, une fièvre légère, qui augmente légèrement de jour en jour, parfois des saignements de nez. Ce n'est guère qu'au huitième jour de la maladie que celle-ci est assez caractérisée pour pouvoir être diagnostiquée avec quelque certitude ; ce n'est qu'à ce moment qu'apparaissent sur la peau de l'abdomen les petites *taches rosées lenticulaires* caractéristiques, et qui font défaut moins souvent chez l'enfant que chez l'adulte. Ce n'est guère aussi qu'à cette époque que le malade commence à rejeter des bacilles typhiques par les selles et par les urines, en sorte qu'il y a beaucoup moins à craindre pour cette maladie que pour les fièvres éruptives qu'une propagation se soit déjà faite avant que la maladie ne soit déclarée. Dès que la fièvre typhoïde est soupçonnée, il faut prendre de grandes précautions contre la propagation par les matières et les urines. On ajoutera immédiatement, dans le vase dans lequel on aura recueilli les matières et les urines, une solution de sulfate de fer à 50 grammes par litre ; on fera plonger le vase, après l'avoir vidé, dans la même solution. Quand le malade aura été à la garde-robe, il faudra nettoyer les régions anales et génitales avec une solution hydro-alcoolique : alcool à 60° ou eau de Cologne coupés de quatre cinquièmes d'eau bouillie. Malgré cela, les linges et draps seront sans doute souillés de temps en temps, surtout si le malade a la diarrhée, ce qui est fréquent dans la seconde semaine de la maladie, même chez les enfants, qui y sont cependant moins sujets que les adultes. Il faudra donc changer les linges et draps fréquemment, au besoin tous les jours dans le plein de la maladie, et les plonger immédiatement dans de l'eau additionnée d'un antiseptique, un litre d'eau de Javel, par exemple, pour une cuve d'une dizaine de litres.

Quant aux soins à donner au malade lui-même, ils comportent en général, sauf indications particulières dont le médecin est juge, la diète lactée, les boissons lactosées, les badigeonnages de bouche à l'eau glycérinée pour éviter le dessèchement de la langue et des gencives, et enfin les bains froids, selon la technique que nous donnons dans un chapitre antérieur (p. 245).

MÉNINGITE CÉRÉBRO-SPINALE ÉPIDÉMIQUE

Sous le nom de *méningite cérébro-spinale épidémique*, on décrit une maladie heureusement rare, due à la multiplication dans le liquide céphalo-rachidien d'un microbe particulier, le *méningocoque* de Weichselbaum.

La maladie débute par de violents maux de tête et de la raideur de la nuque et des reins. Le symptôme le plus caractéristique est une impossibilité pour le malade de maintenir ses jambes étendues le long du plan du lit, quand on le dresse sur son séant dans son lit ; il est obligé de fléchir involontairement les genoux (*signe de Kernig*). Le médecin confirme le diagnostic en faisant une *ponction de la cavité rachidienne,* grâce à une aiguille introduite entre les arcs de la quatrième et de la cinquième vertèbre lombaire. Quand il s'agit de méningite cérébro-spinale, le liquide retiré est purulent ou au moins louche. Il est clair en cas contraire. Cette épreuve diagnostique n'est du reste que la première étape du traitement. Celui-ci consiste en effet à injecter par l'aiguille, dans la cavité céphalo-rachidienne, 20 centimètres cubes de sérum antiméningococcique, après avoir extrait une quantité égale ou supérieure de liquide céphalo-rachidien.

Prophylaxie. — Le *méningocoque* ne gagne le liquide céphalo-rachidien qu'après s'être multiplié abondamment dans les *fosses nasales*. Il peut rester longtemps dans les fosses nasales à l'état inoffensif, avant de traverser la lame criblée de l'ethmoïde pour gagner le cerveau. Chez beaucoup de sujets, il ne réalise même jamais cette dernière étape, et ces sujets n'ont aucune altération de la santé. Ils n'en sont pas moins susceptibles de transporter la maladie, et ils jouent même le principal rôle dans sa dissémination (*porteurs de germes*). Contrairement à ce qui se passe pour la rougeole, la varicelle, la coqueluche, les personnes qui ont approché un malade sont ici très à redouter ; le microbe peut même passer par plusieurs intermédiaires sains avant de se manifester chez un quatrième ou cinquième sujet par une méningite cérébro-spinale. Le seul moyen d'enrayer la propagation de la maladie est donc l'isolement, non seulement du malade, mais des personnes qui l'approchent. On peut espérer toutefois éviter à celles-ci, et la maladie, et aussi la simple infection des fosses nasales, en leur faisant priser du sérum méningococcique desséché, ou en leur instillant du sérum liquide dans les fosses nasales. Cette méthode est du moins actuellement à l'étude.

POLIOMYÉLITE ÉPIDÉMIQUE.

On nomme *poliomyélite épidémique* une maladie infectieuse se localisant sur les cornes antérieures de la moelle épinière et réalisant le tableau clinique de la paralysie infantile.

Au point de vue de sa transmission et de sa prophylaxie, cette maladie se comporte comme la méningite cérébro-spinale épidémique, c'est-à-dire qu'elle est transmissible par des tiers porteurs restés indemnes et qu'elle est par conséquent justiciable de mesures de précaution analogues. Mais la *prophylaxie* est d'autant plus difficile qu'il semble que les animaux domestiques, en particulier les chiens et les chevaux, puissent être également les hôtes de la maladie.

SUPPURATIONS ET AUTRES AFFECTIONS A MICROBES PYOGÈNES

Il est un groupe de microbes, dits *microbes pyogènes*, hôtes habituels de la peau et des cavités buccales, nasales et vulvaires, qui sont susceptibles d'exalter à certains moments leur virulence, surtout chez les organismes jeunes, ou les organismes affaiblis (malades, convalescents). Ils peuvent alors êtré l'origine, sur la peau, de lésions qu'on groupe sous le nom de *pyodermites* ; dans les cavités, d'inflammations et de lésions exsudatives superficielles, qui, selon la cavité atteinte, prennent le nom de *stomatites* (bouche), *rhinites* (fosses nasales), *vulvites* (vulve). La propagation de la même infection, du nez ou de la bouche, à l'oreille moyenne, par l'intermédiaire du conduit qui fait communiquer ces cavités, a pour conséquence l'*otite*. Enfin ces mêmes microbes peuvent pénétrer plus profondément dans l'organisme et causer des abcès profonds ou des suppurations dans les cavités séreuses (*pleurésies purulentes*, *péritonites purulentes*, etc.), dans les articulations (*arthrites suppurées*), dans les os (*ostéites* et *ostéomyélites*).

Ces microbes sont surtout les *staphylocoques*, le *streptocoque*, le *pneumocoque*. Les premiers causent surtout les *suppurations* franches, les *furoncles*, les *ostéomyélites* ou suppurations des os ; le second est fréquemment à l'origine des inflammations cutanées et sous-cutanées mal circonscrites, *plegmons diffus*, *lymphangites* ; il est l'agent de l'*érysipèle*.

Les lésions causéés par ces microbes sont souvent sans gravité tant qu'elles se limitent à la peau, ou à la surface des muqueuses. Il ne faut néanmoins jamais négliger les plus petites suppurations ; elles peuvent êtré le point de départ d'infections plus profondes et très graves.

Chez les enfants, on observe avec fréquence la suppuration périunguéale ou *tourniole*, due souvent à l'introduction de petits corps étrangers entre l'ongle et la peau, et les petites pustules de la paume de la main ou de la pulpe des doigts dues à des piqûres par des épines, des échardes de bois, des épingles. Souvent aussi on observe des pustules du siège ou des organes génitaux, dues à la macération de ces parties dans les urines, ce qui facilite la pullulation des microbes. A la suite d'une petite lésion suppurée de ce genre, il est fréquent d'observer chez les enfants affaiblis de très nombreux petits *abcès sous-cutanés*, d'allure plus ou moins froide, et qu'on reconnaît surtout à la palpation qui fait sentir de petites nodosités sous la peau.

Enfin les microbes pyogènes jouent un rôle néfaste chez l'enfant en infectant des lésions existant antérieurement ; c'est ainsi que les lésions eczémateuses, les lésions parasitaires, les lésions irritatives de la peau ou du cuir chevelu se transforment facilement chez l'enfant en lésions croûteuses infiltrées de pus. On dit alors qu'elles se transforment en *impétigo*, ou qu'elles s'impétiginisent. Ces lésions impétiginisées sont à leur tour le point de départ de lésions cutanées suppurées nouvelles, parce qu'elles provoquent des démangeaisons et parce que l'enfant, en se grattant, se charge les ongles de germes de suppuration et va se les inoculer ailleurs.

Il est donc très important de lutter dès le début contre toute lésion suppurée de la peau, afin d'en prévenir l'extension. Dès qu'une goutte de pus apparaît sous l'épiderme, il faut immédiatement l'*évacuer*, soit en l'incisant avec la pointe d'un fin bistouri ou d'une lancette, soit même avec une aiguille flambée en la passant au travers d'une flamme. Puis on appuie doucement, mais de façon continue, sur le pourtour de la lésion afin d'en faire sourdre tout le contenu. On fait ensuite un pansement avec un carré de gaze stérilisée, imbibée d'une solution antiseptique non irritante tiédie ; on recouvre d'un taffetas gommé débordant de tous côtés la gaze d'au moins un centimètre, afin d'enfermer l'humidité et la chaleur, puis on met par-dessus une feuille d'ouate et on fixe avec une bande.

La solution antiseptique la plus recommandable dans ces cas, à cause de son activité contre les microbes pyogènes et de son absence de propriétés irritantes, est l'*eau d'Alibour*, qui porte le nom du médecin d'Henri IV qui l'a préconisée, et dont la formule est la suivante :

Sulfate de cuivre	10 grammes.
Sulfate de zinc	35 —
Camphre	5 —
Safran pulvérisé	2 —
Eau	1 litre.

On coupe de moitié eau chaude pour l'emploi.

Lorsqu'il s'agit de ces abcès multiples d'allure froide fréquents chez les nourrissons affaiblis et les convalescents, et lors que le nombre ou le siège des abcès rendent difficile le pansement humide à l'eau d'Alibour, on peut se contenter, après avoir très complètement évacué l'abcès, d'appliquer à la surface une rondelle d'*emplâtre de Vigo*, ou d'*emplâtre rouge de Saint-Louis* ; il faut la renouveler toutes les douze heures pendant deux ou trois jours ; au bout de ce temps, la cicatrisation est en général faite.

Pour ce qui est des lésions que les mêmes microbes causent sur les muqueuses, et qui se manifestent sous forme de petits cercles ou de petites surfaces ulcérées ou recouvertes d'un enduit blanchâtre, le traitement consiste en des badigeonnages avec la solution de *bleu de méthylène* à 10 centigrammes pour 100 grammes d'eau, en attouchements à l'*eau oxygénée* pure, en lavages à l'eau oxygénée diluée au dixième ; dans les cas rebelles, on peut toucher légèrement à la *teinture d'iode*.

Prophylaxie. — Les pyodermites se communiquent facilement d'enfant à enfant, et de grande personne à enfant. Lorsqu'une nourrice ou une bonne d'enfant est atteinte de panaris, de tourniole, d'abcès, il vaut mieux qu'elle ne s'occupe plus de l'enfant jusqu'à ce que l'abcès soit évacué et pansé hermétiquement, ou mieux encore jusqu'à ce qu'il soit cicatrisé. De même il faudra éviter tout contact entre les enfants quand l'un d'eux est atteint d'un bobo suppurant. Les linges de pansement seront brûlés et les linges de corps seront immergés dans l'eau de Javel étendue dès qu'ils seront retirés à l'enfant.

TUBERCULOSE

La tuberculose est la maladie due à la multiplication dans l'organisme du bacille de Koch. C'est une maladie polymorphe, dont les manifestations sont diverses, les localisations variables et la curabilité toute différente selon les cas. Tantôt elle se manifeste par des lésions localisées curables : *adénites tuberculeuses* ou *écrouelles*, *tuberculose osseuse, coxalgie, tuberculose cutanée* ou *lupus*; tantôt elle atteint les poumons sous forme de *tuberculose pulmonaire* ou de *pleurésie*, ou le péritoine et les organes abdominaux sous forme d'*ascite tuberculeuse*, de *péritonite tuberculeuse*, d'*entérite tuberculeuse*, de *carreau* ou *tuberculose des ganglions mésentériques*; tantôt enfin elle prend les formes terribles de la *granulie* ou *tuberculose granuleuse aiguë généralisée*, et de la *méningite tuberculeuse aiguë* ou *tuberculose granuleuse aiguë des méninges*. Enfin, surtout chez le jeune enfant, il est des *formes latentes*, qui se manifestent seulement par de l'apathie, de la perte de l'appétit, de la maigreur, dues à des tubercules gros comme des pois, en nombre restreint, noyés au milieu des parenchymes de l'un ou l'autre viscère, et ne manifestant leur présence que par ce fâcheux retentissement sur l'état général. Mais si restreinte que soit la lésion, si bénigne que soit l'atteinte, elle mérite les plus grands soins, car les formes les plus localisées sont susceptibles de donner lieu, à un moment donné, à des formes généralisées mortelles.

Tout enfant suspect de tuberculose doit être soumis à une hygiène particulièrement sévère.

L'*alimentation* doit être abondante et facilement assimilable ; on en déterminera la quantité et la nature selon l'âge du malade. Les enfants au-dessous de deux ou trois ans seront surtout nourris de purées et de bouillies faites avec des farines nourrissantes et azotées, telles que farines de lentilles, de pois, de haricots, de maïs, de bananes ; on pourra y ajouter des jaunes d'œufs ; les farines chocolatées sont aussi très nourrissantes quand l'estomac de l'enfant les supporte bien et quand elles ne provoquent pas la constipation.

Pour les enfants plus grands, on adjoindra les viandes rôties et grillées peu cuites, le maigre de jambon, le beurre en tartines.

Une excellente pratique consiste à donner à l'enfant, au début du repas de midi, 100 grammes de *viande crue* ; on préférera la viande de mouton ou le filet de cheval ; car la viande de bœuf est susceptible de contenir des larves de tænia ; on pulpera la viande en la raclant avec le dos d'un couteau, de façon à en extraire une sorte de gelée rose qui sera seule donnée à l'enfant ; on peut encore employer des presse-viande fabriqués spécialement (presses Petit), qui font sortir toute la pulpe semi-liquide de la viande, et laissent aplaties comme une semelle les parties fibreuses et conjonctives, qui sont à rejeter. La viande fraîche ainsi préparée est supérieure aux poudres de viande et aux jus de viande conservés.

Le *lait* est très utile quand l'enfant le prend avec plaisir, quand il est bien digéré et ne constipe pas. Si l'enfant y répugne, on peut se contenter d'ajouter aux purées, aux potages, aux aliments divers, de la poudre de lait (Voy. p. 73).

Au repas du matin et au goûter de quatre heures, on donnera à l'enfant des tartines de beurre, qu'on pourra, si cela engage l'enfant à les prendre plus volontiers, saupoudrer de sucre en poudre.

L'enfant suspect de tuberculose, ou atteint de tuberculose localisée, devra coucher dans une chambre vaste, bien exposée au *soleil*, qu'on aérera toute la journée. En hiver, la *température de la chambre* ne doit pas dépasser 18°.

Dans la journée, l'enfant sera au *grand air* le plus possible ;

on le laissera jouer à volonté ; s'il s'agit de tuberculose
osseuse des membres inférieurs empêchant la marche, on
sortira l'enfant chaque jour, aussi longtemps que le temps
le permettra, dans une petite voiture appropriée ; pour les
jeunes enfants qui dorment encore dans la journée, on les
habituera à dormir dehors, dans la voiture d'enfant, bien
recouverts de couvertures, et entourés au besoin de boules
d'eau chaude, tant que le temps le permettra, et même par
les temps froids, mais secs.

Le *soleil* (*héliothérapie*) a une action bienfaisante remarquable sur les tuberculoses locales. On ne craindra pas,
même par les temps froids, d'exposer les parties malades
nues directement aux rayons solaires. Dans les tuberculoses
disséminées ou généralisées, on peut même exposer le corps
entier aux rayons solaires. C'est ce qu'a réalisé Rollier dans
son sanatorium d'altitude, qui domine assez les nuages
pour que presque toutes les journées y soient ensoleillées ;
malgré le froid, même lorsqu'il tombe au-dessous de 0°,
l'irradiation solaire est assez chaude à ces hauteurs, grâce
à la pureté de l'atmosphère, pour que les enfants, avec les
précautions voulues, puissent être exposés nus aux rayons
du soleil.

Dans les stations du Midi, sur toute la côte d'azur, à
Alger-Mustapha, à Tunis-Carthage, à Hamman-Lif et à
Korbous, près de Tunis, on peut également réaliser l'hélio-
thérapie.

Les climats marins (Berck, La Baule, Arcachon, Biarritz) et les stations d'eaux chlorurées sodiques fortes
(Salies-de-Béarn, Salins-de-Biarritz, Salies-du-Salat, Salins-
Moutiers) ont d'heureuses actions sur les tuberculoses
locales.

Les cures arsenicales de La Bourboule sont précieuses dans
les formes où l'amaigrissement, la perte d'appétit et l'anémie sont les symptômes dominants. Les eaux sulfureuses
de Challes, d'Allevard, du Mont-Dore, de Luchon, sont indi-

quées dans les formes avec catarrhes chroniques des voies respiratoires.

Prophylaxie. — La tuberculose est une maladie contagieuse. Deux conditions régissent cette contagion : 1° la contagion frappe surtout des sujets en contact intime, permanent, ou tout au moins prolongé, avec un tuberculeux 2° la contagion frappe surtout des sujets prédisposés à recevoir la maladie, soit du fait d'une *hérédité similaire* s'ils sont issus d'une souche entachée de tuberculose, soit du fait d'une *hérédité dissimilaire,* et ce sont surtout les enfants d'alcooliques, de névropathes, d'intoxiqués, de surmenés qui sont atteints, soit enfin du fait d'un *état de moindre résistance* dû à des fatigues, à un mauvais état de nutrition, à un état d'anémie ou à des maladies antérieures. En outre, la *rougeole* et la *coqueluche* prédisposent nettement à la tuberculose ; la convalescence de ces maladies est une période critique pendant laquelle il semble que les réactions de défense contre la tuberculose sont annihilées ; cette notion, cliniquement établie depuis longtemps, a trouvé une confirmation dans les expériences qui ont montré que, pendant la convalescence d'une rougeole intercurrente, les tuberculeux cessent de réagir à l'inoculation intradermique de tuberculine.

Ces deux conditions, *contact prolongé* et *prédisposition,* semblent se balancer. Chez les sujets très prédisposés comme ceux issus de souches gravement frappées et à multiples reprises par la tuberculose, la contagion semble se faire avec une facilité très grande, au point que la source peut en rester ignor .les sujets s'étant contagionnés par quelques bacilles accidentellement respirés avec les poussières de la rue, ce qui arrive certainement de temps en temps à chacun de nous. Au contraire, les sujets qui n'ont pas de prédisposition héréditaire à la tuberculose, et qui n'ont pas non plus subi de surmenage leur créant une prédisposition acquise ne se contagionnent que par une cohabitation prolongée avec des tuberculeux. On voit ainsi fréquemment des *époux* être contaminés par leurs conjoints.

Les tuberculeux contagieux semblent du reste presque uniquement les *tuberculeux suppurants*, qu'il s'agisse de tuberculose pulmonaire à la phase de ramollissement ou à la phase des cavernes, ou qu'il s'agisse de tuberculose locale suppurée ouverte (abcès froids, tuberculoses osseuses et articulaires).

Le bacille de la tuberculose est très résistant. Il persiste certainement très longtemps dans les *locaux*. Cela est établi non seulement parce que les poussières d'un local habité par un tuberculeux restent des années virulentes pour le cobaye, mais aussi parce qu'on voit malheureusement trop souvent les locataires successifs d'un logement où a vécu un tuberculeux être tour à tour atteints par la tuberculose.

Toutefois deux agents tuent rapidement le bacille de la tuberculose : la lumière et la chaleur.

La *lumière*, et surtout la lumière riche en radiations chimiques, violettes et ultra-violettes, détruit rapidement le bacille de la tuberculose. La lumière solaire est un agent très actif d'assainissement contre ce microbe ; dans les crachats étalés sur lame de verre et exposés au soleil, il perd au bout d'une demi-heure sa virulence et sa végétabilité; un excellent moyen de désinfection est de laisser l'air et la lumière pénétrer largement dans les locaux occupés par les tuberculeux. Malheureusement le soleil ne saurait pénétrer dans les rainures des planchers, dans le dessous des lits, sur les rebords des corniches et dans tous les coins noirs où s'accumulent des poussières chargées de bacilles.

La *chaleur* est également très active contre le bacille de la tuberculose. A 100°, les bacilles sont tués en trois minutes, non seulement en cultures pures, mais aussi dans les crachats, lesquels cessent d'être virulents pour le cobaye ; une température de 60° diminue déjà beaucoup la vitalité du bacille et, prolongée une heure, le tue. L'immersion dans l'eau bouillante est donc un excellent moyen de désinfection des mouchoirs, linges, crachoirs et de tous les objets pouvant supporter l'ébullition. Mais ce moyen n'est pas très pratique quand il s'agit de désinfecter les locaux.

Auco ntraire, le bacille de Koch est très résistant aux antiseptiques et aux désinfectants chimiques. Cela tient à ce que le bacille de Koch est enveloppé d'une cuticule cireuse qui ne se laisse pas imbiber par les solutions aqueuses. Il est particulièrement résistant au formol ; cette résistance est si prononcée qu'on l'a employée comme moyen d'isoler le bacille de Koch dans les crachats ; on bat ceux-ci avec une solution de formol ; à peu près tous les microbes banaux sont détruits ; le bacille de Koch résiste à peu près seul, ce qui permet de le semer et d'en faire des cultures sans qu'il soit étouffé par les microbes banaux, lesquels pullulent plus vite que lui. On voit que la désinfection formolée, pourtant si répandue dans les entreprises de désinfection, est bien peu efficace vis-à-vis du bacille de Koch.

Les crachats mélangés à huit ou dix fois leur volume d'eau créosotée à 1 p. 100, d'acide arsénique à 1 p. 100, d'eau bromée à 1 p. 100, d'eau iodée à 1 p. 500, d'eau saturée d'iodoforme, d'acide phénique à 2 p. 100, d'acide salicylique à 1 p. 500, d'eau oxygénée à 12 volumes gardent encore leur virulence après une demi-heure de contact. La combustion de 20 grammes de soufre par mètre cube ne détruit pas la virulence de bandes de papier-filtre suspendues dans la chambre, après avoir été imprégnées de sucs tuberculeux. Le sublimé au millième tue, après dix minutes de contact, les bacilles provenant de cultures pures et mis en suspension dans l'eau distillée ; mais il n'agit plus dans les crachats, parce qu'il coagule et fixe la partie superficielle du crachat, laquelle s'oppose ensuite à la pénétration de l'antiseptique dans les parties profondes. On voit donc combien le bacille de la tuberculose résiste aux antiseptiques et combien est illusoire la désinfection des locaux, qu'elle soit pratiquée par le formol, par le sublimé, par le soufre, ou par l'acide phénique. Quand un logement a été occupé par un tuberculeux, il est toujours dangereux d'y habiter, même après désinfection. Toutefois, il est difficile de mettre ainsi un logement en interdit, mais il serait nécessaire que les parquets soient lessivés à la potasse, les interstices des parquets obturés à la paraffine et les peintures murales complètement refaites, en ayant soin d'insister sur les angles, coins, corniches, en les débarrassant complètement des poussières avant d'y appliquer la peinture.

PROPHYLAXIE GÉNÉRALE DES MALADIES CONTAGIEUSES

Le public a tendance à croire que toute la prophylaxie des matières contagieuses réside dans la désinfection des locaux. Il est excusable, car la même erreur a longtemps été professée par les administrations publiques ; tout l'effort des administrations départementales a jusqu'ici consisté à créer de nouvelles équipes de désinfection et de nouveaux matériels de désinfection, et à multiplier les rouages administratifs qui assurent leur fonctionnement. Nous avons vu, dans les paragraphes précédents, que la désinfection des locaux a une importance très variable selon les maladies en cause ; elle est absolument superflue dans la *rougeole* et les maladies du même groupe, *varicelle, coqueluche, oreillons* ; elle peut avoir quelque utilité dans la *variole*, la *scarlatine* et la *fièvre typhoïde*, bien qu'elle ne doive aucunement faire oublier dans ces maladies les mesures journalières prises au lit du malade, et dont l'efficacité est infiniment plus grande ; dans la *diphtérie*, au contraire la désinfection s'impose ; il est dangereux de laisser habiter une chambre où a séjourné un diphtérique, et la désinfection bien faite conjure ce danger ; le même danger est également grand dans la *tuberculose,* mais malheureusement la désinfection des locaux est ici bien peu efficace. En somme, il faut considérer la désinfection comme un des éléments de la lutte contre les maladies contagieuses, mais comme un élément à ne pas employer inconsidérément dans tous les cas sans distinction, et qui ne doit en tout cas pas faire passer au second rang les soins prophylactiques à prendre journellement auprès du malade, sur l'indication du médecin traitant ; ceux-là ont une importance beaucoup plus certaine et une efficacité infiniment plus grande ; ils varient du reste, comme nous l'avons vu, avec chaque maladie.

Isolement. — Dès qu'une maladie contagieuse atteint un enfant dans une famille, le petit malade doit être isolé. L'isolement se réalise dans la famille en affectant au malade une chambre dont il ne sort pas et où ne pénètrent que la ou les personnes appelées à le soigner. Le nombre de ces personnes doit être le plus restreint possible : une seule, si c'est possible, deux au plus, si la gravité de la maladie rend les soins trop fatigants et trop continus pour qu'une personne puisse y suffire jour et nuit.

Gardes-malades. — Les personnes qui pénètrent auprès du malade peuvent être elles-mêmes dangereuses de plusieurs façons :

1º Elles peuvent transporter des germes de la maladie sur elle-mêmes ou sur leurs effets : c'est ce qu'on appelle le transport par tierce personne. Pour parer à ce danger, les gardes-malades doivent revêtir et garder, tout le temps qu'elles passent auprès du malade, un *vêtement de dessus* qu'elles doivent quitter et laisser dans la chambre lorsqu'elles quittent celle-ci ; elles doivent ensuite *se laver les mains*, soit à l'eau et au savon, ce qui suffit pour la plupart des maladies, soit dans une solution antiseptique quand il s'agit de maladies à germes résistants comme la *diphtérie* ou l'*érysipèle*.

De même le médecin qui soigne un enfant atteint de

maladie contagieuse ne doit l'ausculter que par l'intermédiaire d'un mouchoir propre. Il doit, comme la garde-malade, se laver les mains avant de sortir de la chambre.

Dans les cas où il serait exposé à recevoir sur sa figure ou ses vêtements des parcelles de salive projetées par la toux de l'enfant et contenant des microbes résistants, comme quand il examine la gorge d'un enfant atteint de *diphtérie*, il doit revêtir, lui aussi, une blouse par-dessus ses vêtements, ou, à défaut de blouse, s'attacher une serviette aussi grande que possible au-devant de son cou et de sa poitrine, et, après son examen, *se laver la figure* avec une solution antiseptique.

2° Les personnes qui approchent l'enfant peuvent elles-mêmes prendre la maladie et deviennent dès lors aussi dangereuses à approcher que le malade lui-même. Heureusement, en ce qui concerne les maladies de l'enfance, l'éventualité est exceptionnelle, car il est bien rare que les grandes personnes, surtout celles qui soignent habituellement les malades, n'aient pas déjà eu la maladie.

Il est toutefois une maladie où il sera nécessaire d'*isoler les gardes-malades* autant que le malade lui-même. C'est la *méningite cérébrospinale*. Cette maladie n'en est réalité qu'une complication d'une *rhinite contagieuse à méningocoques*, et c'est la rhinite qui est contagieuse et non la méningite elle-même. Or, la rhinite peut ne se manifester par aucun symptôme morbide, et si la garde-malade la prend, elle pourra la semer autour d'elle sans paraître elle-même malade. C'est ce qu'on appelle le *transport par porteurs de germes*.

Ce mode de propagation par porteurs de germes existe aussi dans la *fièvre typhoïde*. Il existe des entérites à bacilles d'Eberth qui peuvent durer plus ou moins longtemps sans aboutir à la septicémie à bacilles d'Eberth, c'est-à-dire à la fièvre typhoïde. Les gens atteints de cette entérite peuvent semer autour d'eux des bacilles d'Eberth, mais comme c'est seulement dans leurs matières qu'est le germe du mal, leur contact est moins dangereux qu'avec le méningocoque.

De toute façon, il est préférable que les gardes-malades, même pour les maladies courantes de l'enfance, réduisent le plus possible les rapports qu'elles peuvent avoir avec les autres personnes de la maison. Elles doivent en particulier s'abstenir de tout contact avec les autres enfants restés sains.

Désinfection. — Il faut distinguer la désinfection au cours de la maladie et la désinfection terminale.

En cours de maladie, la désinfection porte sur les linges et les objets qui, ayant servi au malade, doivent ensuite sortir de la chambre.

Les *mouchoirs* ayant servi au malade doivent être plongés dans une cuvette pleine d'eau additionnée soit d'un verre d'eau de Javel, soit d'une cuillerée à soupe de solution alcoolique de thymol à 10 p. 100. Ces procédés suffisent quand il s'agit de rougeole, varicelle, oreillons ; pour la tuberculose, la diphtérie, l'érysipèle, la scarlatine, il est prudent de les compléter par l'ébullition dans l'eau bouillante. C'est également par l'eau bouillante, additionnée de lessive de soude, ou simplement de cendres, qu'on traitera les *chemises*, *draps*, *blouses*, etc.

Les objets servant journellement au malade et qui doivent être transportés ensuite à la cuisine, les *assiettes*, *fourchettes*, *cuillers*, etc., ne doivent quitter la chambre du malade que pour être plongés dans l'eau bouillante, et la personne qui les aura touchés se lavera les mains, comme si elle avait touché le malade lui-même.

Une fois la maladie terminée, le *malade* prend un bain, dans lequel on le savonne abondamment, et il reste ensuite une dizaine de minutes dans l'eau savonneuse. On peut aussi ajouter à l'eau 200 grammes de solution alcoolique de thymol à 10 p. 100, et frictionner le malade à l'eau de

Cologne au sortir du bain. Les cheveux peuvent être lotionnés à l'eau de Cologne.

La *désinfection des locaux* est le point le plus délicat et, il faut le dire, le plus aléatoire. Le moyen le plus employé est le dégagement de *vapeurs de formol*. Dans les grandes villes, on peut avoir recours à des *entreprises spéciales de désinfection* qui vaporisent le formol dans les chambres au moyen d'appareils à dégagement de vapeurs de formol sous pression, qui font pénétrer ces vapeurs dans la chambre en les injectant par le trou de la serrure ; le prix de revient est très cher (à Paris, 3 francs par mètre cube de capacité de la chambre à désinfecter). En l'absence de ces entreprises, ou de service départemental de désinfection, on peut employer le procédé suivant : coller sur toutes les fissures des portes et des fenêtres des bandes de papier pour obturer ces fissures ; installer au milieu de la pièce un fourneau portatif, à pétrole ou à alcool par exemple ; y mettre une bassine de grande capacité dans laquelle on mettra une solution de *formol* du commerce (c'est-à-dire à 40 p. 100), additionnée de quatre fois son poids d'eau. Pour 100 mètres cubes, il suffit de 2 litres et demi d'eau, additionnés de 625 grammes de formol du commerce. La dépense est d'environ 5 francs. Il y a certaines précautions à prendre : il faut prendre une marmite de grande capacité pour que l'ébullition ne puisse pas projeter hors de la marmite de l'eau qui éteindrait le foyer. Il faut régler l'intensité du feu de façon que l'ébullition soit très lente, afin que le dégagement de formol soit plus continu, et afin que l'eau ne tarisse pas dans la marmite ; il faut craindre l'incendie et, pour l'éviter, mettre le fourneau sur une large plaque métallique ou, à défaut, sur une couche de sable. Enfin il faut n'ouvrir les locaux qu'après que huit heures se sont écoulées.

La chambre reste fortement imprégnée de vapeurs de formol irritantes pour les yeux et la gorge, et qui ne disparaissent que lentement. S'il est nécessaire de rendre la chambre habitable pour la nuit suivante, il faut y répandre une centaine de grammes d'ammoniaque, dont les vapeurs neutralisent celles du formol ; il reste uniquement dans la chambre une odeur d'amandes amères, qui n'est pas désagréable.

On a proposé, au lieu d'une solution de formol, de griller dans la chambre une centaine de grammes de poudre de *trioxyméthylène*, corps isomère du formol, qui, par la chaleur sèche, se transforme en vapeurs de formol. Mais il semble que le formol agit mieux en milieu humide qu'en milieu sec.

On peut aussi désinfecter par l'*acide sulfureux*. Après avoir bouché toutes les fissures, on allume dans la pièce du soufre pulvérulent (30 grammes par mètre cube). On répartit le soufre dans des assiettes sur le plancher de la pièce, en ayant soin de ne pas mettre plus de 500 grammes de soufre par assiette. Chaque assiette doit reposer sur du sable ou sur une plaque métallique, pour éviter l'incendie, si la chaleur venait à faire casser l'assiette. On laisse agir les vapeurs au moins huit heures avant d'ouvrir.

Ce procédé ne peut s'appliquer dans les chambres ornées d'étoffes, de glaces, d'objets métalliques ou dorés, que le soufre abîmerait. Il doit être réservé pour les grands locaux nus. C'est celui qu'on emploie dans les casernes.

PROPHYLAXIE DES MALADIES CONTAGIEUSES DANS LES ÉCOLES

Il est impossible d'éviter que, de temps en temps, un cas de maladie contagieuse de l'enfance ne survienne dans une école. Lorsqu'il s'agit d'une maladie contagieuse déjà avant de s'être déclarée, comme la rougeole, la varicelle, la coqueluche, et à un certain degré la scarlatine, il est certain que, malgré toutes les mesures prises, des cas secondaires pourront se produire, au bout d'un temps variable, avec la durée d'incubation de la maladie, et pouvant atteindre deux semaines pour la rougeole, la rubéole, la varicelle, et trois semaines pour les oreillons. Ces cas secondaires pourront être l'origine de cas de troisième génération et perpétuer la maladie.

Quelle est donc la conduite à tenir? Elle varie beaucoup, selon les circonstances. Il est certain que si, dans un petit externat de village comprenant une quinzaine d'enfants, la rougeole éclate, tous les enfants qui sont susceptibles de prendre la maladie ont grande chance de l'avoir déjà prise quand le premier cas est reconnu. Le nombre des enfants à sauver de la troisième génération du mal (la seule qui soit susceptible d'être prévenue) sera nul ou infime, et le licenciement ne s'impose pas.

Dans un grand établissement, au contraire, il y a grand intérêt à limiter le mal et à éviter une troisième génération qui serait beaucoup plus nombreuse que la seconde. Il est donc indiqué de licencier la classe où le cas a éclaté, et ce licenciement devra durer seize jours, puisque c'est là la durée d'incubation de la rougeole. Les élèves qui, au bout de ce temps, ne sont pas atteints de la maladie (deuxième génération) n'en ont certainement pas le germe et peuvent rentrer à l'établissement sans crainte pour eux, ni pour leurs condisciples.

Sans entrer dans les considérations extrinsèques d'importance de l'établissement au point de vue du nombre des élèves, ni des rapports entre les différentes classes, le ministère de l'Instruction publique a édicté un règlement uniforme « pour les établissements d'enseignement public de tout ordre ». Voici ce règlement, paru au *Journal officiel* (mai 1912) :

« La durée d'isolement à prescrire pour les élèves des établissements d'enseignement public de tout ordre atteints de maladie contagieuse et les conditions auxquelles cette durée pourrait être éventuellement subordonnée, tant pour les malades que pour leurs frères ou leurs sœurs, sont fixées comme il suit :

A. ÉVICTION DES ÉLÈVES MALADES. — *Diphtérie,* 30 jours après guérison clinique constatée par certificat médical. Ce délai peut être abaissé si, après deux ensemencements opérés à huit jours d'intervalle, l'examen bactériologique est négatif.

Variole, 40 jours après le début de la maladie, la réadmission ne pouvant d'ailleurs avoir lieu que sur présentation d'un certificat médical constatant qu'il n'existe plus de croûtes ou squames et que l'élève a pris un bain.

Scarlatine, mêmes mesures.

Rougeole, 16 jours.

Oreillons, 21 jours.

Coqueluche, 30 jours après disparition absolue des quintes spasmodiques constatée par certificat médical.

Varicelle, 16 jours après le début de la maladie.

Rubéole, 16 jours après le début de la maladie.

Fièvre typhoïde et paratyphoïde, 20 jours après la guérison constatée par certificat médical.

Dysenterie, 20 jours après la guérison constatée par certificat médical.

Méningite cérébrospinale, 40 jours après guérison clinique constatée par certificat médical, la réadmission ne pouvant d'ailleurs avoir lieu que sur attestation que l'enfant n'est pas ou n'est plus atteint de coryza chronique rebelle consécutif à la maladie. Ce délai peut être abaissé, s'il est établi par certificat bactériologique qu'après deux examens opérés à huit jours d'intervalle on ne trouve plus trace de méningocoques dans le rhino-pharynx.

Poliomyélite, 30 jours après le début de la maladie.

Teignes (faveuse ou trichophytique), jusqu'à guérison.

Trachome, jusqu'à guérison.

B. ÉVICTION DES FRÈRES ET SŒURS. — *a.* Si le malade

n'a pas été isolé, ses frères et sœurs rentrent en même temps que lui, à moins qu'ils n'aient été eux-mêmes atteints.

b. Si les malades ont été isolés, la réadmission des frères et sœurs a lieu après un délai correspondant à la période d'incubation de la maladie, augmenté de deux jours, dans les conditions ou sous les réserves suivantes :

Diphtérie, 15 jours après l'isolement, sauf production d'un certificat bactériologique, établissant qu'après deux ensemencements à huit jours d'intervalle le résultat est négatif ; *variole,* 18 jours ; *scarlatine,* 8 jours ; *rougeole,* 18 jours ; *oreillons,* 24 jours ; *coqueluche,* 21 jours ; *varicelle,* 18 jours ; *rubéole,* 18 jours ; *fièvre typhoïde et para-typhoïde,* 21 jours ; *dysenterie,* 21 jours ; *méningite cérébro-spinale,* 28 jours, sauf production d'un certificat bactériologique, établissant qu'après deux ensemencements opérés à huit jours d'intervalle on ne trouve plus trace de méningo-coques dans le rhino-pharynx ; *poliomyélite,* 28 jours ; *teigne,* pas d'éviction ; *trachome,* pas d'éviction ».

On voit que ce règlement passe sous silence le *licenciement des classes.* En revanche, il est formel en ce qui concerne l'*éviction des frères et sœurs* ; cette dernière partie du règlement a donné lieu à de nombreuses difficultés d'application, qui ont été l'origine d'échanges de vues à la Société de médecine scolaire et à la Société de pédiatrie. Les membres de ces sociétés ont été unanimes à considérer que le médecin devait agir, dans chaque cas particulier, selon ce que lui dictent sa science et sa conscience, le règlement devant être considéré comme dictant la conduite du directeur d'école, à défaut de conseils médicaux. Il est évident, par exemple, qu'un médecin n'hésitera pas à permettre l'accès à l'école du frère d'un enfant atteint de varicelle, s'il sait que ce frère a déjà eu la varicelle et ne peut plus par conséquent la prendre. Il est évident aussi que, dans un internat, les frères du malade ne doivent pas être traités autrement que les autres enfants. Il ne faut donc pas s'attacher à la lettre du règlement, mais, dans son application, se conformer à ce que commande le bon sens.

PROPHYLAXIE DES MALADIES CONTAGIEUSES DANS LES HÔPITAUX D'ENFANTS

Dans les services de chirurgie et d'accouchements des hôpitaux, l'effort de chaque jour du chirurgien est d'éviter l'infection purulente chez les opérés; l'effort de chaque jour de l'accoucheur est d'éviter l'infection puerpérale chez les accouchées. Il y a, pour arriver à ce but, des règles d'antisepsie chirurgicale et d'antisepsie obstétricale auxquelles tout le monde est tenu de se ployer, depuis le chef de service qui doit en donner l'exemple jusqu'à l'infirmière de dernière classe. Dans les hôpitaux d'enfants, il y a de même des règles d'*antisepsie médicale* qui demandent, pour être suivies, un effort, non pas de chaque jour, mais de chaque instant; l'effort ne doit pas être limité à la durée d'une opération chirurgicale ou obstétricale ou d'un pansement, mais durer de façon continue pendant tout le séjour de l'enfant.

Dans les hôpitaux d'enfants, nous avons à dérouter non pas un ennemi, comme l'infection purulente pour le chirurgien, ou l'infection puerpérale pour l'accoucheur, mais de nombreux ennemis qui amèneraient des désastres dans nos services, si nous n'avions constamment l'esprit orienté vers la nécessité de les combattre ; ce sont les maladies contagieuses des jeunes enfants : *rougeole, scarlatine, coqueluche, varicelle, oreillons, diphtérie*; il faut y ajouter pour les nourrissons la *gastro-entérite épidémique*, et pour les convalescents la *bronchopneumonie* et les *infections pyogéniques*. Toute une organisation, dans les services d'enfants, est dirigée contre ces ennemis, et ici, comme dans les services de chirurgie ou d'accouchements, il est absolument nécessaire que tout le monde se plie à cette organisation.

Pour convaincre de la nécessité de l'antisepsie chirurgicale, ou de l'antisepsie obstétricale, il suffit de rappeler qu'avant l'ère antiseptique la moindre incision chirurgicale était redoutable, car elle pouvait être la porte d'entrée d'un érysipèle mortel, et que la mortalité obstétricale sur les nouvelles accouchées dépassait fréquemment 25 p. 100 dans les Maternités. Pour montrer la nécessité de l'antisepsie médicale, il suffira de dire ce qu'étaient les hôpitaux d'enfants avant qu'elle n'y ait été introduite.

Il ne faut pas remonter bien haut pour trouver une époque où aucune mesure, absolument aucune, n'était prise contre la contagion dans les hôpitaux d'enfants. Pas même cette mesure très simple de réunir dans une même salle les enfants atteints de diphtérie, rougeole, etc. A cette époque, on a pu dire avec raison que les malades ne mouraient pas, dans les hôpitaux d'enfants, de la maladie pour laquelle on les y amenait, mais de celle qu'ils y prenaient.

Le premier progrès a été de réaliser l'*isolement collectif* des diphtéries, des rougeoles, des scarlatines. Il ne fut pas difficile de se rendre compte que la mesure était insuffisante ; diphtérie, rougeole et scarlatine apparaissaient néanmoins très fréquemment dans les salles de non-contagieux, et c'était le point de départ d'épidémies parfois durables. Il y avait autre chose à faire. C'est à Grancher que revient le grand mérite d'avoir vu quelles étaient les mesures à prendre et d'avoir eu l'énergie d'en imposer l'observation rigoureuse.

Grancher a compris que *la contagion ne se fait pas par l'air, mais par le contact,* soit *immédiat,* de sujet malade à sujet réceptif, soit *médiat,* c'est-à-dire par l'intermédiaire d'une tierce personne ou d'objets. Grancher avait en somme compris d'emblée, par une intuition de génie, ce à quoi les chirurgiens ne sont arrivés qu'après de longues années ;

il a sauté par-dessus la période du spray phéniqué, de
l'iodoforme et du sublimé pour préconiser d'emblée l'*asep-*

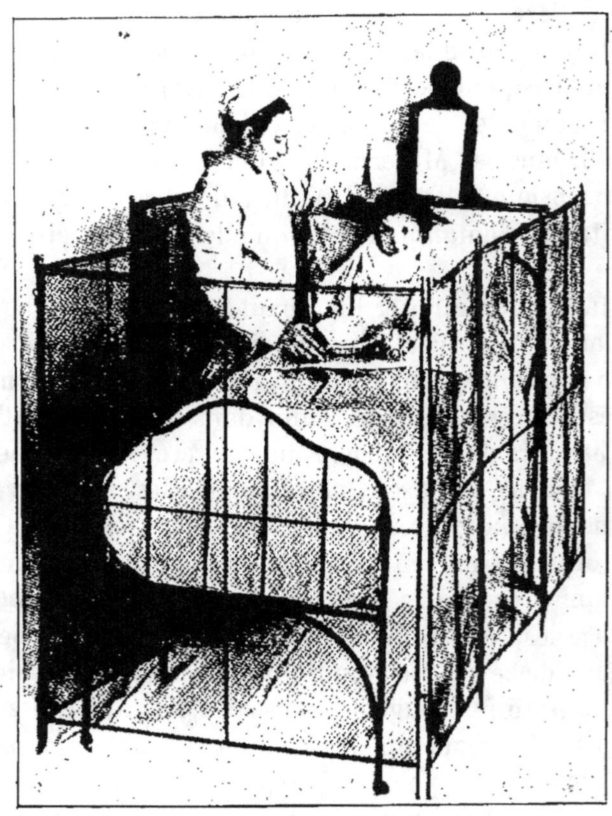

Fig. 81. — Box grillagé mis en usage par Grancher à l'hôpital des
Enfants-Malades pour isoler les enfants contagieux ou suspectés
de l'être.

sie, la pratique qu'on a appelée aussi l'*antisepsie sans
antiseptiques.*

Pour Grancher, l'enfant atteint de maladie contagieuse
porte les germes du mal en lui et sur lui, mais les germes
ne circulent pas autour de lui ; par la toux, l'éternue-
ment, etc., l'enfant peut projeter, avec des particules

imperceptibles de salive, ces germes sur ses linges, sur son lit, sur les objets à son usage, mais les germes ne circulent pas dans l'air. Il suffit donc, pour éviter les contagions, d'empêcher : 1º que l'enfant ait des *contacts directs* avec d'autres enfants ; 2º qu'il ait des *contacts indirects* par le transport d'objets ou par les mains des médecins ou des infirmiers. Si on supprime ces contacts directs et indirects, les contagions disparaîtront, et on pourra même conserver, sans provoquer des contagions, un contagieux au milieu d'une salle pleine d'enfants réceptifs.

C'est ce qu'a réalisé Grancher : les enfants contagieux étaient par lui enfermés dans un *box* grillagé mobile, simple paravent à claire-voie, qui avait pour but, d'une part, d'éviter que les autres enfants approchent du contagieux, d'autre part d'avertir le personnel (fig. 81) ; les médecins ou infirmières, pour ausculter ou pour soigner l'enfant, n'entrent dans le box qu'en revêtant une *blouse* qui y reste en permanence ; quand ils ont terminé, ils quittent la blouse et se lavent immédiatement les mains au savon et à grande eau. L'auscultation se fait sur une compresse propre qui ne sert qu'une fois. Pour éviter tout transport de germes par les *objets*, les assiettes, verres, cuillers, fourchettes qui servent à l'enfant sont mis dans un panier en fil de fer et plongés dans l'eau bouillante dès qu'on les sort du box ; les *linges* sont soit jetés aussi dans l'eau bouillante, soit mis dans un sac qui va directement à l'étuve ; le *thermomètre* reste dans le box et ne sert pas à d'autres enfants.

Grâce à ces mesures, Grancher a fait rapidement disparaître les cas intérieurs de diphtérie, scarlatine, oreillons, coqueluche, mais la rougeole subsistait, apportée par des enfants entrés en incubation de rougeole, et contagieux déjà avant que a rougeole puisse être reconnue. Pour supprimer aussi cette cause de contagion, Grancher a considéré comme suspect d'être contagieux, pendant les seize jours qui suivaient son entrée dans le service, tout enfant n'ayant pas encore eu la rougeole ; et, pendant ces seize jours, on le traitait comme un contagieux. Grâce à ces précautions, Grancher a fait disparaître dans les hôpitaux d'enfants les maladies contagieuses aussi complètement que l'infection puerpérale et l'infection purulente ont disparu dans les services de chirurgie et d'accouchements.

Les procédés actuellement employés dans les hôpitaux d'enfants dérivent directement de la *méthode de Grancher* et ne peuvent être bien appliqués qu'en comprenant bien cette méthode ; c'est pourquoi j'ai tenu à en rappeler les détails ; mais, grâce aux perfectionnements matériels qu'ont subis depuis lors les hôpitaux d'enfants, l'application de la méthode est très simplifiée.

Il existe dans tous les hôpitaux d'enfants un *lazaret*, pavillon comprenant un certain nombre de chambres d'isolement, dans chacune desquelles on peut recevoir, soit les *enfants douteux*, c'est-à-dire ceux qui sont soupçonnés de pouvoir être contagieux sans que pourtant la nature de la maladie soit encore déclarée, soit les *enfants qui cumulent deux maladies contagieuses*, et qui, par conséquent, ne peuvent être dirigés ni sur l'une ni sur l'autre des salles réservées à l'une et à l'autre des deux maladies contagieuses.

En outre, les salles communes, tant celles de non-contagieux que celles de contagieux, ont été pourvues, au moins partiellement, de *box* fixes, constitués par des cloisons de verre, et qui permettent d'isoler immédiatement un enfant sans pour cela le changer de salle, ni même de lit, dès qu'il y a une raison quelconque de croire qu'il puisse devenir contagieux. Dans les services spéciaux de rougeole et de coqueluche, on isole ainsi les malades dont la maladie se complique de bronchopneumonie, complication contagieuse. De même pour les angines ulcéreuses de la scarlatine, pour les otites, pour les pyodermites, etc.

Il y a peut-être encore mieux à faire. La persistance des *bronchopneumonies* dans les salles spéciales affectées depuis quelque temps à la rougeole et à la coqueluche montre la nécessité de ne pas laisser la même maladie trop longtemps dans le même local ; de là l'idée des *petites salles interchangeables*, pouvant être de temps en temps évacuées quelques jours, puis affectées soit à l'une, soit à l'autre des maladies contagieuses, selon la plus ou moins grande affluence, très variable pour chaque maladie selon les moments ; on évite du reste ainsi de laisser de nombreux lits inutilisés, comme il arrive dans le système des grands pavillons, dont un seul est affecté à une seule maladie, et reste souvent partiellement vacant, alors qu'un pavillon voisin peut en même temps être momentanément insuffisant; il n'en est plus de même avec le système des *petites salles interchangeables*; cette organisation, la disposition des lieux m'avait permis de l'instituer dans le service d'enfants de l'hôpital Saint-Louis (annexe Grancher), et j'ai pu en apprécier les bienfaits pendant les trois années pendant lesquelles j'ai dirigé ce service ; elle a été adoptée pour le nouveau service en construction à l'hôpital Trousseau, et il ne me paraît pas douteux que c'est là la formule de l'avenir.

CHAPITRE IV

HYGIÈNE SOCIALE INFANTILE

A. — CONSIDÉRATIONS GÉNÉRALES.

En terminant ce livre, il est utile que nous insistions un peu sur les heureux résultats qu'ont produits, au point de vue social, les progrès de l'hygiène infantile. Il suffit de se reporter à une vingtaine d'années en arrière pour se rendre compte de la grandeur des résultats obtenus. Quelques maladies, alors causes de nombreux décès d'enfants, n'entrent plus dans les statistiques de mortalité que pour des chiffres relativement bas et sont destinés, par de nouveaux efforts, à s'abaisser encore.

La *diphtérie*, grâce à l'emploi prophylactique et curatif du sérum de Roux, est une maladie en train de disparaître. La mortalité qui lui est attribuée a diminué dans la proportion de 6 à 1.

Depuis l'amenée des eaux de sources à Paris, la *fièvre typhoïde* y a diminué dans la proportion de 6 à 1 ; il en a été de même dans celles des autres villes qui ont suivi l'exemple de Paris.

La diminution est moindre pour les *fièvres éruptives*, mais considérable encore, puisque la mortalité n'atteint pas le tiers de ce qu'elle était il y a vingt ans.

Il en est de même de la mortalité pour la *diarrhée infantile*.

Seule la *tuberculose*, qui tient une si grosse part dans la mortalité totale, ne recule que très lentement. Le combat contre elle est des plus difficile.

Les chiffres suivants, que nous empruntons aux statistiques officielles, permettent de se rendre compte avec précision des résultats obtenus.

Mortalité par fièvre typhoïde, par an et par 1 000 habitants.

Moyenne annuelle.	Paris.	Villes de 100 000 à 600 000 hab.	Villes de 30 000 à 100 000 hab.	Villes de 20 000 à 30 000 hab.	Villes de 10 000 à 20 000 hab.
1887-1890.....	0,41	0,60	0,62	0,52	0,49
1910.........	0,07	0,22	0,12	0,13	0,12

Mortalité par an et par 1 000 habitants.

Moyenne annuelle.	Rougeole.	Scarla-tine.	Coqueluche.	Diphté-rie.	Tub. pulmon.
Paris, 1887-1890......	0,55	0,10	0,19	0,70	4,37
— 1910...........	0,27 (1)	0,03	0,12	0,10	3,66
Ensemble des villes de France de plus de 10 000 h. 1887-90.	0,46	0,08	0,17	0,61	2,87
1910...	0,18	0,03	0,11	0,09	2,91

Décès par diarrhée et entérite au-dessous de deux ans, rapportés à 1 000 habitants.

Moy. annuelle.	Paris.	Villes de 100 à 600 000 hab.	Villes de 30 à 100 000 hab.	Villes de 20 à 30 000 hab.	Villes de 10 à 20 000 hab.	Villes de 5 à 10 000 hab.	Toutes villes au-dessus de 5 000 hab.
1887-1890	1,70	2,41	2,03	2,05	1,62	»	»
1891-1895	1,47	2,47	1,92	2,01	1,87	1,57	1,86
1896-1900 (2)	1,20	2,28	1,78	1,90	1,74	1,59	1,73
1901-1905	0,82	1,59	1,24	1.26	1,10	1,05	1,18
1906	0,78	1,67	1,38	1,21	1.32	1,15	1,26
1907	0,73	1,36	1,03	0,89	0,94	0,83	0.97
1908	0,69	1,37	1,06	1,04	1,04	0,95	1,02
1909	0,57	1,15	0,84	0,90	0,83	0,74	0,89
1910	0,52	1,11	0,84	0,81	0,81	0,78	0,81

(1) Année d'épidémie de rougeole. La moyenne des trois années précédentes est 0,18.

(2) Les chiffres des trois premières lignes ne sont pas tout à fait comparables à ceux des lignes suivantes ; ils sont un peu trop forts, parce que la rubrique a été modifiée à la suite d'une entente internationale ; avant 1901, la rubrique comprenait les décès par entérite, quel que soit l'âge.

On pourrait objecter que les diminutions, en ce qui concerne les maladies qui ne se voient guère que dans l'enfance, tiennent à la diminution de la natalité, qui a pour conséquence une diminution du nombre des enfants dans la population.

Mais la natalité n'a baissé que de 6 p. 100 (24,91, chiffre annuel moyen de 1887 à 1890; 18,10 en 1910), et cette cause ne peut contribuer que dans une très légère proportion à une diminution de mortalité qui atteint 70 p. 100 pour l'ensemble des maladies contagieuses. Ce sont donc bien les progrès de l'hygiène qui ont eu pour résultat cette baisse de mortalité.

La comparaison avec les pays voisins montre que nous occupons un bon rang (sauf pour la fièvre typhoïde) dans cette lutte contre la mortalité évitable. Voici les chiffres qui le prouvent :

Mortalité pour 1000 habitants (année 1907).

	France.	Allemagne.	Angleterre.
Fièvre typhoïde	0,13	0,04	0,06
Rougeole	0,10	0,18	0,32
Coqueluche	0,09	0,20	0,29
Scarlatine	0,04	0,18	0,09
Diphtérie	0,09	0,22	0,15
Diarrhée et entérite au-dessous de deux ans	0,78	1,59	»
Mortalité totale	20,24	18,02	15,00
Mortalité totale de 0 à 1 an	2,66	5,66	3,09

Le tableau suivant montre la mortalité plus spécialement rapportée aux âges qui nous occupent : il se rapporte aux villes françaises de plus de 30 000 habitants :

Mortalité par 1 000 individus de chaque groupe d'âge.		1886 à 1890.	1891 à 1895.	1896 à 1900.	1901 à 1905.
Diphtérie.......	0 à 1 an...	49,4	25,1	9,6	8,8
	1 à 19 ans.	19,6	13,9	4,2	4,0
Rougeole.......	0 à 1 an...	97,1	57,6	49,1	27,8
	1 à 19 ans.	13,5	7,6	6,7	4,3
Scarlatine......	0 à 1 an...	4,6	2,3	1,6	1,5
	1 à 19 ans.	1,8	1,5	1,2	0,9
Coqueluche.....	0 à 1 an ..	56,2	44,9	36,6	28,2
	1 à 19 ans.	3,1	2,6	2,0	2,0
Fièvre typhoïde.	0 à 1 an...	3,3	1,3	1,6	0,4
	1 à 19 ans.	7,2	4,4	3,7	2,4
Tuberculose....	0 à 1 an...	54,3	65,8	61,0	49,4
	1 à 19 ans.	23,4	25,6	24,1	22,3
Mortalité générale.........	0 à 1 an...	317,90	278,16	241,25	173,41
	1 à 19 ans.	14,91	12,69	10,23	8,79

Ces tableaux montrent la continuité des progrès obtenus. Il est à remarquer que la diminution est surtout marquée et des plus continue à Paris où, précisément, les efforts ont été le plus grands, mais la diminution est notable également pour les autres villes de France, et on peut espérer qu'elle y augmentera au fur et à mesure de la diffusion plus grande des connaissances d'hygiène infantile.

Les documents statistiques auxquels nous empruntons ces chiffres sont malheureusement muets sur les causes de mortalité dans les localités de moins de 5 000 habitants. Il est cependant certain qu'il y a beaucoup plus à faire encore dans les *campagnes* que dans les villes et que dans les centres industriels, parce que l'ignorance y est plus profonde. Comme la statistique des causes de décès n'existe pas dans les localités de moins de 5 000 habitants, on ne peut vérifier cette impression que d'une façon générale, par le chiffre même de la mortalité infantile. M. L. Cruveilhier a fait le relevé de la mortalité infantile de chaque département, en ce qui concerne les enfants de zéro à un an. Il a vu que les chiffres les plus élevés, relativement aux chiffres des naissances, s'observent dans le Lot, les

Basses-Alpes, la Lozère, l'Aveyron, la Sarthe et le Tarn-et-Garonne, départements cependant essentiellement agricoles et à basse natalité. Des départements très industriels comme la Gironde, la Loire-Inférieure, les Ardennes, la Côte-d'Or, le Pas-de-Calais, la Haute-Marne, le Rhône ont, au contraire, une mortalité de zéro à un an très faible. Le Nord, qui occupe le premier rang dans l'industrie, n'a que le vingt-sixième au point de vue de la mortalité du premier âge.

C'est donc plus encore dans les campagnes que dans les villes qu'il importe de répandre les saines notions d'hygiène infantile. Certains départements l'ont senti ; le département de l'Yonne est pourvu déjà d'un grand nombre de consultations de nourrissons dans de petits villages, consultations pour ainsi dire ambulantes et fonctionnant grâce au dévoûment de médecins des petites villes voisines. Mais cela ne suffit pas ; ce qui fait grand mal à beaucoup de départements agricoles, c'est le défaut d'application de la loi de 1902 sur l'hygiène publique. Comme de grandes facilités sont laissées aux départements dans cette loi, beaucoup en ont profité pour ne pas l'appliquer. La loi Roussel elle-même, beaucoup plus ancienne, n'est pas partout obéie comme il le faudrait ; puis elle ne s'occupe que de l'hygiène du tout premier âge et pour une certaine catégorie d'enfants. Le Parlement est en train d'étudier la réforme de la loi de 1902 et prépare, d'autre part, une loi pour assurer l'inspection médicale des écoles et l'hygiène scolaire. Il est permis d'espérer beaucoup de l'esprit nouveau qui inspire ces nouvelles lois.

Mais, plus que sur des lois coercitives, on peut compter beaucoup sur la bienfaisante floraison de nombreuses œuvres, qui toutes, soit par l'exemple, soit par l'enseignement, ont pour effet de vulgariser dans toutes les classes de la société les connaissances nécessaires pour pouvoir, d'étape en étape, arriver à transformer le nouveau-né débile, faible, désarmé, en un homme ou une femme robuste, respirant la force et la santé, et tout prêt à son tour à faire souche d'enfants sains et forts.

Nous allons passer en revue rapidement dans les paragraphes suivants, d'abord les œuvres privées d'hygiène sociale infantile, puis les lois, règlements et administrations publiques concernant l'hygiène de l'enfance.

B. — ŒUVRES PRIVÉES.

MUTUALITÉS MATERNELLES. — C'est dès le sein de sa mère que l'enfant doit ressentir les effets d'une bonne hygiène. Les mutualités maternelles, dont M. Poussineau a été l'organisateur, sont des sociétés d'assistance mutuelle permettant à la mère de prendre le repos nécessaire dans les derniers temps de la grossesse et dans le mois qui suit les couches, en lui assurant une allocation suffisante pour cesser le travail pendant cette période. En outre, les sociétés de mutualité maternelle fournissent à leurs adhérentes gratuitement les soins du médecin ou de la sage-femme pendant toute la durée des couches et des facilités pour l'acquisition du trousseau et de tous objets nécessaires. Des dames visiteuses viennent conseiller les mères et surveiller les premiers temps de l'allaitement. L'allaitement maternel est encouragé par des allocations particulières, et les relations de ces sociétés avec les œuvres s'occupant du nourrisson procurent ultérieurement toutes les facilités pour l'élevage de celui-ci.

Le fonctionnement des mutualités maternelles est assuré par une cotisation annuelle minime (3 francs) demandée aux adhérentes, de façon à ce que les secours alloués n'aient pas l'air d'une assistance et qu'ainsi aucun respect humain n'empêche d'y adhérer. En réalité, les dons, les cotisations de membres honoraires et les allocations de l'État et des communes viennent heureusement s'ajouter aux cotisations des membres de façon à permettre des secours vraiment efficaces.

Il faut rapprocher de ces œuvres, d'autres analogues, mais qui ont plus un caractère d'assistance, telles que les *Œuvres de charité maternelle,* les *Œuvres d'encouragement à l'allaitement maternel,* l'*Œuvre des layettes,* l'*Œuvre des berceaux,* etc.

CONSULTATIONS DE NOURRISSONS. — Elles sont annexées aux services d'accouchements des hôpitaux, grâce à l'initiative du professeur Budin à la Charité en 1892. Auparavant, les femmes et leurs enfants de la clientèle hospitalière échappaient à la surveillance médicale, une fois la période de couches terminée. Elles n'y retombaient qu'en se présentant aux consultations des hôpitaux, alors que l'enfant était souvent déjà très atteint par la gastro-entérite, l'athrepsie, voire le choléra infantile. Actuellement, les mères accouchées dans les hôpitaux ramènent toutes les semaines leurs enfants à la consultation de nourrissons. On les y retient par des allocations de vêtements d'enfants, ou de bons d'aliments. On y encourage l'allaitement maternel, et ce n'est qu'en cas de baisse irrémédiable du lait qu'il est fait aux femmes des distributions journalières de lait soxhlétisé. Cette méthode a été généralisée à toute la France, grâce à la propagande à laquelle Budin s'est dévoué jusqu'à la mort. En souvenir du maître a été créée à Paris la consultation de nourrissons-modèle connue sous le nom de Fondation Budin.

Gouttes de lait. — Elles permettent de fournir aux femmes qui sont obligées de recourir à l'allaitement mixte ou à l'allaitement-artificiel un lait convenablement stérilisé, ainsi que des conseils sur le mode d'administration et une surveillance médicale de la santé de l'enfant. Le type de ces gouttes de lait est celle qui a été fondée à Fécamp par le Dr Dufour, ainsi que la goutte de lait de Belleville, dirigée par le Dr Variot. Citons aussi à Paris la clinique du

Dr de Rothschild à Montmartre, et la goutte de lait du Point du Jour dirigée par le Dr Aviragnet. Les départements ont aussi de nombreuses gouttes de lait. D'après le relevé d'Ausset, il n'y avait plus en France, au 31 décembre 1907, que 20 départements dépourvus de consultation de nourrisson ou de goutte de lait. Dans la Seine, le Nord, le Pas-de-Calais, l'Yonne, etc., elles sont très multipliées.

CRÈCHES. — Les crèches ont été fondées en 1844 par Marbeau, pour permettre aux mères d'y déposer leurs enfants pendant les périodes de la journée où elles sont astreintes au travail, et de les reprendre dans les intervalles. Les résultats, au point de vue de la santé des enfants, ont été longtemps peu encourageants, à cause de la fréquence des maladies contagieuses dans ces agglomérations d'enfants qui tous retournaient chaque soir dans un milieu différent. La gastro-entérite y était fréquente, et les hôpitaux recueillaient trop souvent de navrantes épaves venues des crèches. Dans ces dernières années, les progrès de la puériculture et les efforts des médecins des crèches ont modifié dans la plupart d'entre elles cet état de choses, et elles donnent maintenant des résultats très satisfaisants. Des industriels ont annexé des crèches à leurs ateliers et accordé aux mères des interruptions de travail toutes les trois heures, suffisantes pour qu'elles puissent aller donner le sein à leur enfant. Ainsi est facilitée la prolongation de l'allaitement maternel, ou au moins de l'allaitement mixte.

La *Société des crèches*, dont M. Comby dirige le service médical, entretient à Paris une douzaine de crèches, qui rendent de grands services. Des crèches municipales ont en outre été installées dans la plupart des arrondissements. Il existe à l'heure actuelle 445 crèches en France, dont 67 à Paris et 44 dans la banlieue.

Crèches permanentes et pouponnières. — La crèche permanente est celle où l'enfant est gardé constamment, au lieu d'être rendu chaque soir à sa mère. On comprend que cette variété de crèche permet de se garer beaucoup plus facilement des maladies contagieuses et d'assurer avec beaucoup plus de sécurité l'hygiène de l'enfant. Mais elle oblige à renoncer à l'allaitement maternel mixte. La crèche permanente devrait partout se transformer en pouponnière. On emploie ce nom pour désigner un type particulièrement heureux de crèches permanentes qui permet d'élever au sein les enfants qui y sont gardés, tout en laissant cependant aux nourrices leurs propres enfants. Cette organisation a l'heureux effet d'éviter à peu près complètement les maladies contagieuses. Le prototype de cette sorte de crèches a été le *pavillon des débiles de la Maternité de Paris*, où, depuis 1892, sont reçus à demeure des enfants trop faibles pour pouvoir être heureusement élevés au biberon, et qui reçoivent le sein de nourrices dont les propres enfants, plus forts et plus âgés, sont à l'allaitement mixte, mi-sein maternel, mi-biberon ; cette méthode, instituée d'abord pour les débiles, a été généralisée avec un grand succès à la *pouponnière de Porchefontaine*. On y reçoit pour les élever au sein, pour une somme de 50 francs par mois, des enfants que leurs mères ne peuvent pas conserver près d'elles (enfants de domestiques, d'employées). On y reçoit, d'autre part, en les payant, des femmes avec enfants qui nourrissent, outre leur propre enfant, un des enfants payants. Quand les enfants des nourrices deviennent assez forts, on les met à l'allaitement mixte. Les nourrices reçoivent des leçons de couture qui leur permettent, à leur sortie, de gagner leur vie tout en conservant avec elles leurs enfants.

Terrains de jeux. — Grâce à l'initiative du Dr Ancelet, il a été installé à Montrouge un terrain approprié pour les jeux des jeunes enfants, qui y trouvent du sable propre et fréquemment renouvelé ; ils ne risquent pas de s'y contaminer comme quand ils jouent dans les squares publics, où viennent d'autre part s'asseoir des tuberculeux. Pour les enfants plus grands et les adolescents, le conseil municipal de Paris a fait établir de beaucoup plus vastes terrains de jeux où ils peuvent se livrer aux sports appropriés à leur âge.

ÉCOLES. — *Écoles maternelles.* — Beaucoup d'écoles publiques, surtout dans les villes, ont comme annexe une école maternelle qui reçoit les enfants de deux à cinq ou six ans. Il s'agit naturellement beaucoup moins à cet âge d'instruire les enfants que de les éduquer, de leur donner de bonnes habitudes, de les soigner même, à défaut des parents, négligents ou inintelligents. Des *cantines scolaires* sont annexées aux écoles publiques et fournissent aux enfants un bon repas de midi pour une somme de 15 centimes, qu'on n'exige pas des plus malheureux. Des *caisses des écoles* permettent de fournir à ces derniers, outre un repas, des galoches, des tricots et des objets de première nécessité. Il est à désirer, ce qui n'est pas fait partout, que les cantines scolaires ne donnent pas aux enfants des écoles maternelles la même alimentation qu'aux enfants au-dessus de sept ans de l'école publique voisine, comportant du vin et de la viande.

Écoles de plein air. — Pour les enfants chétifs, malingres, entachés d'hérédité tuberculeuse, ou même porteurs d'adénites tuberculeuses, mais pas assez malades pour relever du sanatorium, on a créé des écoles de plein air, les unes municipales comme l'école du Vernay créée en 1907 par la ville de Lyon, les autres privées comme l'école des Roches, le collège de Normandie. L'emploi du temps comporte un temps d'étude restreint, environ trois ou quatre heures par jour, et, dans l'intervalle, des heures d'exercices réglés, avec courtes périodes de repos. L'enfant, même menacé de tuberculose, ne peut, comme l'adulte, faire des périodes prolongées de chaise longue. Grancher a défini le régime que doivent adopter ces écoles par la formule : double ration d'air, double ration de nourriture, demi-ration de travail. Quand le temps le permet, les classes elles-mêmes seront faites en plein air. Les dortoirs seront aérés en permanence.

Colonies de vacances. — M. et Mme Lorriaux fondèrent en 1881 l'*Œuvre des Trois semaines*, qui permet d'envoyer trois semaines à la campagne ou au bord de la mer les enfants anémiques ou malingres pendant les vacances. Les heureux résultats ainsi obtenus ont amené la création de nombreuses œuvres semblables, et un très grand nombre d'écoles publiques et privées organisent à présent des *colonies de vacances*. Les enfants rentrent de la campagne avec une amélioration notable de la santé générale, dont témoignent l'augmentation du poids et celle du périmètre thoracique.

Voyages et sports. — Pour les enfants plus grands et plus robustes, des *voyages scolaires* et des *campements de plein air* ont été organisés avec d'heureux résultats. Le Touring-Club, le Club alpin ont encouragé ces tentatives, en fondant des sections scolaires, grâce auxquelles on développe chez les enfants et les adolescents le goût du grand air et du sport, en y joignant la formation du caractère et des facultés d'endurance, de discipline et de *self-control*.

Œuvres de préservation de la tuberculose. — Une œuvre de grand air qui a un caractère spécial est celle fondée par Grancher sous le nom d'*Œuvre de préservation de l'enfance contre la tuberculose*. Tandis que les précédentes font bénéficier quelque temps les citadins des bienfaits du grand air, celle-ci transforme complètement les enfants de ville en enfants de campagne. Elle s'adresse aux enfants de tuberculeux pour qui la cohabitation avec un père ou une mère bacillifère est un danger et les place chez des paysans qui les reçoivent et les élèvent, moyennant une petite rétribution, comme ils feraient de leurs propres enfants. Malgré la lourde hérédité des pupilles de l'œuvre, la tuberculose, grâce à cette transplantation, est exceptionnelle.

HÔPITAUX. — De grands progrès ont été réalisés dans les hôpitaux. Il y a une trentaine d'années, la lutte contre les maladies contagieuses n'avait pas été organisée dans les hôpitaux d'enfants, et on pouvait dire avec quelque raison que les enfants y mouraient, non de la maladie pour laquelle on les y avait amenés, mais de celles qu'ils prenaient à l'hôpital, au contact des autres malades. Actuellement les contagions intérieures dans les hôpitaux parisiens sont réduites au minimum par la création des pavillons d'isolement, et surtout par celle des box particuliers, et par les soins d'antisepsie médicale, selon les méthodes dont Grancher a été l'initiateur et que nous avons exposées dans un chapitre antérieur. Un service de triage des enfants suspects, organisé aux consultations où se pressent journellement plus d'une centaine d'enfants malades, empêche également les contagions qui résultaient de cette promiscuité. Les consultations des hôpitaux d'enfants fonctionnent à Paris comme de véritables dispensaires, distribuant aux malades les médicaments et au besoin les secours en argent ou en nature qui leur sont nécessaires.

Les chiffres suivants montrent l'importance de ces dispensaires des hôpitaux d'enfants. Ils se rapportent uniquement aux consultants *nouveaux*, les enfants venant à plusieurs reprises n'étant comptés que pour une unité (année 1909) :

Hôpitaux.	Médecine.	Chirurgie.	Laryngologie.	Ophtalmologie.	Dents.	Électroradiologie.
Enfants malades.	12 824	33 590	7 850	5 990	875	2 760
Bretonneau.....	19 346	34 095	711	»	638	1 577
Trousseau......	14 285	19 968	2 142	»	690	3 468
Hérold	16 152	»	»	»	565	»
Enfants assistés.	1 840	1 085	631	1 082	579	491
Saint-Louis (annexe Grancher).	5 271	11 029	»	»	»	»

Voici maintenant les chiffres des malades hospitalisés (1909) :

Hôpitaux.	Médecine.	Chirurgie et ophtalmologie.
Enfants malades...............	6 527	2 496
Bretonneau....................	3 306	1 476
Trousseau.....................	4 589	1 699
Hérold	3 450	»
Saint-Louis (annexe Grancher).	669	1 197

Il faut y ajouter les *maisons de convalescence* de La Roche-Guyon (garçons), d'Épinay (filles), de Brévannes (contagieux), de Médan (nourrissons).

Tous ces hôpitaux dépendent de l'*Administration de l'Assistance Publique à Paris*. Il faut y ajouter les *hôpitaux privés*, dont deux : l'*hôpital Pasteur*, annexé à l'Institut Pasteur, et l'*hôpital Saint-Joseph*, possèdent des installations modèles pour le traitement des maladies contagieuses infantiles.

Hôpitaux et sanatoriums marins. — Sur toute l'étendue de nos côtes ont été fondés des hôpitaux et des sanatoriums marins, les uns gratuits, et dépendant soit de l'Assistance publique de Paris, soit des départements ou des administrations hospitalières des grandes villes de France, les autres privés, et payants, mais mis à portée de toutes les bourses grâce à des organisations variées :

Sanatorium du Nord à Zuidecoote (Nord)....	400	lits.
Hôpital maritime de Berck (A. P. de Paris)..	900	—
— Cazin-Perrochaud à Berck (privé)....		
— Rothschild à Berck (privé)..........	100	—
— Bouville-Baillet à Berck (privé)......	125	—
— Parmentier à Berck (privé)..........	125	—
— de Pen-Bronn (privé)...............	300	—
Sanatorium de Saint-Trojan (Œuvre des hôpitaux marins).............................	160	—
Sanatorium de Fouras (ville de Rochefort)..	23	—
— de Royan (privé)................	25	—
— d'Arcachon (privé)..............	231	—
— de Moulleau (privé et gratuit)...	200	—

Sanatorium du Cap-Breton (Landes)	60	lits.
— d'Hendaye (A. P. de Paris)	600	—
— de Banyuls	200	—
— du Lazaret à Cette	400	—
Hôpital Dollfus à Cannes	45	—

Dispensaires pour enfants. — Outre les dispensaires des hôpitaux, existent des dispensaires privés pour enfants qui rendent de grands services en soulageant les consultations des hôpitaux, et qui permettent de suivre les enfants mieux que l'affluence des consultants ne permet de le faire dans les hôpitaux d'enfants.

Sanatoriums d'altitude. — Ils permettent de traiter par l'*héliothérapie* les tuberculoses locales, lesquelles sont remarquablement modifiées par ce traitement. Ils ont toutefois moins de raison d'être en France, où l'héliothérapie peut facilement être combinée à la cure marine, dans les hôpitaux marins de la Côte d'Azur et de la Côte d'Argent, que dans les pays du nord où il faut monter au-dessus des nuages pour trouver le soleil.

Outre les œuvres que nous venons de signaler, nous devons mentionner ici les groupements qui s'occupent de l'étude de l'hygiène infantile et qui donnent aux groupements précédents des indications théoriques et pratiques précieuses sur les meilleurs procédés qu'ils doivent mettre en œuvre.

La *Ligue contre la mortalité infantile,* fondée par Budin en 1902, pour servir d'intermédiaire entre les œuvres nombreuses s'occupant des enfants du premier âge. Elle a publié sur les questions d'alimentation lactée et d'hygiène des nourrissons des rapports très instructifs.

La *Ligue française pour l'hygiène scolaire,* fondée par le Dr Mathieu, groupe des médecins, des professeurs, des instituteurs et des parents d'élèves, et étudie les questions de programme et de régime dans les lycées et écoles.

Elle a organisé le récent *Congrès international d'hygiène scolaire.*

L'*Union des Associations des parents d'élèves* que préside le Dr Gallois poursuit les mêmes buts avec une application pratique plus directe et plus immédiate.

La *Société de pédiatrie de Paris*, fondée en 1898 par les médecins et chirurgiens des hôpitaux parisiens d'enfants, est une société scientifique pour l'étude de la médecine infantile et de l'hygiène infantile. Elle tient ses séances tous les seconds mardis du mois à l'hôpital des Enfants-Malades, à Paris. Elle a provoqué la création d'une *Association française de pédiatrie* qui se réunit en congrès tous les ans, dans une ville de France, et d'une *Association internationale de pédiatrie*, qui tient son congrès tous les trois ans.

Enseignement de l'hygiène infantile. — Il n'y a pas, dans nos Facultés, d'enseignement spécial de l'hygiène infantile. Cet enseignement est toutefois assuré suffisamment dans la plupart des Facultés par les soins des professeurs de clinique médicale infantile. Mais il est pénible de constater qu'il y a encore en France deux Facultés et plusieurs écoles de médecine où n'existe pas de professeur titulaire de médecine infantile.

A Paris, l'enseignement de l'hygiène infantile, au moins pour le premier âge, est en outre assuré par les conférences faites à la *Fondation Budin* par le Dr Aviragnet, par celles de l'*Institut municipal de puériculture* à l'hôpital des Enfants-Assistés (Dr Variot) ; il est donné en outre à *Porchefontaine* (Dr Raimondi) un enseignement pratique de puériculture aux élèves de l'école normale d'institutrices, sur le modèle de celui que le Dr Mercier a créé en 1905 à la *crèche-école* de Tours, pour les élèves de l'école primaire supérieure ; de nombreuses conférences privées sont en outre organisées par de nombreuses sociétés, sans parler de l'enseignement clinique journalier donné aux étudiants dans les hôpitaux d'enfants

C. — LOIS, DÉCRETS ET MESURES ADMINISTRATIVES CONCERNANT L'HYGIÈNE DE L'ENFANCE.

Lois, décrets et mesures administratives relatives à la protection des enfants du premier âge.

Loi du 23 décembre 1874, relative à la protection des enfants du premier âge, et en particulier des nourrissons. — Règlement d'administration publique du 23 février 1877, déterminant l'organisation du service de surveillance institué par la loi du 23 décembre 1874.

Cette loi est plus connue sous le nom de Loi Th. Roussel, du nom de son promoteur. Elle institue un service de surveillance sur tout enfant âgé de moins de deux ans qui est placé moyennant salaire en nourrice, en sevrage ou en garde, hors du domicile de ses parents. Ce service se compose : 1° d'un *comité supérieur de protection des enfants du premier âge*, siégeant au ministère de l'Intérieur ; 2° de *comités départementaux de protection des enfants du premier âge*, comprenant deux conseillers généraux, l'inspecteur du service des Enfants assistés, un médecin membre du conseil départemental d'hygiène publique, et cinq membres nommés par le préfet ; 3° de *commissions locales* instituées dans les communes où le besoin s'en fait sentir, comprenant le maire, président, deux mères de famille et un certain nombre de membres nommés par le préfet. Dans les communes où il n'y a pas de commission locale, le maire en exerce les pouvoirs ; 4° de *médecins inspecteurs* chargés de visiter une fois au moins par mois chaque enfant de leur circonscription et, en cas de besoin, de lui assurer les soins médicaux ; ils transmettent au maire les résultats de leur visite. Les commissions locales, ou à défaut les maires, peuvent, après avis du médecin inspecteur, retirer l'enfant à la nourrice, sevreuse ou gardeuse, en en rendant compte au préfet dans les vingt-quatre heures, et en avertissant les parents. Chaque année le médecin inspecteur local adresse au préfet un rapport sur l'état général de la circonscription ; le préfet le communique au comité départemental ; l'inspecteur départemental du service des Enfants assistés adresse chaque année au ministr de l'Intérieur un rapport sur l'exécution du service dans e département. Le ministre de l'Intérieur communique ces documents au comité supérieur de protection des enfants du premier âge et à *l'Académie de médecine*. La *Commission d'hygiène de l'enfance* de l'Académie de médecine (1) adresse chaque année au ministre de l'Intérieur un rapport sur les documents qui lui sont communiqués et propose au ministre des récompenses pour les personnes qui se sont dévouées à faciliter l'application de la loi.

Le service de protection des enfants du premier âge, grâce à la surveillance des nourrices par les médecins inspecteurs, a certainement sauvé de nombreuses vies d'enfants. Longtemps incomplète dans certains départements, l'organisation prévue par la loi est maintenant à peu près parachevée. Dans certains départements, le zèle des médecins et des administrations a même dépassé les prescriptions de la loi et permis une surveillance plus constante des enfants, qui a tout de suite porté ses fruits.

Loi du 6 avril 1910, interdisant la vente et l'importation des biberons à tube.

Cette loi, votée sur l'initiative du sénateur Strauss, punit d'une amende de 25 à 100 francs et, en cas de récidive, d'un emprisonnement de huit jours à un mois, la vente ou l'importation des biberons à tube et ordonne la saisie de ces biberons.

(1) On sera étonné d'apprendre que, sur six membres, cette commission comprend seulement deux pédiatres, dont un chirurgien. Cela tient à ce que, sur les onze sections dont se compose l'Académie de médecine, il n'y a pas de section de médecine infantile ; cette branche de la médecine n'était pas suffisamment constituée à l'état de spécialité bien spécifiée, quand l'Académie a reçu, en 1820, son organisation actuelle. C'est pourquoi il n'y a à l'Académie, sur 110 membres, que deux pédiatres médecins et un pédiatre chirurgien. C'est d'autant plus regrettable que, outre ses fonctions de haute société savante, l'Académie de médecine a des fonctions administratives, que celles-ci ont trait surtout à la médecine infantile et à l'hygiène infantile, et s'exercent par trois commissions permanentes : des épidémies, de la vaccination, et de l'hygiène infantile, où la médecine finantile devrait être largement représentée.

Décret du 2 mai 1897, arrêté du 20 mai 1897, et circulaires du ministre de l'Intérieur du 28 février 1903 et 22 décembre 1903.

Nulle crèche n'est ouverte qu'avec l'autorisation du préfet qui vérifie si les conditions d'hygiène et si le personnel sont suffisants. Il doit y avoir au moins une gardienne pour six enfants de moins de dix-huit mois, et une pour douze enfants de dix-huit mois à trois ans. La crèche doit comporter une salle d'allaitement, pour les mères désireuses de continuer l'allaitement au sein des enfants dont elles doivent se séparer une partie du jour. Le préfet a le droit de faire visiter les crèches par ses délégués et de les faire fermer si, par installation défectueuse ou défaut de soins, la crèche met en danger la vie des enfants.

Circulaire du ministre de l'Intérieur du 25 mai 1904.

Elle prévoit les conditions d'installation et de fonctionnement des consultations de nourrissons et gouttes de lait.

Lois, décrets et mesures administratives relatives à la vaccination.

Loi du 19 février 1902, relative à la protection de la santé publique. — Décret du 27 juillet 1903, relatif au service de la vaccination.

La loi de 1902 rend obligatoire la vaccination antivariolique au cours de la première année de la vie, ainsi que la revaccination au cours de la onzième et de la vingt et unième année.

À cet effet, les municipalités établissent chaque année les listes de première vaccination, de première revaccination et de deuxième revaccination. La liste de première vaccination comprend tous les enfants de plus de trois mois et de moins d'un an résidant dans la commune, plus les enfants plus âgés qui n'ont pu être vaccinés antérieurement pour une raison quelconque ou pour qui une première tentative de vaccination n'aurait pas été suivie de succès.

La liste de première revaccination comprend tous les enfants résidant dans la commune entrés dans leur onzième année et qui n'ont pas encore subi de revaccination.

La liste de deuxième revaccination comprend toutes les personnes qui se trouvent au cours de leur vingt et unième année et résident dans la commune.

Dans chaque département, le préfet nomme les médecins, sages-femmes et autres agents du service de la vaccine. Dans chaque commune, les séances de vaccination gratuite et les séances de revision des résultats de ces opérations sont annoncées par voie d'affiches. Les parents ou tuteurs sont tenus, sous peine d'amende. d'envoyer leurs enfants aux séances de vaccination et de revision. Ils peuvent satisfaire à cette obligation en envoyant un certificat de vaccination ou de revaccination avec la date et le résultat de ces opérations, délivré par le médecin ou la sage-femme qui les aura pratiquées.

A l'issue des opérations vaccinales, le maire envoie copie des listes de vaccinations et de revaccinations au sous-préfet qui les transmet au préfet, qui les transmet au ministre de l'Intérieur, qui les transmet à l'Académie de médecine. L'Académie établit annuellement un rapport exposant le fonctionnement et les résultats des opérations vaccinales et indiquant le nombre de vaccinations et revaccinations pratiquées.

En fait, les prescriptions de la loi ne sont pas obéies avec rigueur; la vaccine est, il est vrai, assez entrée dans les mœurs pour que la très grande majorité des enfants de la première année n'y échappent pas ; on ne peut guère en vouloir aux parents de ne pas le faire dans la forme exigée par la loi, et de le faire sans fournir le certificat prescrit. A l'âge scolaire, la très grande majorité des enfants subit la première revaccination, mais parce que cela est exigé pour suivre les établissements scolaires. A vingt et un ans, les jeunes soldats subissent la seconde revaccination en arrivant au régiment. Il est certes à désirer que la loi soit mieux obéie. Ce qui en prouve la nécessité, c'est que la morbidité et la mortalité varioliques frappent deux et trois fois plus les femmes que les hommes, parce que ces derniers sont astreints la plupart à la deuxième revaccination faite au régiment, tandis que les femmes y échappent. On doit donc souhaiter que les dispositions bienfaisantes de la loi relatives à la vaccination obligatoire soient davantage portées à la connaissance du public, qui peu à peu s'habituera à s'y conformer.

Lois, décrets et mesures administratives relatives à la prophylaxie des maladies infectieuses.

Loi du 15 février 1902, relative à la protection de la santé publique, modifiée par les lois des 7 avril 1903, 29 janvier 1906 et 22 juin 1906. — Décrets du 10 février 1903 fixant la liste des maladies auxquelles sont applicables les dispositions de cette loi et le mode de déclaration. — Décret du 10 juillet 1906 portant règlement d'administration publique sur les conditions d'organisation et de fonctionnement du service de désinfection.

Cette loi institue la déclaration à l'autorité publique des cas de maladies transmissibles. La déclaration est obligatoire ainsi que la désinfection pour la fièvre typhoïde, la variole et la varioloïde, la scarlatine, la rougeole, la diphtérie, l'ophtalmie des nouveau-nés. La déclaration est facultative pour la tuberculose pulmonaire, la coqueluche, la grippe, la pneumonie et la bronchopneumonie, l'érysipèle, les oreillons, la teigne, la conjonctivite purulente. La déclaration est faite à la fois au maire et au sous-préfet (à Paris, elle est faite au préfet de police). Les mesures de désinfection sont mises à exécution, dans les villes de 20 000 habitants et au-dessus, par les soins de l'autorité municipale, et dans les communes de moins de 20 000 habitants par les soins d'un service départemental.

Le service départemental est sous la direction d'un inspecteur départemental d'hygiène publique et sous le contrôle d'un conseil d'hygiène départemental composé de deux conseillers généraux élus par leurs collègues, deux médecins civils, un médecin militaire, un pharmacien, l'ingénieur en chef du département, l'architecte départemental, un vétérinaire, et le préfet, président. Le département est divisé en plusieurs circonscriptions (répondant en général aux arrondissements), dont chacune est pourvue d'une commission sanitaire présidée par le sous-préfet et comprenant au moins un médecin, un pharmacien, un vétérinaire et un architecte, et d'un ou plusieurs postes de désinfection, dont les sièges sont fixés de telle sorte qu'il ne faille pas plus de six heures pour se rendre de ce siège dans les diverses communes qu'il est appelé à desservir. Un des membres de la commission sanitaire, délégué par elle, dirige le service de désinfection.

Dans les communes de plus de 20 000 habitants, et dans les stations thermales, le service sanitaire est organisé par la municipalité. Il se compose d'un bureau d'hygiène, dirigeant un ou plusieurs postes de désinfection. Le préfet vérifie si ce service est organisé conformément aux décrets et règlements, et l'organise d'office si la municipalité ne prend pas les délibérations nécessaires.

Quand la déclaration obligatoire d'une maladie transmissible est parvenue au maire ou au sous-préfet, celui-ci informe le poste de désinfection qui envoie un agent au lieu où se trouve le malade. L'agent remet une note prescrivant les mesures de désinfection à prendre pendant le cours de la maladie, concernant essentiellement la désinfection des linges contaminés et souillés et des déjections et excrétions, et il en contrôle l'exécution. Il rappelle l'obligation de désinfection imposée par la loi, les pénalités prévues par la loi et le tarif de la désinfection. Ce tarif est uniforme quels qu'aient été le nombre et la durée des opérations de désinfection. Cette taxe ne peut dépasser un maximum fixé d'après le loyer, variant de 1 p. 100 du loyer à Paris à 3 p. 100 dans les campagnes, et ne pouvant dépasser 30 francs par pièce soumise à la désinfection. Elle n'est pas perçue quand il s'agit d'indigents.

Telle est cette loi, excellente dans ses intentions, mais qui, en fait, a fait faillite. Cette constatation n'est pas de moi, c'est celle de hautes personnalités de l'hygiène publique. Dans une dizaine de départements, la loi n'a reçu aucun début d'exécution, les conseils généraux n'ayant pas pris les délibérations nécessaires et n'ayant voté aucun crédit. Dans un certain nombre d'autres, les conseils généraux ont cherché à exécuter la loi avec le moins de frais possible et ont chargé des fonctions d'inspecteur départemental d'hygiène des fonctionnaires départementaux non médecins, acceptant ces fonctions par surcroît de leurs fonctions administratives et n'ayant ni les connaissances nécessaires pour pouvoir prendre les mesures voulues selon les circonstances, ni l'autorité pour les faire accepter. En sorte que l'exécution de la loi a été le plus souvent automatique et dépourvue d'à-propos, de tact, d'intelligence et d'efficacité. Dans les grandes villes et en particulier à Paris, le service a été, il est vrai, très complètement organisé; mais, dans le détail des opérations, il a été impossible, à cause de la multiplicité des opérations de désinfection, d'en confier l'exécution à des personnes compétentes ; elle est faite par des équipes de manœuvres qui emploient indistinctement et constamment les mêmes procédés, sans distinction de genre de maladie, ni de circonstances. Si bien que les médecins, loin de trouver une aide dans les agents d'exécution de la loi, sont au contraire très souvent contrariés et contredits dans l'exécution des mesures qu'ils ont prises pour éviter les contagions. Aussi beaucoup ont-ils renoncé, quels que soient les ennuis qui puissent leur en advenir, à déclarer celles des maladies contagieuses dont ils peuvent assurer la prophylaxie sans avoir recours au service de désinfection. Dans la plupart des cas (rougeole, varicelle, coqueluche), celui-ci ressemble à l'homme qui envoie un pavé pour écraser une mouche. Ces défauts dans l'exécution de la loi sont aujourd'hui reconnus par les administrations elles-mêmes chargées de l'appliquer. Une refonte de la loi de 1902 est en ce moment à l'étude devant le Parlement : la commission d'hygiène et d'assistance de la Chambre a mis sur pied un projet de nouvelle loi dont M. Gilbert Laurent est le rapporteur.

Projets de loi et mesures administratives concernant l'hygiène des établissements scolaires.

La loi du 30 octobre 1886 instituait une *inspection départementale* des écoles, exercée par des *médecins inspecteurs départementaux* ou *communaux*. Cette loi n'a reçu d'application que dans quelques grandes villes, mais une nouvelle loi, dont le rapporteur est le Dr Doizy, est en ce moment élaborée par la Commission d'hygiène publique de la Chambre. Le projet de loi du rapporteur établit dans chaque département des médecins inspecteurs des écoles chargés d'assurer l'hygiène des écoles et des écoliers dans une circonscription comprenant en moyenne 500 enfants. La direction du service est centralisée à la préfecture par un *médecin directeur de l'hygiène scolaire*, appointé par le département et qui doit se confiner dans l'exercice de ses fonctions publiques. Ces fonctions se confondront avec celles de directeur du service départemental d'hygiène partout où celui-ci est un médecin. Les médecins scolaires seront nommés sur titres, ou par le concours si un des candidats à une place vacante le demande.

Une disposition heureuse de la future loi est de permettre aux communes qui ont déjà institué une organisation d'inspection médicale scolaire jugée suffisante de la conserver sans être obligées d'y faire des modifications pour la rendre conforme à la loi. A Paris, l'*inspection médicale scolaire* existe depuis les arrêtés préfectoraux du 13 juin 1879 et du 15 décembre 1883. Elle vient d'être réorganisée sur le rapport du Dr Guibert au conseil municipal. Le recrutement par voie de concours est adopté, et les résultats sont assez satisfaisants pour qu'il soit heureux qu'il ne soit pas touché par la future loi à cette organisation.

D. — SERVICES PUBLICS INTÉRESSANT L'HYGIÈNE DE L'ENFANCE.

Ministère de l'Intérieur.

Direction de l'Assistance et de l'Hygiène publique.

Premier bureau. — ÉTABLISSEMENTS NATIONAUX DE BIENFAISANCE; SERVICES DES ALIÉNÉS, AVEUGLES ET SOURDS-MUETS. — Ce bureau a dans ses attributions l'Institution nationale des jeunes aveugles à Paris, et les Institutions nationales des sourds-muets et sourdes-muettes à Paris, Bordeaux et Chambéry. Il a sous son contrôle les établissements départementaux, communaux ou privés d'assistance ou d'enseignement professionnel ou technique aux jeunes aveugles et sourds-muets.

Deuxième bureau. — Services de l'enfance. — Ce bureau a sous son contrôle :

1º Le *service des enfants assistés* ;

2º Le *service de protection des enfants du premier âge,* tel qu'il a été organisé par la loi Roussel (Voy. p. 387). Les crédits affectés à ce service en 1909 montent à 1686 349 francs, dont 839 933 francs fournis par l'État et 846 416 francs fournis par les départements ;

3º Les rapports avec les *œuvres départementales, communales ou privées en faveur de l'enfance* (orphelinats, dispensaires, œuvres antituberculeuses, crèches, gouttes de lait et consultations de nourrissons, sociétés de charité maternelle, etc.).

Ces rapports comprennent : le contrôle du fonctionnement de ces établissements au point de vue de l'hygiène et de la santé des enfants ; la reconnaissance des œuvres privées comme œuvres d'utilité publique, et les autorisations pour elles d'accepter les dons ou les legs qui peuvent leur être faits ; la répartition du crédit de 600 000 francs ouvert au budget pour subventions aux œuvres en faveur de l'enfance. On aura une idée du nombre des œuvres qui participent à cette subvention quand on saura que leur liste comprend 32 pages in-4º.

Troisième bureau. — Ce bureau a parmi ses attributions le contrôle des hôpitaux et hospices communaux ou privés.

Quatrième bureau. — Salubrité publique.

Cinquième bureau. — Prophylaxie et épidémies. — Ce bureau a le contrôle des *services départementaux d'hygiène et des services de désinfection* Voy. p. 391).

Il fonctionne en outre au ministère de l'Intérieur un

comité supérieur de protection des enfants du premier âge, et un *conseil supérieur d'hygiène publique de France,* dont le ministre prend l'avis pour les questions relevant de leur compétence.

E. — CONCLUSIONS.

Nous avons. tenu dans un livre consacré à l'hygiène de l'enfance, à donner une idée des tentatives faites par l'État pour organiser des services publics d'hygiène en faveur de l'enfance. Nous avons cité les lois, décrets et mesures administratives prises dans ce but. Nous avons vu que très souvent les résultats n'ont pas répondu aux excellentes intentions des législateurs et des administrateurs, bien qu'ils se soient donné pour but d'imposer des mesures reconnues désirables par les .autorités savantes les plus qualifiées. En fait, seuls ont été susceptibles d'application les lois ou décrets qui se bornaient à codifier des mesures qui pénétraient déjà dans la population grâce aux progrès des mœurs. Les lois et décrets qui, dans une excellente intention, cherchaient à imposer des mœurs hygiéniques dont l'utilité était encore mal connue des particuliers, ont échoué, un peu à cause de la résistance des portions les moins éclairées de la population, mais beaucoup aussi parce que ces mesures étaient mal comprises et inintelligemment appliquées et imposées par des agents d'exécution qui, ne comprenant pas la portée des mesures prises, se tiennent à la lettre des instructions administratives et non à leur esprit.

La conclusion à en tirer est que les lois et décrets, si excellents soient-ils en principe, ne peuvent imposer l'hygiène aux particuliers malgré eux ; les mesures les plus draconiennes n'ont jamais modifié les mœurs (l'histoire le prouve), même sous les gouvernements les plus absolus, à plus forte raison quand les pouvoirs publics dépendent de l'élection des masses. Il ne faut pas trop le regretter. Même si les lois pouvaient imposer par mesures coercitives une hygiène officielle, elles n'auraient certainement pas grande efficacité, car les mesures imposées d'office par des règlements administratifs uniformes sont forcément mal adéquates aux circonstances.

De bons résultats ne sauraient être obtenus que par une méthode en apparence plus lente, en réalité plus rapide et plus sûre. Il faut habituer le public aux mesures hygiéniques, en les simplifiant le plus possible, dans la mesure où on peut le faire sans nuire à leur efficacité ; il faut persuader les populations de l'efficacité et de la nécessité de ces mesures ; il faut faire diffuser dans le public les principes des connaissances hygiéniques les plus simples. Dans ce but, certes, l'enseignement de notions d'hygiène dans les écoles, lycées, écoles normales, a son utilité. Mais la leçon de choses, l'événement vécu, porte un fruit beaucoup plus fécond qu'un enseignement purement didactique et livresque. C'est au médecin de famille, à toute occasion, à instruire les familles des mesures hygiéniques à prendre, en en indiquant la nécessité ; les instructions du médecin de famille, *persona grata*, et appelé par la famille elle-même, recevront un tout autre accueil que les instructions administratives imposées. En outre, au lieu d'avoir la rigidité de celles-ci qui les rend parfois inapplicables, elles pourront être variables selon les nécessités des cas, selon les milieux, selon la mentalité des gens. Un médecin digne de ce nom saura toujours les adapter pour les faire facilement accepter, sans pour cela nuire à leur efficacité. Il y a, dira-t-on, des gens à qui le médecin n'arrivera à faire prendre aucune mesure prophylactique. Croit-on que, dans ces cas, le gendarme ferait davantage ?

Lorsque nécessité sera, et seulement quand nécessité sera (ce que nous avons indiqué dans les chapitres antérieurs), le médecin fera appel aux services départementaux ou municipaux de   désinfection. Il est bon de hâter l'organisation de ces services. Elle sera certes facilitée quand ils n'apparaîtront plus comme des rigueurs imposées aux malades, mais comme des moyens de défense mis à leur disposition pour la lutte contre la maladie et contre son extension.

Toutes ces mesures seront d'application facile quand seront passées dans les mœurs les notions d'hygiène, et en particulier les notions d'hygiène infantile, qui sont de beaucoup la partie la plus importante de l'hygiène domestique. J'ai cherché, par ce petit livre, à contribuer, pour ma faible part, à ce progrès.

TABLE DES MATIÈRES

PREMIÈRE PARTIE

HYGIÈNE DE L'ENFANT A L'ÉTAT DE SANTÉ

DEUXIÈME PARTIE

HYGIÈNE DE L'ENFANT MALADE

1246-12. — CORBEIL. — Imprimerie CRÉTÉ.